実験医学 増刊 Vol.36-No.12 2018

脳神経回路と高次脳機能

スクラップ＆ビルドによる心の発達と脳疾患の謎を解く

編集＝榎本和生，岡部繁男

羊土社

【注意事項】本書の情報について─────────
 本書に記載されている内容は,発行時点における最新の情報に基づき,正確を期するよう,執筆者,監修・編者ならびに出版社はそれぞれ最善の努力を払っております.しかし科学・医学・医療の進歩により,定義や概念,技術の操作方法や診療の方針が変更となり,本書をご使用になる時点においては記載された内容が正確かつ完全ではなくなる場合がございます.また,本書に記載されている企業名や商品名,URL等の情報が予告なく変更される場合もございますのでご了承ください.

序にかえて

スクラップ&ビルドで発達する脳神経回路と高次脳機能

榎本和生，岡部繁男

はじめに

　近年における生体イメージング技術の発展と，光遺伝学など新たな操作技術の開発は，生きたままの生物の脳を長時間にわたり観察・操作することを可能にし，脳神経回路の構造と機能の理解を飛躍的に深化させた．その結果，生物の脳神経回路は，従来考えられていたよりもダイナミックに破壊（スクラップ）と創造（ビルド）をくり返しており，それが脳の機能や疾患と密接にリンクしていることが明確となってきた．本増刊号では，神経回路スクラップ&ビルドという切り口から脳の発達のしくみを再考し，さらには「脳の個性化」「脳の疾患」「脳の老化」など未解明の事象についても議論したい．

1．脳発達と神経回路スクラップ&ビルド

　「三つ子の魂百まで」の諺にもあるように，個人の性格や能力の根幹は幼い頃に確立されて，その後年齢を重ねても大きく変わらない．この幼少期における個性・能力獲得と定着のカギを握るプロセスが，神経回路スクラップ&ビルドだと考えられている．幼少期の脳神経回路において大規模なスクラップ&ビルドが起きている明確な証拠を示したのはHuttenlocher教授らの研究である．彼らは，各年齢の死後脳を用いて大脳皮質のシナプス数を算出し，生後1年までにシナプス数が急激に増加すること，その後減少へと転じ10歳ごろにはピーク時の約50％にまで減少すること，その後はほぼ一定数に保たれることを示した[1]．この観察結果は，ヒト脳の発達期においては，まず過剰な回路がつくられ，その中から必要な回路が選択・強化され，不要回路は淘汰されるというスクラップ&ビルド方式により進行することを示唆している（**図**）．この報告以降，さまざまな脳領域や生物において同様の研究が行われており，多少の差異はあれ，大まかな変動パターンは共通していることが示されている．Huttenlocher教授らの非常に興味深いデータは，神経回路のスクラップ&ビルドが顕著に起きる期間が生後数年に限られることを意味している．この期間は，脳神経回路が環境に対して感受性が高い時期とされ，臨界期（critical period）とよばれる．臨界期における感覚神経回路のスクラップ&ビルドについては，Hubel博士とWiesel博士による視覚回路の研究が著名であり，発生後に感覚器から入力される情報により生じる神経活動（evoked activity）により制御される．一連の研究は，「神経活動が神経回路スクラップ&ビルドを駆動するしくみは？」「既存回路のなかから要・不要を決定して，不要回路だけを選択的に取り除くしくみは？」「臨界期を開閉するしくみは？」などの今日でもまだ完全に解かれていない重要な問題を投げかけており，現在の神経回路スクラップ&ビルド研究の根幹をなす部分となっている．最近10年間に多くの関連分子が報告されており，今後さらなる包括的研究が発展して行くことが期待される（第1章，第2章を参照）．

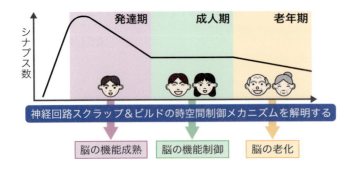

図　ヒトの一生と神経回路スクラップ＆ビルド
文献4を元に作成．

2．脳疾患・老化とスクラップ＆ビルド仮説

　神経回路スクラップ＆ビルドは，発達期のみならず，成熟後においてもミクロレベルからマクロレベルに至るさまざまなスケールにおいて時空間的に制御され神経回路の機能発現を担っている（**図**）．先述したように，成人期になると，脳内シナプス数は一見すると一定数に保たれているが，神経回路局所に着目すると，記憶や学習など脳機能の発現に伴い，常にシナプスのスクラップ＆ビルドが起きている．このときスクラップとビルドが時空間的なバランスを保つよう制御されているために，シナプス数は一定に保たれていると考えられる[2]．統合失調症は，シナプス数が安定期に入る時期である思春期（adolescence）以降において症状が顕著化するが，このとき継続的なシナプス数の減少を伴うため，何らかのきっかけによりスクラップ＆ビルド・バランスが崩れてシナプス数が減少することが統合失調症につながるという仮説が提唱されている．

　また老齢期に入るとシナプス数は徐々に減少して行き，この減少は脳機能低下の一因と考えられている．さらにアルツハイマー病などの認知症では，このシナプス数の減少が加速することがわかっている．アルツハイマー病モデルマウスの脳においては，シナプス除去に働くミクログリアなどの貪食細胞が過剰に活性化されていることが報告されており，スクラップ＆ビルド・バランスがさらにスクラップ側に傾いている可能性が示唆されている[3]．したがって，自閉症，統合失調症，認知症などの脳疾患は，各年齢ステージにおけるスクラップ＆ビルドのバランス異常，すなわち「スクラップ＆ビルド病」として捉えることができるかもしれない．各ステージにおけるスクラップ＆ビルド・バランス制御のしくみを理解することは，新たなセラピーや薬剤ターゲットの発見につながる可能性が考えられる（第3章を参照）．

3．さらなる技術開発と理解の深化をめざして

　神経回路スクラップ＆ビルドと脳機能との関係をより深く理解するためには，数個のニューロンをつなぐローカルな神経回路に加えて，脳内の領域間をつなぐ長い投射を含むグローバルな神経回路のスクラップ＆ビルドに関する洞察が必須になると考えられる．

また同時に，多数ニューロンからの同時イメージングの必要性も増している．そのために，さらなる広視野・高解像度の生体イメージング技術が開発されている．また，オルガノイドやマーモセットなどは，スクラップ&ビルド研究を強力に加速・深化させるための欠かせない実験モデルとなっている（第4章を参照）．

　異なる潮流として，脳発達メカニズムを積極的に取り入れることにより，次世代型の人工知能（artificial intelligence：AI）を開発しようとする取り組みが世界で萌芽している．これまでにもパーセプトロンなど脳の演算システムから発想を得たアルゴリズムは多い．現在は深層学習（deep learning）の出現により第三次AIブームであるとされ，さらにはムーアの法則に従うと2045年にAIはヒトを凌駕するのではとさえ言われる．その一方で，現状のAIが脳発達に学ぶべき点が多々ある．例えば機械学習（machine learning）には事前学習（pre-learning）が欠かせないが，100％の確率で目的の画像を抽出できるようになるためには実に1,000万画像以上の事前学習が必要とされる．これに対して，発達期の子どもは100画像も見れば一般的な画像認識を確定させることができると言われる．また，エネルギー消費効率においても，AIはヒト脳に遠く及ばない．今後，発達脳の構築原理と作動原理を深く理解しそのしくみをAIへと実装する「neuro-inspired AI」をめざす方向性と，逆に，ニューラルネットワークモデルや機械学習から未知なる神経回路の作動原理に迫ろうとする「brain modeling」という方向性が，相補的な関係を確立することにより，神経回路の作動原理に関する理解が大きく進展して行くことが期待される．

おわりに

　インド神話のシヴァ神は，暴風雨を引き起こすことにより破壊的な風水害をもたらす破壊神であるが，同時に土地に水をもたらすことにより新たな作物の実りを促す創造神でもある．このように，破壊（スクラップ）と創造（ビルド）は常に表裏一体の関係にあり，現象を連続的に観察することによりはじめてその本質を正しく理解できる．生体内の脳神経回路への長時間アクセスが困難であったために，スナップショットレベルの観察データをもとに議論せざるを得ない状況が長らく続いていた．この10年間において脳の長時間生体イメージングや光遺伝学などの画期的な技術開発が興り，今まさに神経回路の制御と機能をスクラップ&ビルドという観点から理解するための機が熟したと言っても過言ではない．実際，本増刊号を一読していただければ，神経回路の概念自体がダイナミックにスクラップ&ビルドしていることを実感していただけるであろう．本増刊号が，若い研究者たちの好奇心・チャレンジ精神を掻き立てることを願ってやまない．

文献

1）Huttenlocher PR：Brain Res, 163：195-205, 1979
2）Bian WJ, et al：Cell, 162：808-822, 2015
3）Wu Y, et al：Trends Immunol, 36：605-613, 2015
4）Penzes P, et al：Nat Neurosci, 14：285-293, 2011

実験医学 増刊 Vol.36–No.12 2018

脳神経回路と高次脳機能

スクラップ＆ビルドによる心の発達と脳疾患の謎を解く

序にかえて ―スクラップ＆ビルドで発達する脳神経回路と高次脳機能
....榎本和生，岡部繁男

第1章　脳発達を駆動する脳神経回路再編メカニズム

1. シナプスリモデリングの分子機構............................岩﨑広英，岡部繁男　10（1972）

2. 神経突起の選択的除去メカニズム
....長谷川恵理，北谷育子，栁　学理，榎本和生　16（1978）

3. 神経幹細胞のダイナミックな転写制御............影山龍一郎，大塚俊之，下條博美　24（1986）

4. グリア細胞による神経回路のスクラップアンドビルド
....和氣弘明，加藤大輔　31（1993）

5. スクラップ＆ビルドによる小脳神経回路の動的制御....掛川　渉，柚﨑通介　38（2000）

6. 視床大脳皮質投射系における軸索分岐のリモデリング機構........山本亘彦　46（2008）

7. マウス体性感覚野の回路発達と神経活動........中沢信吾，水野秀信，岩里琢治　53（2015）

8. 嗅覚回路から神経回路再編メカニズムを解き明かす
...................................竹内俊祐，藤島航大，奥山　圭，冨樫和也，榎本和生　62（2024）

CONTENTS

第2章 脳発達と回路再編により生み出される高次脳機能

1. スクラップ化した記憶はどこへ　　　　　　　　　　　　奥山輝大　68 (2030)

2. 発声学習を決定する臨界期の聴覚経験依存的神経回路形成
　　　　　　　　　　　　　　　　　　　　　　　杉山（矢崎）陽子　74 (2036)

3. 睡眠の制御メカニズムとその破綻に伴う行動異常
　　　　　　　　　　　　　　　　　　　　大石　陽, 林　悠, 柳沢正史　81 (2043)

4. 手綱核による危険予知と絶望　　　　　　　　　　岡本　仁, 天羽龍之介　88 (2050)

5. 相手を知り，理解し，適切な行動を生み出す神経回路　　　　菊水健史　95 (2057)

6. 知覚が発生する神経基盤　　　　　　　　　　福田めぐみ, 村山正宜　101 (2063)

第3章 脳発達・再編と病気・障害

1. 発達障害
　─自閉症の病態とシナプス動態を中心に　　　　　　　　　内匠　透　110 (2072)

2. 思春期の発達脳科学と発達精神病理学の統合にもとづく
　統合失調症の脳病態研究　　　　　　　　　　　　　　　笠井清登　114 (2076)

3. 哺乳類における老化・寿命を制御する視床下部神経細胞およびその分子機序
　　　　　　　　　　　　　　　　　　　　　　　　　　佐藤亜希子　119 (2081)

4. 発達・病態における神経回路再編成　　　　江藤　圭, 竹田育子, 鍋倉淳一　125 (2087)

5. 脳の障害後に残存する神経回路による機能回復　　　高桑徳宏, 伊佐　正　133 (2095)

6. うつ病に神経回路再編は関係するのか　　　　　　　　　　加藤忠史　139 (2101)

実験医学 増刊

第4章　脳発達と再編の仕組みを研究するための最新技術・モデル

1. 脳の透明化を用いた神経回路構造の定量解析 ……… 今井　猛　144（2106）

2. CUBICによる全脳全細胞解析最前線 ……… 真野智之，上田泰己　150（2112）

3. 電子顕微鏡を使った革新的脳組織解析法
　　―コネクトーム研究 ……… 窪田芳之，川口泰雄　158（2120）

4. 遺伝子発現の光制御技術と神経幹細胞研究への応用 ……… 今吉　格，鈴木裕輔　165（2127）

5. シナプス光遺伝学
　　―シナプス・アンサンブルを可視化・操作する技術の創出 ……… 林（高木）朗子　171（2133）

6. 神経系オルガノイドにおける自発的軸形成 ……… 瀬戸裕介，永樂元次　178（2140）

7. 脳神経研究における新たな「スーパーモデル」：マーモセット
　　……… 吉田　哲，岡野栄之　186（2148）

8. ブレイン・マシン・インターフェースの基礎と最先端 ……… 平田雅之　192（2154）

索　引 ……… 200（2162）

表紙画像解説

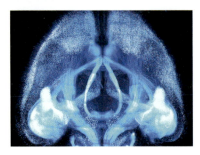

◆マウス全脳のイメージング画像
詳細は第4章-2参照．

実験医学 増刊 Vol.36-No.12 2018

脳神経回路と高次脳機能

スクラップ＆ビルドによる
心の発達と脳疾患の謎を解く

編集＝榎本和生，岡部繁男

| 第1章 | 脳発達を駆動する脳神経回路再編メカニズム |

1. シナプスリモデリングの分子機構

岩﨑広英，岡部繁男

発達期において，脳ではシナプスのリモデリング（形成と除去）がさかんに行われ，まさにスクラップ＆ビルドにより成熟した神経回路が構築されていく．神経回路の柔軟さと安定性について考えるうえでシナプスリモデリングの分子機構の解明は重要である．近年急速な進歩を遂げたさまざまなイメージング技術の導入により，シナプスリモデリングの詳細な観察が可能となった．これにより，シナプスリモデリングの詳細なメカニズムや，スパイン形成過程の多様性が解明されつつある．

はじめに

　哺乳類のシナプス動態に関して，古くは神経筋結合部を用いた研究がさかんに行われてきた[1]．その理由としては①中枢神経系のシナプスと比べて神経筋接合部のシナプスは大きく，光学顕微鏡でも充分に観察できる，②神経筋接合部における神経伝達物質はアセチルコリンであり，ニコチン性アセチルコリン受容体に対する特異的阻害剤 α−ブンガロトキシンの蛍光標識体をプローブとして用いることでシナプス後部を可視化することができる，といった点があげられる．しかし後述するように，哺乳類中枢神経系についてもさま

ざまなアプローチによるシナプスリモデリングの研究が近年可能となった．

　シナプスは神経細胞間の情報伝達に使われる細胞間接着構造であり，化学シナプスと電気シナプス[※1]に大別される．哺乳類の脳におけるシナプスの大半は化学シナプスであることから，本稿では化学シナプスについて述べる．

1 興奮性シナプスと抑制性シナプス

　化学シナプスにおいて情報を送り出す側をシナプス前部，情報を受けとる側をシナプス後部とよぶ（図1A）．シナプス前部には神経伝達物質を含むシナプス小胞が密集しており，シナプス小胞が開口放出を行う

［略語］
BDNF：brain–derived neurotrophic factor
BMP4：bone morphogenetic protein 4
CAZ：cytomatrix at the active zone
PSD：postsynaptic density
SBF–SEM：serial block face–scanning electron microscopy
STED：stimulated emission depletion

※1　化学シナプスと電気シナプス

化学シナプスでは，神経伝達物質の放出と，その受容体への結合を介して情報が伝達される．これに対し電気シナプスでは，ギャップジャンクションを介して電気的に情報が伝達される．

Molecular mechanism of synapse remodeling
Hirohide Iwasaki/Shigeo Okabe：Department of Cellular Neurobiology, Graduate School of Medicine, The University of Tokyo（東京大学大学院医学系研究科神経細胞生物学分野）

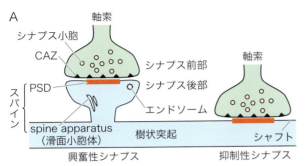
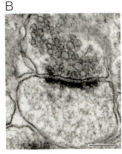
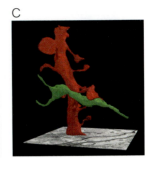

図1 シナプスの構造
A）興奮性シナプスと抑制性シナプスの模式図．B）興奮性シナプスの透過型電子顕微鏡像．スケールバー＝200 nm．
C）マウス大脳皮質の連続切片の電子顕微鏡像から三次元再構築した樹状突起（赤と緑）．樹状突起上にはスパイン（棘突起）が確認できる．

部分の細胞膜を活性部位（active zone）とよぶ[2]．透過型電子顕微鏡で観察すると，活性部位付近には濃くみえる箇所がある．これはBassoonやPiccoloなど開口放出に関連するタンパク質が密集しているためであり，CAZ（cytomatrix at the active zone）とよばれる．一方，シナプス後部については，タンパク質の集積が顕著なシナプスとそうでないものがある．一般に，中枢神経系のシナプスは，グルタミン酸を伝達物質としてシナプス後細胞を脱分極させる興奮性シナプスと，GABAやグリシンを伝達物質としてシナプス後細胞を過分極させる抑制性シナプスに大別される．電子顕微鏡で観察すると，興奮性シナプスのシナプス後部には各種グルタミン酸受容体やその制御分子を含む多くのタンパク質の集積により濃く見える部分があり，シナプス後肥厚部（postsynaptic density：PSD）とよばれる（**図1B**）[3]．一方，抑制性シナプスではシナプス前部と後部の膜の厚みは同じであり，対称に見える．

興奮性シナプスの大半は，神経細胞の樹状突起のスパイン（棘突起）とよばれる微細突起の上に形成される（**図1C**）[4]．これに対し，興奮性ニューロン上につくられる抑制性シナプスの大半は樹状突起のシャフト上に形成される．スパインは頭部とシャフトをつなぐネックとよばれる構造からなり，その形態からstubby，thin，mushroomなどに分類される（**図2A**）．また，膨らんだ頭部をもたない樹状突起上の突起はフィロポディアとよばれる．フィロポディアは発生期に多くみられ，運動性に富み，他の神経細胞の軸索と未熟なシナプス結合を形成する．スパインの大きさと，その上

に形成されるシナプスのPSDの大きさおよび前シナプスに集積するシナプス小胞の数との間には相関があることから，スパイン動態はシナプス形成と関連するものと考えられる[5]．

2 スパイン形成のさまざまなモデル

スパイン形成の古典的なモデルとしては，これまでにSoteloモデル，Miller/Petersモデル，フィロポディアモデルの3つが提唱されている[6]．このうちSoteloモデルでは，スパイン形成においてシナプス前部と後部との相互作用は不必要であり，スパインは自律的にシナプス後細胞から形成される（**図2B**）．一方，残りの2つのモデルではシナプス前部とシナプス後部との相互作用がスパイン形成に必須である．Miller/Petersモデルでは，シナプス前部からシナプス後部への働きかけを想定しており，軸索が樹状突起と接触すると段階的にスパインの成熟が誘導される（**図2C**）．軸索が樹状突起と接触すると，まずネックをもたない丈の短いstubbyスパインがシャフト上に形成され，その後ネックと小さな頭部を有するthinスパイン，ネックと大きな頭部を有するmushroomスパインの割合が増大する．一方，フィロポディアモデルではシナプス後部からシナプス前部への働きかけを想定しており，ランダムに伸びたフィロポディアが適切な軸索と接触すると選択的に安定化され，形態が変化して安定なスパインになる（**図2D**）．これらのモデルはどれが正解というよりも，観察対象とする脳部位において，よりよく

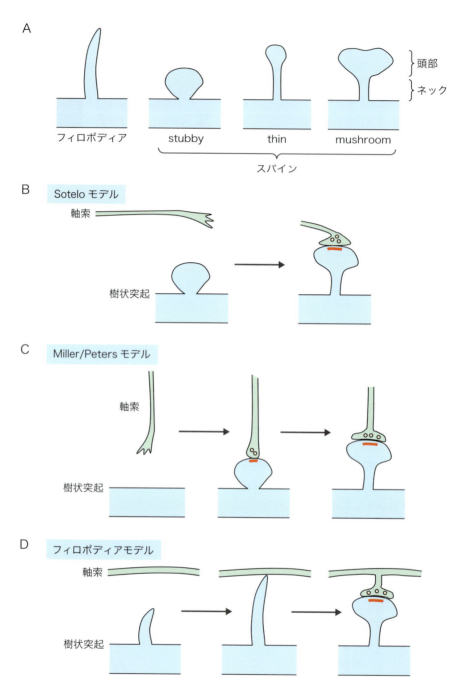

図2 古典的なスパイン形成モデル
A）形態によるスパインの分類．B）SoteloモデルによるスパインK形成．スパインは顆粒細胞の平行線維の有無にかかわらず自律的にプルキンエ細胞の樹状突起上に形成される．C）Miller/Petersモデルによるスパイン形成．軸索が樹状突起に到達すると，樹状突起上でのスパイン成熟が起こる．D）フィロポディアモデルによるスパイン形成．樹状突起から伸びたフィロポディアが軸索と接すると安定的なスパインへと変化する．

当てはまるモデルとそうでないものがあるという方がふさわしい．例えば小脳顆粒細胞–プルキンエ細胞間のスパインではSoteloモデルが当てはまるが，大脳皮質のスパイン形成では明らかにシナプス前部–後部の相互作用が必須である．

3 *in vitro* イメージングによるシナプス動態解析

哺乳類中枢神経系のシナプス動態観察は，1990年代後半頃までは分散培養系またはスライス培養系を用いた実験に限られていたが，これらの実験系は現在でも重要なアプローチと言える．その理由としては，①遺伝子導入が容易であるため，着目する分子をGFPなどの蛍光タンパク質との融合タンパク質として発現させることで，その分子の神経細胞内での挙動を観察することが可能である．また，着目する分子を過剰発現させたり，逆にshRNAなどの導入により発現を抑制させたりすることで，神経細胞の形態にどのような影響が生じるかを観察することも容易である，②タイムラプスイメージングが容易であり，特に分散培養系においてはAra-Cの添加によりグリア細胞の増殖を抑制することが可能であることから，神経細胞の樹状突起の伸長やシナプス形成過程を長期的に観察することが可能となる，などの理由があげられる．

これらの利点を活かして，培養系を用いてシナプスに局在する分子の挙動を経時的に追跡する試みがなされてきた．例えばPSD-95はシナプス後部のPSDを形成する主要な足場タンパク質であるが，PSD-95にGFPを融合させたPSD-95-GFPは，分散培養系の神経細胞においてPSDのよいマーカーとなる．そこでPSD-95-GFPを海馬初代培養系に導入して経時的に観察したところ，シナプス前部と後部が接触してから1〜2時間以内という比較的短い時間で急速にPSD-95-GFPのクラスターが形成された[7)8)]．同様に，Homer, Shankなど他の足場タンパク質もシナプス前部・後部の接触後1〜2時間でPSDに集積する．一方，FM色素を用いてシナプス前部におけるシナプス小胞の開口放出を追跡すると，シナプス前部でも同様のタイムコースで開口放出が可能となることが明らかとなった[9)]．また，スパインの主要な構成分子であるアクチ

ンのスパイン内部での交換速度も高く，数分でほぼすべての分子が置換される[10)]．このように，スパインおよびシナプスにおいて，その構成要素となるタンパク質分子はきわめて動的であることが明らかとなった．

4 *in vivo* イメージングによるシナプス動態解析

近年，二光子顕微鏡技術の発展に伴い，生きたままの動物を用いて脳内でのスパイン動態を観察することが可能となった[11)]．実際の実験では，特定の神経細胞を蛍光タンパク質で標識したマウスを用い，頭蓋骨を除去してガラスの窓を作製する（open skull法）か，あるいは頭蓋骨を薄く削り，頭蓋骨ごしに観察する（thinned skull法）ことで，同一の樹状突起を経時的に観察することが可能である．長期間にわたる観察の結果，成熟後の脳のスパインは90％程度が長期安定化した状態にあり，変化しうるスパインは10％以下に留まることが明らかとなった．このようにスパインが長期的に安定して存在することは，安定的な記憶の維持とも密接に関連すると考えられる．一方，われわれが遺伝的背景の全く異なる3種類の自閉症スペクトラム症候群のモデルマウスを用いてスパイン動態を解析したところ，3種類すべてにおいてスパインの形成・消失のターンオーバーが亢進していた[12)]．このことから，スパインのターンオーバーの亢進は自閉症に共通する表現型であり，スパインの安定化が損なわれると記憶・学習や認知能力などに影響が及ぶと考えられる．なぜスパインがこのように長期にわたって安定であるのかについて，その詳細なメカニズムは明らかではないが，PSD-95のクラスタリングとスパイン安定性との関連が指摘されている[13)]．

5 シナプス形成に関与する分子

軸索と樹状突起が互いに認識した後にシナプス前部・後部構造を分化させる過程では，さまざまな分子が関与すると考えられる．神経筋接合部においては，運動ニューロンから放出されたagrinが基底板に働きかけ，筋肉特異的キナーゼMuSKを活性化させることでニコチン性アセチルコリン受容体のクラスター化を

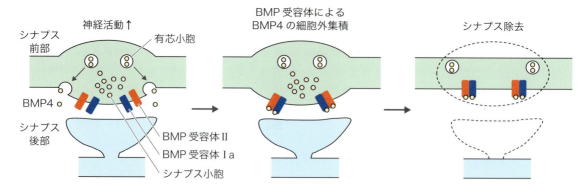

図3 BMP4によるシナプス除去のメカニズム
大脳皮質，海馬の神経細胞では，神経活動に伴いBMP4がシナプス前部より放出される．放出されたBMP4はシナプス前部にある受容体に結合して集積し，近傍のシナプスを除去する．

促進する[1]．一方，中枢神経系においても，シナプス前膜・後膜に局在するシナプスオーガナイザーとよばれる分子間の相互作用がシナプス形成のきっかけとなることが知られており，以下の分子群が主要なシナプスオーガナイザーとしてこれまでに同定されている．

1）ニューレキシン/ニューロリジン/LRRTM

ニューレキシンはシナプス前部に局在する分子であり，シナプス後部に存在する結合相手と協働してシナプス後部構造を誘導する[14]．一方，ニューロリジンやLRRTMはシナプス後部に存在し，ニューレキシンと結合すると同時に，それ自身がシナプス前部構造を誘導するシナプスオーガナイザーとして働く．

2）cbln1/GluRδ2

cbln1はC1qファミリーに属する分泌性のタンパク質であり，小脳顆粒細胞から産生・分泌される．cbln1はδ2型グルタミン酸受容体とニューレキシンとの三者複合体を形成し，顆粒細胞の軸索である平行線維とプルキンエ細胞との間のシナプス結合に必要である[15)16)]．

3）TrkC/Slitrk/PTPσ

ニューロトロフィン受容体のTrkCを非神経細胞に発現させ，神経細胞と共培養すると，軸索にシナプス前部の構造を分化させることができる[17]．一方，膜タンパク質型チロシンホスファターゼのPTPσにもシナプス後部構造を誘導する働きがあり，両者が協働することによりシナプス形成が促進される．また，PTPσは抑制性シナプス形成にもかかわっており，その際の結合相手はSlitrk（Slit and NTRK-like family member）である[18]．このようにPTPσは興奮性および抑制性の両方のシナプスに対し，シナプスオーガナイザーとして機能する．

この他にもsynCAM，NGL，SALMなどのシナプスオーガナイザーが報告されている．シナプスオーガナイザー複合体形成後の下流のシグナル伝達については不明であり，今後の課題といえる．

6 シナプス除去にかかわる分子

発生初期過程では過剰に産生されたシナプスが刈り込まれることで成熟した神経回路が構築される．神経筋接合部においては，脳由来神経栄養因子（brain-derived neurotrophic factor：BDNF）の前駆体pro-BDNFがシナプス除去に関与し，成熟型BDNFがシナプス除去に対して抑制的に働く[19]．シナプス刈り込みに関して，中枢神経系では小脳で最も研究が進んでいる．小脳プルキンエ細胞は，顆粒細胞の平行線維による投射と，下オリーブ核からの登上線維による投射を受ける．このうち登上線維については，生後早期において複数の登上線維が単一のプルキンエ細胞に投射しており，発達とともにシナプス除去が進行し，最終的に単一のプルキンエ細胞に対して1本の登上線維が投射するようになる．この際，P/Q型電位依存性カルシウムチャネルおよび代謝型グルタミン酸受容体mGluR1が関与することが知られている．さらにmGluR1の下

流では，セマフォリン3A（Sema3A）および7A（Sema7A）が関与することが最近明らかとなった．生後8〜18日のマウスではSema3Aの働きにより登上線維シナプスが維持されるが，生後15日以降になるとSema7Aの働きが強まることによりシナプスが刈り込まれる[20]．

神経発生の過程で重要な役割をもつ骨形成因子4（bone morphogenetic protein 4：BMP4）が，海馬や大脳皮質においてシナプス除去を直接制御することをわれわれは最近見出した（**図3**）[21]．BMP4を過剰発現させた神経細胞では，その軸索に形成されるシナプス前部構造が減少し，逆にBMP4の発現を抑制した神経細胞では，軸索上のシナプス前部構造が増加していた．BMP4はシナプス前部から神経活動依存的に放出されるが，神経伝達物質の場合と異なり，BMP4受容体は樹状突起側ではなく軸索末端側にあり，放出されたBMP4は軸索上のBMP4受容体と結合してシナプス近傍に長く留まり，そのシナプスを選択的に壊す．

おわりに

シナプスリモデリングおよびスパイン動態の解析は精神疾患研究の観点からも重要であり，今後の進展が待たれる[22]．特に，さまざまなイメージング技術の急速な進歩により飛躍的な研究の展開が期待できる．例えば脳透明化法は脳深部の樹状突起スパインのイメージングにおいて強力な手法となっている[23]．また，STED（stimulated emission depletion）顕微鏡をはじめとする超解像顕微鏡の導入により，電子顕微鏡に迫る高解像度でのシナプスイメージングが実現している[24]．電子顕微鏡においてもSBF–SEM（serial block face–scanning electron microscopy）※2により神経組織の高解像度かつ大規模な三次元再構築化が可能となっている．SBF–SEMを用いてマウス大脳皮質の運動野および体性感覚野から7,000以上ものスパインを三次元再構築して解析した結果，睡眠時では覚醒時と比べて樹状突起と軸索との接触面積が約18％も小さくなることが最近報告されている[25]．このように，新しいイメージング技術の導入により，シナプスリモデリングおよびスパイン動態に対する理解が今後も一層深まるものと期待できる．

文献

1) Sanes JR & Lichtman JW：Annu Rev Neurosci, 22：389–442, 1999
2) Schoch S & Gundelfinger ED：Cell Tissue Res, 326：379–391, 2006
3) Okabe S：Mol Cell Neurosci, 34：503–518, 2007
4) 「Dendritic Spines」（Yuste R），MIT Press, 2010
5) Harris KM, et al：J Neurosci, 12：2685–2705, 1992
6) Yuste R & Bonhoeffer T：Nat Rev Neurosci, 5：24–34, 2004
7) Okabe S, et al：J Neurosci, 21：6105–6114, 2001
8) Okabe S, et al：Nat Neurosci, 2：804–811, 1999
9) Ziv NE & Smith SJ：Neuron, 17：91–102, 1996
10) Star EN, et al：Nat Neurosci, 5：239–246, 2002
11) Helmchen F & Denk W：Nat Methods, 2：932–940, 2005
12) Isshiki M, et al：Nat Commun, 5：4742, 2014
13) Cane M, et al：J Neurosci, 34：2075–2086, 2014
14) Krueger DD, et al：Curr Opin Neurobiol, 22：412–422, 2012
15) Matsuda K, et al：Science, 328：363–368, 2010
16) Uemura T, et al：Cell, 141：1068–1079, 2010
17) Takahashi H, et al：Neuron, 69：287–303, 2011
18) Takahashi H, et al：Nat Neurosci, 15：389–398, S1–2, 2012
19) Je HS, et al：J Neurosci, 33：9957–9962, 2013
20) Uesaka N & Kano M：Cerebellum, 17：17–22, 2018
21) Higashi T, et al：Cell Rep, 22：919–929, 2018
22) Penzes P, et al：Nat Neurosci, 14：285–293, 2011
23) Richardson DS & Lichtman JW：Cell, 171：496–496.e1, 2017
24) Westphal V, et al：Science, 320：246–249, 2008
25) de Vivo L, et al：Science, 355：507–510, 2017

＜筆頭著者プロフィール＞
岩﨑広英：東京大学大学院医学系研究科神経細胞生物学分野，講師．2001年，東京大学大学院医学系研究科博士課程（御子柴克彦教授）修了，博士（医学）．理化学研究所基礎科学特別研究員，生理学研究所（岡村康司教授）助教，日本学術振興会海外特別研究員，ハーバード大学（Jeff W. Lichtman教授）研究員を経て'12年より現職．留学先ではじめた神経回路の網羅的解析（コネクトーム解析）のための技術開発とその応用を現在も続けている．活動依存的な神経回路形成の分子メカニズムに興味がある．

※2 SBF–SEM（serial block face–scanning electron microscopy）

従来の超薄連続切片法と異なり，試料ブロックの表面を走査型電子顕微鏡で画像取得してはダイアモンドナイフで切削し，新たに表出した面を画像取得する．このステップをくり返して試料の三次元再構築像を取得する．

第1章 脳発達を駆動する脳神経回路再編メカニズム

2. 神経突起の選択的除去メカニズム

長谷川恵理，北谷育子，柳　学理，榎本和生

脳神経回路の大まかなネットワークは胎児期に形成されるが，この幼弱な回路は機能的に未熟であり，その後の発達段階において，不要回路の切断・除去を含むネットワークの再編が起こることにより，機能的な情報処理回路へと成熟する．樹状突起および軸索の再編成異常は，さまざまな神経疾患の原因となり得るため，厳密に制御される必要がある．本稿では，不要な神経突起を選択的に刈り込む細胞・分子メカニズムについて，発達過程においてみられる現象を中心に解説する．

はじめに

　われわれの脳では，軸索と樹状突起という機能・構造的に異なる2種類の神経突起を介して，1,000億個ものニューロンがネットワークを形成している．ヒト脳神経回路の大まかなネットワークは胎児期に形成されるが，その後の発達段階において，不要回路の切断・除去を含むネットワークの再編が起こることにより，機能的な情報処理回路へと成熟すると考えられている．この不要回路の除去過程では，不要な突起のみが選択

[略語]
kat60-L：katanin p60–like 1
miR-34：microRNA-34
Nrg：Neuroglian
PlexA3：plexin A3
Sema3F：semaphorin 3F
TGF-β：transforming growth factor β
β2Chn：β2-Chimaerin

的に除去される一方で，必要な回路は維持されることが重要である．この不要回路の選択的除去過程に異常が生じることが，自閉症など発達障害の一因となることが示唆されている．このため，ニューロンが自らの突起群の中から「要」「不要」を選択し除去するしくみを理解することは非常に重要である．

　神経突起除去過程の解析は，シナプス除去と比べて広い領域を長時間イメージングする必要があったため，容易ではなかった．しかしながら，近年の技術革新によって神経突起除去を制御する細胞・分子メカニズムも少しずつ明らかにされつつある．本稿では，神経突起除去を制御する分子・細胞メカニズムについて，最近の知見を概説し，最後にわれわれの最新の研究成果についても紹介したい．なお，本稿では誌面の都合上，発生過程においてみられる神経突起の刈り込みを中心に概説する．ワーラー変性や神経疾患による神経変性など障害・疾患を伴う神経突起除去機構については他稿[1]〜[4]を参照されたい．

Molecular and cellular mechanism regulating selective neurite elimination
Eri Hasegawa[1] /Yasuko Kitatani[1] /Satoyoshi Yanagi[1] /Kazuo Emoto[1] [2]：Department of Biological Sciences, Graduate School of Science, The University of Tokyo[1] /International Research Center for Neurointelligence, The University of Tokyo Institutes for Advanced Study[2]（東京大学大学院理学系研究科生物科学専攻[1] /東京大学国際高等研究所ニューロインテリジェンス国際研究機構[2]）

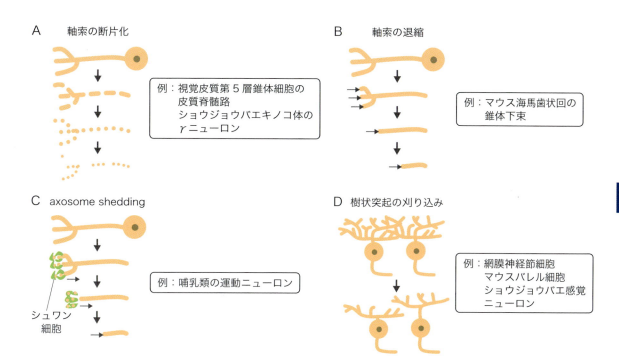

図1 神経突起刈り込みの細胞メカニズム
A）断片化による刈り込みにおいては，断片化された軸索が観察される．断片化による刈り込みは，視覚皮質第5層錐体細胞の皮質脊髄路，ショウジョウバエキノコ体γニューロンにおいてみられる．B）退縮による刈り込みにおいては，軸索末端が軸索の断片を残すことなく後退する．退縮による刈り込みは，マウス海馬歯状回の錐体下束の刈り込みにおいてみられる．C）Axosome sheddingによる刈り込みにおいては，軸索末端は退縮と類似した後退を示すが，軸索の一部がシュワン細胞によって取り囲まれ，最終的に消失する．哺乳類の運動ニューロンの刈り込みにおいてみられる．D）樹状突起の刈り込みにおいても不要な突起が除去される．網膜神経節細胞，マウスバレル細胞，ショウジョウバエ感覚ニューロンにおいてみられる．

1 神経突起刈り込みの細胞メカニズム

　神経回路の形成過程においては，まず神経細胞同士の間で過剰な接続がつくられることが知られている．その後，神経細胞の樹状突起と軸索の再編成を行うことでより洗練された神経回路をつくることができる．神経突起の再編成は中枢神経系と末梢神経系において広くみられる現象であり，複数のモデル系において解析が進んでいる．神経細胞の再編成には神経突起の除去と再生の過程が含まれ，不要神経突起を除去する過程は特に「刈り込み」とよばれる．神経突起の刈り込みは，軸索の断片化，軸索の退縮，axosome shedding という3種類の軸索刈り込み様式と，樹状突起の刈り込みに大別できると考えられる（図1）．

　軸索の断片化は主に長い領域を刈り込む場合にみられ，刈り込みの途中段階において断片化された軸索の残骸を観察することができる（図1A）．この刈り込み様式は，1980年代にO'Learyらによってラットの第5層のニューロン（L5ニューロン）の投射経路において見出された[5]．運動野と視覚野にある神経細胞は発達初期には脊髄と下丘の両方に投射している．しかしながら，出生後に本来の投射先ではない接続は軸索の断片化によって刈り込まれることが明らかにされた[5]．ショウジョウバエキノコ体のγニューロンも軸索刈り込みを研究するうえで優れた系である．γニューロンの軸索は，蛹期において大規模に刈り込まれることが知られている[6) 7)]．γニューロンの軸索は内側と背側の二方向に向かって投射しているが，蛹期にこの領域が特異的に刈り込まれ，その後成虫特異的な軸索を再生させる．γニューロンの軸索が刈り込まれる過程においても，断片化した軸索が観察される[6) 7)]．

　軸索末端が退縮することによって軸索が刈り込まれ

る場合がある．軸索の退縮は比較的短い軸索を刈り込むときにみられると考えられている（**図1B**）[1]．軸索が退縮するときには，軸索終末がターゲットから後退するが，このとき，軸索は形態的に保存されており，軸索の断片化はみられない．新生仔マウス海馬歯状回の顆粒細胞の軸索は，錐体束と錐体下束を通って海馬のCA3領域に投射しているが，出生後25〜45日において錐体下束の軸索が刈り込まれる．この刈り込みは軸索の退縮によることが知られている[1][2]．

2006年に新たな軸索刈り込み様式が哺乳動物の神経筋接合部において発見された．この様式はaxosome sheddingと命名され，軸索の断片化と退縮の両方の特徴を合わせもつと考えられている．哺乳動物の成体の筋肉は単一の運動ニューロンからの支配を受けているが，発生初期には複数の運動ニューロンの投射を受けており，発生過程において不要な軸索は除去される必要がある．この軸索刈り込み時には軸索末端の後退がみられるため，この過程は軸索の退縮であると考えられていたが，高解像度のイメージングによって，軸索断片が点状に残されていることがわかり，退縮とは異なることが明らかにされた．軸索断片がシュワン細胞に取り囲まれるところが特徴である（**図1C**）[8]．

軸索の刈り込み様式は何によって規定されているのだろうか．軸索の断片化と退縮は除去される突起の長さによって使い分けられている可能性がある．例えば，視床皮質の軸索においては，200 μmよりも短い領域が刈り込まれるときは退縮によって刈り込まれ，200 μmよりも長い領域が刈り込まれるときは断片化によって刈り込まれる傾向がみられた[9]．同様の，長さによる規定は他の系にも当てはまるのだろうか．軸索を投射する段階では断片化による刈り込みが用いられ，ターゲット領域での局所的な軸索の刈り込みには退縮による刈り込みが用いられているのかもしれない．

神経回路が再編成される過程では，軸索だけでなく，樹状突起も刈り込まれることがわかっている[10]．樹状突起刈り込みのメカニズムは，軸索刈り込みに比べて研究が遅れていたが，最近になってマウスバレル細胞やショウジョウバエ感覚ニューロンの系を用いて明らかにされつつある[11][12]．マウスバレル細胞においては，新生仔で無秩序に伸びていた樹状突起が出生後に刈り込まれ，軸索からの入力が存在する領域だけで樹状突起を残すことが知られている（**図1D**）[11]．樹状突起刈り込みは，網膜神経節細胞や嗅覚系の僧帽細胞においてもみられる[10]．また，ショウジョウバエ感覚ニューロンの樹状突起も蛹期に大規模に刈り込まれる[12]．ショウジョウバエ感覚ニューロンは断片化によって刈り込まれるが[12]，バレル細胞の樹状突起は非常に可動性が高いことから[13]，退縮によって刈り込まれる可能性も考えられる．樹状突起刈り込みが断片化によるのか退縮によるのか，それぞれの系で明らかにする必要があるだろう．

2 神経突起刈り込みの分子メカニズム

1）軸索の断片化による刈り込み

ショウジョウバエキノコ体γニューロン軸索の刈り込みにおいて，変態ホルモンであるエクダイソンシグナルが必要であることがわかっている[6][7]．まず皮質グリアとアストロサイトからリガンドであるTGF-β（transforming growth factor β）が分泌され，これはγニューロンのTGF-β受容体で受容される．このシグナル経路がキノコ体のγニューロンにおいてエクダイソン受容体の転写を促進する[6][7]．また，最近，γニューロンにおいてマイクロRNAであるmiR-34がエクダイソン受容体の発現を制御している可能性が示唆された[14]．エクダイソン受容体の下流では転写因子Sox14が機能することが必要である．さらにSox14の下流では，ユビキチン—プロテアソーム系が機能していることが明らかにされている．細胞骨格系の変化としては，微小管の崩壊が断片化の初期過程において観察される．断片化した軸索は最終的にアストロサイトによって貪食され除去されることがわかっている（**図2A**）[6][7]．

2）軸索の退縮による刈り込み

軸索の退縮の分子メカニズムとして，Semaphorin/Plexinシグナルが機能することが明らかにされている[15]．海馬歯状回の顆粒細胞の軸索の刈り込みにおいては，軸索の刈り込まれるタイミングでSema3F（semaphorin 3F）の発現が上昇してくることがわかっている．つまり，新生仔ではSema3Fの発現はみられないが，出生後に発現が上昇してくる（**図2B**）．Sema3Fは受容体であるplexA3（plexin A3）とその

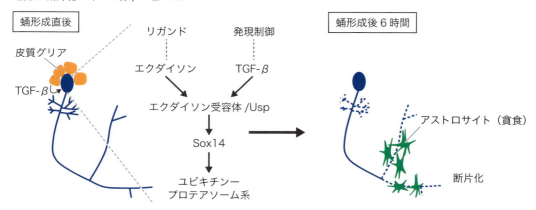

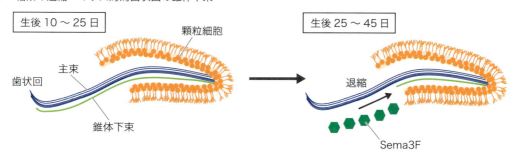

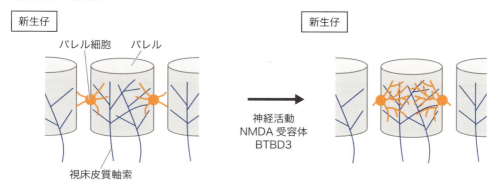

図2 神経突起刈り込みを制御する分子メカニズム

A）ショウジョウバエキノコ体γニューロンの軸索刈り込みでは，グリアから分泌されるTGF-βはエクダイソン受容体の発現を促進する．エクダイソン受容体はエクダイソンを受容することでその下流で転写因子Sox14の転写を活性化し，Sox14はユビキチン—プロテアソーム系遺伝子の転写を活性化する．断片化された軸索はアストロサイトによって貪食される．**B**）マウス歯状回にある顆粒細胞の錐体下束においては，Sema3FがPlexA3によって受容されることで退縮が促進される．**C**）バレル細胞は新生仔では樹状突起をバレルの外にも伸ばしているが，成熟後は，視床皮質軸索が投射している領域に限定される．この過程は，視床皮質軸索からの入力と，バレル細胞でのNMDA受容体とBTBD3の機能が必要である．

共受容体であるNpn-2（neuropilin-2）受容体に結合し，β2Chn（β2-Chimaerin）を遊離する．β2ChnはRac依存の細胞骨格の再編成を阻害することで退縮を誘導する．また，受容体型チロシンキナーゼであるEphとそのリガンドであるephrinも軸索の退縮を制御することが明らかにされている[16]．Sema3F/Npn-2/

β2ChnによるシグナルとEph/ephrinシグナルが協調して制御しているメカニズムは不明である。退縮は軸索を構成する因子を輸送する必要があるため、断片化よりもエネルギーがかかると考えられるが、退縮を用いることの利点は明らかになっていない。

軸索が退縮によって刈り込まれる場合、ほとんどの場合で軸索刈り込みの直前にシナプス除去が起きている。したがって、シナプス除去と軸索除去が同じメカニズムにより制御されているか、またはシナプス除去が退縮を引き起こしている可能性が考えられる。もう1つの可能性は両者が異なるメカニズムにより制御されているということである。これらの可能性を検証することは容易ではない。しかしながら、網膜神経節細胞の発生初期における再編成では、シナプス除去終了後、軸索が長時間保存されている様子が観察されており、シナプスの消失が即座に軸索刈り込みを誘導するわけではないことを示唆している[17]。したがって、シナプス除去と軸索の退縮は異なる分子メカニズムによって制御されている可能性が考えられる。

3）Axosome sheddingによる刈り込み

Axosome sheddingを制御する分子機構は全く明らかにされていない。Axosome sheddingにおいては、シュワン細胞が軸索終末を取り囲み、最終的にリソソームの経路で分解することが明らかにされている[8]。

Axosome sheddingが用いられる利点について、いくつかの可能性が提示されている[8]。まず、軸索断片が無秩序に細胞外マトリクスに放出されると、他の細胞に悪影響を及ぼす可能性がある。このため、無用な免疫反応を引き起こさないように軸索断片を細胞外マトリクスから隔離しているのかもしれない。また、axosomeそのものがシグナルとして働いている可能性も示されている。競合している複数の軸索は異なるシュワン細胞によって取り囲まれているが、軸索が一本化されると同時にそれを取り囲むシュワン細胞も一本化される。この一本化へのシグナルとしてaxosomeが機能しているのかもしれない[8]。

ショウジョウバエの運動ニューロンにおいてもaxosome sheddingと類似した現象がみられる。しかしグリアはsheddingの形成には必要ではなく、sheddingを貪食するのに必要であり、この点が哺乳類の運動ニューロンとは異なる[18]。Axosome shedding

は運動ニューロンでは一般的に用いられるシステムなのかもしれない。これまでのところ、axosome sheddingは末梢神経系でしか観察されていないが、中枢神経系でもみられる現象なのだろうか。今後、高解像度でイメージングを行うことで、これまで退縮だと考えられていたものがaxosome sheddingであることが示されるかもしれない。

4）樹状突起の刈り込み

軸索刈り込みに比べて樹状突起刈り込みを制御する分子機構は不明な点が多い。第4層星状細胞であるマウスバレル細胞はヒゲの並びに対応したバレルをもつ。視床皮質軸索の軸索はバレルに投射しており、バレル細胞はバレルの端に位置する。新生仔では樹状突起をバレルの内側と外側に伸ばしているが、成熟後は、入力があるバレルの内側だけに限定されるようになる。この活動依存的な樹状突起の再編成にはNMDA受容体[13]とBTB/POZ Znフィンガー型転写因子BTBD3[19]が機能することが報告されている（**図2C**）。樹状突起の刈り込みは網膜神経節細胞や嗅覚受容体細胞でもみられるが、具体的な分子機構はほとんどわかっていない。

3 ショウジョウバエ感覚ニューロンの選択的刈り込み

ショウジョウバエ感覚ニューロンの樹状突起は、変態期に大規模に刈り込まれ、その後、成虫特異的な樹状突起が再生される。ショウジョウバエは遺伝学的操作が容易であり、さらに感覚ニューロンの樹状突起は体表に存在するため、イメージングが容易である。このため、感覚ニューロン樹状突起は、刈り込みの素過程を研究するのに非常によいモデルとなる（**図3A, B**）。樹状突起の刈り込みはエクダイソンシグナルによって開始される。ステロイドホルモンであるエクダイソンは蛹期のさまざまな形態変化を引き起こす。エクダイソンがエクダイソン受容体に結合すると、下流の遺伝子の転写を誘導し、刈り込みが促進される。刈り込みの初期段階には微小管の不安定化がみられるが、これは微小管切断タンパク質カタニンkat60-L（katanin p60-like 1）によって制御されていることが明らかにされている。その後ユビキチン—プロテアソーム系が機能することで、樹状突起の近位側が切断され、

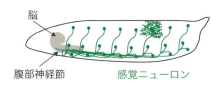
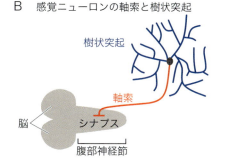
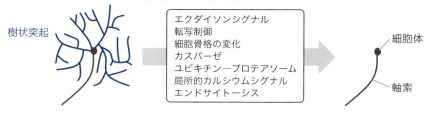

図3　ショウジョウバエ感覚ニューロンと樹状突起の刈り込み
A）ショウジョウバエ幼虫を横から見た模式図．感覚ニューロンを緑色で示す．B）感覚ニューロンの軸索（赤色）と樹状突起を示す（青色）．感覚ニューロンは体表に樹状突起を広げており，軸索を腹部神経節内に伸ばしている．軸索は腹部神経節内でシナプス後細胞とシナプスを形成している．C）樹状突起の蛹期における刈り込み．樹状突起の刈り込みはさまざまな分子による制御を受けている．

さらに遠位側の突起が断片化する．この断片化はカスパーゼによって制御されている．断片化された樹状突起は主に上皮細胞によって貪食されることがわかっている（**図3C**）[12]．

これまでにわれわれは，ショウジョウバエ感覚ニューロンを用いて樹状突起刈り込みの制御機構について解析を行ってきた．神経突起刈り込みにおける1つの重要な課題は，刈り込むべき突起と保存する突起の要不要を規定するメカニズムの解明である．われわれはカルシウムシグナルが要不要を規定するメカニズムの1つであることを突き止めた．樹状突起刈り込み時には，刈り込まれる樹状突起において区画化されたカルシウム振動がみられることを見出した（**図4A**）[20]．カルシウム振動は，樹状突起切断前に，刈り込みが起きる樹状突起単位でみられ，またカルシウム振動が起こった順に刈り込みが観察された．さらに，電位依存性カルシウムチャネルがこのカルシウム振動を引き起こしていることがわかった．カルシウムシグナルは，セリンプロテアーゼであるカルパインを活性化させたことから，カルパインはカスパーゼと協調して樹状突起の分解を促進していると考えられる[20]．では，カルシウム振動がある領域とない領域はどのように区画化されているのだろうか．近位側の樹状突起における局所的エンドサイトーシスが突起を細線化し，区画化とカルシウム振動の開始を引き起こしていることを明らかにした（**図4B**）[21]．

樹状突起刈り込み時には，感覚ニューロン全体でもエンドサイトーシスが起こることが知られている．L1タイプ細胞接着因子Nrg（Neuroglian）はエンドソーム・リソソーム経路を介して分解される．この細胞全体のエンドサイトーシスは局所的エンドサイトーシスと協調的に機能して樹状突起刈り込みを促進していることがわかった[21]．これらのメカニズムが要不要樹状突起を規定していると考えられる．局所的エンドサイトーシスを起こすメカニズムは何か，カルパインのターゲットは何か，などいまだ不明な点は多い．また，同様のメカニズムが他の神経突起刈り込みの系でも機能しているのか，興味深い問題である．

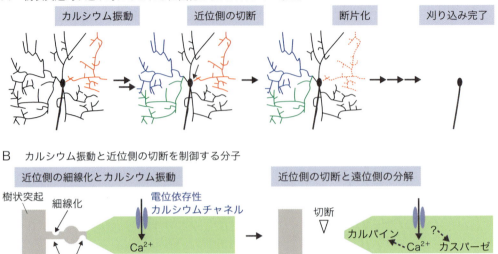

図4 ショウジョウバエ感覚ニューロンの樹状突起刈り込みを制御するカルシウムシグナル
A）蛹形成後5時間を経過したころから，特定の区画の樹状突起集団を単位として選択的に刈り込みがみられる．細胞内カルシウム振動がみられた順に刈り込みが進行する．B）区画化したカルシウムシグナルは局所的エンドサイトーシスによる細線化が進む過程でみられる．カルシウムは電位依存性カルシウムチャネルを介して流入する．カルシウム振動の間に近位側が切断される．遠位側の樹状突起は，カルシウム依存的タンパク質分解酵素であるカルパインとカスパーゼによって分解される．

おわりに

神経回路の再編成過程を制御する分子機構は明らかにされつつあるが，いまだ不明な点は多い．刈り込まれる軸索の形態変化自体はどの系においても非常によく似ているが，それを制御する分子機構は系によってさまざまである．分子の用いられ方に規則性はあるのだろうか？また，軸索と樹状突起という機能的に異なる神経突起の刈り込みには異なるメカニズムが機能しているのだろうか？複数のモデル系において多様な分子が機能していることが明らかになっているが，複数のモデル系を制御している共通の分子がほとんどないため，神経突起刈り込みの全体像はいまだ見えていない．

最近われわれは，ショウジョウバエ感覚ニューロンの軸索も樹状突起の刈り込みと同様のタイミングで刈り込まれることを見出した．したがって感覚ニューロンを用いれば軸索と樹状突起両方の刈り込み過程を解析することができる．同一ニューロン内で軸索および樹状突起を解析することで，これまで断片的であった知識を統合できる可能性が期待される．イメージング技術の飛躍には目を見張るものがあり，生体内において長時間高感度で行うことが可能になった．今後，新たな実験手法をうまく組合わせていくことで，神経突起刈り込み過程を包括的に理解できるようになるであろう．

文献

1) Neukomm LJ & Freeman MR：Trends Cell Biol, 24：515-523, 2014
2) Schuldiner O & Yaron A：Cell Mol Life Sci, 72：101-119, 2015
3) Riccomagno MM & Kolodkin AL：Annu Rev Cell Dev Biol, 31：779-805, 2015
4) Geden MJ & Deshmukh M：Curr Opin Neurobiol, 39：108-115, 2016
5) Stanfield BB, et al：Nature, 298：371-373, 1982
6) Yu F & Schuldiner O：Curr Opin Neurobiol, 27：192-198, 2014
7) Yaniv SP & Schuldiner O：Wiley Interdiscip Rev Dev Biol, 5：618-635, 2016

8） Bishop DL, et al：Neuron, 44：651-661, 2004
9） Portera-Cailliau C, et al：PLoS Biol, 3：e272, 2005
10） Wong RO & Ghosh A：Nat Rev Neurosci, 3：803-812, 2002
11） Iwasato T, et al：Nature, 406：726-731, 2000
12） Kanamori T, et al：Chapter One - Dendritic remodeling: lessons from invertebrate model systems. 「International Review of Cell and Molecular Biology, Volume 318」（Jeon K, ed）, pp1-25, Academic Press, 2015
13） Mizuno H, et al：Neuron, 82：365-379, 2014
14） Lai YW, et al：Sci Rep, 6：39141, 2016
15） Bagri A, et al：Cell, 113：285-299, 2003
16） Xu NJ & Henkemeyer M：Nat Neurosci, 12：268-276, 2009
17） Hong YK, et al：Neuron, 84：332-339, 2014
18） Fuentes-Medel Y, et al：PLoS Biol, 7：e1000184, 2009
19） Matsui A, et al：Science, 342：1114-1118, 2013
20） Kanamori T, et al：Science, 340：1475-1478, 2013
21） Kanamori T, et al：Nat Commun, 6：6515, 2015

＜筆頭著者プロフィール＞
長谷川恵理：2006年，東京大学大学院理学系研究科生物化学専攻単位取得退学，同年，博士号取得（山本正幸教授）．国立遺伝学研究所特任研究員，金沢大学博士研究員，東京大学大学院新領域創成科学科特任研究員，東京大学大学院理学系研究科特任研究員を経て，'17年より東京大学大学院理学系研究科特任助教．現在は，ショウジョウバエ感覚ニューロンをモデル系として，神経突起刈り込みを制御する分子機構の解明をめざしている．

第1章 脳発達を駆動する脳神経回路再編メカニズム

3. 神経幹細胞のダイナミックな転写制御

影山龍一郎，大塚俊之，下條博美

神経幹細胞は活発に増殖しつつ，経時的に分化能を変えてニューロン，オリゴデンドロサイト，アストロサイトの3種類の細胞を産生する．これら3種類の細胞分化決定時には，それぞれ特異的なbHLH因子が持続発現して細胞分化が誘導される．一方，このbHLH因子群の発現が振動すると，神経幹細胞の状態が維持され，増殖能が活性化される．すなわち，bHLH因子は発現動態を変えることによって，逆の活性を示す．このbHLH因子の発現振動が阻害されると，神経幹細胞の増殖が阻害されて小頭症になるだけでなく，分化能を変えるタイミングも異常になる．本稿では，神経幹細胞制御における遺伝子発現動態の重要性について概説する．

はじめに

　神経発生過程では，はじめ，神経板が背中側の体表に形成され，続いて神経板は体内に取り込まれて神経管となる．神経管は1層の神経上皮細胞からなり，この神経上皮細胞がさかんに増殖することによって神経管は成長する．特に，神経管の前方部位は2つに分かれ，右脳と左脳とからなる大脳を形づくる．神経上皮細胞は，神経管の内腔側から外側まで伸びた形態をしている．神経上皮細胞が増殖を続けることで神経管の壁は分厚くなっていくが，それとともに神経上皮細胞の形態は伸びていき，やがて放射状グリア細胞とよばれる形態になる（図1）[1]〜[4]．放射状グリア細胞は，神経管の内側の脳室帯に細胞体をもち，細長い放射状突起を神経管の表層まで伸ばす．放射状グリア細胞は非対称分裂を行うが，この分裂様式では2個の娘細胞のうちの片方はニューロン前駆細胞に分化し，もう片方は放射状グリア細胞に止まる．ニューロン前駆細胞は，数回分裂した後に成熟ニューロンへと分化する．放射状グリア細胞は非対称分裂をくり返すことによって，まず深層ニューロン（5/6層）を生み出し，続いて浅層ニューロン（2/3/4層）をつくる（図1）．生まれたニューロンは，それぞれ決められた場所に移動して層を形成する（図1）．ニューロン形成期が終了すると，放射状グリア細胞は上衣細胞，オリゴデンドロサイト，最後にアストロサイトを生み出す（図1）．神経上皮細胞および放射状グリア細胞は，神経幹細胞と総称される．したがって，神経幹細胞は自己増殖しつつ，経時的に性質を変えて多くの種類の細胞を生み出す（多分化能をもつ）．

　神経幹細胞が示す増殖能や多分化能について，その

[略語]
bHLH因子：basic region helix-loop-helix factor
Dll1：Delta-like1

Dynamic transcriptional control of neural stem cells
Ryoichiro Kageyama/Toshiyuki Ohtsuka/Hiromi Shimojo：Institute for Frontier Life and Medical Sciences, Kyoto University（京都大学ウイルス・再生医科学研究所）

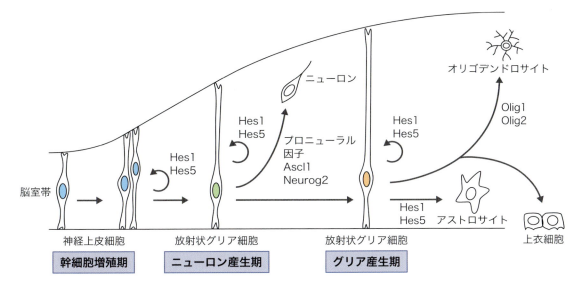

図1　神経発生過程とbHLH因子による制御
神経幹細胞（神経上皮細胞や放射状グリア細胞）は，bHLH因子であるHes1やHes5によって維持される．bHLH因子Ascl1やNeurog2はニューロンの分化を決定し，bHLH因子Olig1やOlig2はオリゴデンドロサイトの分化を決定する．発生後期には，Hes1やHes5はアストロサイトの分化を決定する．

分子基盤が，転写因子のレベルで明らかになってきた．本稿では，神経幹細胞の制御に中心的な役割を担う転写因子について紹介する．

1 神経幹細胞を制御するbHLH因子群

　神経幹細胞の増殖能や多分化能は，塩基性領域・ヘリックス・ループ・ヘリックス（bHLH）因子※によって制御される[5)〜7)]．転写抑制活性をもつbHLH因子Hes1およびHes5は神経幹細胞の増殖や維持に重要な役割を担う（図1）．一方，ニューロンへの分化は，プロニューラル因子とよばれるbHLH因子群によって決定される（図1）．プロニューラル因子Ascl1やNeurog2（Neurogenin2）はいずれもbHLH因子E47とヘリックス・ループ・ヘリックス構造を介してヘテロ二量体を形成してEボックス（CANNTG）に結合し，ニューロン分化に必要な遺伝子群の発現を誘導する．一方，Hes1やHes5は，ヘリックス・ループ・ヘリックス構造を介してホモ二量体を形成してNボックス（CACNAG）やCサイト〔CACG（C/A）G〕に結合し，プロニューラル因子の発現を抑制する．また，Hes1やHes5はヘリックス・ループ・ヘリックス構造を介してプロニューラル因子とヘテロ二量体を形成するが，このヘテロ二量体はEボックスに結合できないため，プロニューラル因子の遺伝子発現誘導活性が阻害される．したがって，Hes1やHes5はプロニューラル因子の働きを二重に抑制する．Hes1やHes5を欠損すると，プロニューラル因子の発現や活性が増加するため，神経幹細胞はニューロンに早期分化して十分に増えないうちに枯渇する．その結果，Hes1やHes5の欠損マウスは無脳症や小頭症になる[8) 9)]．したがって，Hes1のような抑制性bHLH因子とプロニューラル因子間の拮抗的作用が，神経幹細胞の増殖とニューロン分化のバランスに重要である．

　bHLH因子Olig1やOlig2は，オリゴデンドロサイトの分化を決定する（図1）．一方，Hes1やHes5は発生後期になると神経幹細胞からアストロサイトへの分

> ※　**塩基性領域・ヘリックス・ループ・ヘリックス（bHLH）因子**
> bHLHドメインをもつ転写制御因子．ヘリックス・ループ・ヘリックス構造を介して二量体を形成し，塩基性領域によってゲノム上の特異的配列に結合する．bHLHドメイン以外の領域に転写活性化ドメイン（プロニューラル因子の場合）や，転写抑制化ドメイン（Hes1の場合）をもつ．

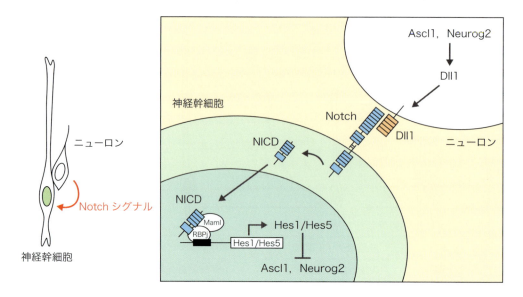

図2　Notchシグナルによる側方抑制
ニューロンはDll1（Delta-like1）を発現し，隣接細胞のNotchを活性化する．活性化されると，NICD（Notch intracellular domain）が遊離して核に移行し，Hes1やHes5の発現を誘導する．その結果，隣接細胞はプロニューラル因子（Ascl1やNeurog2）の発現が抑制されてニューロンへの分化が阻害されるため，神経幹細胞にとどまる．

化を誘導する（図1）．したがって，神経幹細胞の増殖や分化は，いずれもbHLH因子によって制御される．

2 Notchシグナルを介した神経幹細胞の制御

　神経幹細胞は同時に多様な細胞をつくるわけではなく，時間をかけて順番につくっていく．したがって，すべての種類の細胞を生み出すためには，神経発生過程の間ずっと神経幹細胞を維持し続けることが重要である．神経幹細胞の維持に必須な役割を担うのが，Notchシグナルである．Notchシグナルは，細胞間の相互作用に依存する．プロニューラル因子はNotchリガンドである膜タンパク質Dll1（Delta-like1）の発現を誘導する（図2）．Dll1は隣接細胞の膜タンパク質Notchを活性化するが，Notchが活性化すると膜貫通領域でプロセシングが起こり，Notchの細胞内ドメイン（Notch intracellular domain：NICD）が遊離する．遊離後，NICDは核に移行し，DNA結合因子RBPjや転写コアクチベーターMaml（Mastermind-like）と複合体を形成してHes1やHes5の発現を誘導する（図2）[10) 11)]．したがって，プロニューラル因子によって

分化しつつあるニューロンはDll1を発現し，隣接細胞のNotchを活性化することによってHes1やHes5を誘導する．その結果，隣接細胞はニューロンへの分化が阻害され，神経幹細胞にとどまる（図2）．これは側方抑制とよばれる機構で，神経幹細胞の維持に必須である．側方抑制が働かないと，隣接細胞もプロニューラル因子を発現してニューロンに分化するため，神経幹細胞は維持されずに枯渇してしまう．

3 bHLH因子群の発現オシレーション

　前述のように，Hes1やHes5は神経幹細胞の増殖・維持だけでなく，アストロサイトの分化決定も制御する．同様に，Ascl1やOlig2はそれぞれニューロンとオリゴデンドロサイトの分化決定だけでなく，神経幹細胞の増殖や維持にも働くことが明らかになった．したがって，Hes1，Ascl1，Olig2のようなbHLH因子は，特定の細胞への分化決定だけでなく，神経幹細胞を維持してその増殖を活性化するという相反する機能をもつことがわかった（図3）[12) 13)]．しかし，同一因子が相反する機能を発揮する分子機構は不明であった．
　発現イメージングの解析から，これらのbHLH因子

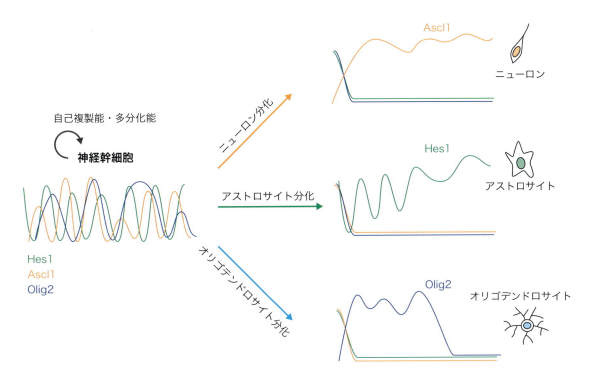

図3　bHLH因子群の発現オシレーション
　神経幹細胞では，Hes1, Ascl1, Olig2といった複数のbHLH型分化決定因子の発現がオシレーションし，互いに拮抗しあう．選ばれた1つのbHLH因子が持続発現すると分化決定が起こる．

群はいずれも神経幹細胞では発現が増減をくり返すこと（オシレーション）がわかった（**図3**）[14) 15)]．Hes1は，自身の遺伝子プロモーター上にあるNボックスに結合して発現を抑制する（ネガティブ・フィードバック）．Hes1のmRNAやタンパク質は非常に不安定なので，ネガティブ・フィードバックによってあらたな発現が抑制されるとすぐに分解されてなくなる．Hes1タンパク質がなくなると，ネガティブ・フィードバックが解除され，再びHes1の発現が誘導される．その結果，Hes1のmRNAおよびタンパク質の発現量はともに約2時間周期でオシレーションする[16)]．Ascl1やOlig2の発現はHes1によって抑制されるので，Hes1のオシレーションによって，Ascl1やOlig2の発現も神経幹細胞ではオシレーションしていた．一方，ニューロン，アストロサイト，オリゴデンドロサイトの分化時には，それぞれAscl1, Hes1, Olig2が選ばれて持続発現していた．したがって，Ascl1, Hes1, Olig2はいずれも発現がオシレーションすると神経幹細胞の増殖が活性化され，どれか1つが選ばれて持続発現する

と分化決定が起こると考えられた（**図3**）[15)]．
　前述の結果から，Ascl1, Hes1, Olig2は発現がオシレーションするか持続するかで，異なる活性を示すことが示唆された．発現動態の重要性を調べるために光遺伝学的技術を用いてAscl1の発現操作実験が行われた[15)]．これは光反応性のLOVドメインをもつ因子GAVPOを用いるもので，青色光照射でGAVPOは活性型になり，下流遺伝子の発現を誘導する．この技術を用いることによって，青色光照射で神経幹細胞にAscl1の発現を誘導でき，暗くするとAscl1の発現をなくせるようになった．解析の結果，Ascl1の発現がオシレーションすると神経幹細胞の増殖が活性化されたが，Ascl1の発現が持続すると神経幹細胞は増殖を止めてニューロンに分化した．したがって，Ascl1は発現動態を変えることによって相反する機能を発揮することがわかった[15)]．これらの結果から，神経幹細胞の多分化能とは，Ascl1, Hes1, Olig2といった複数の分化決定因子の発現がオシレーションすることによって互いに拮抗しあった状態であるといえる．

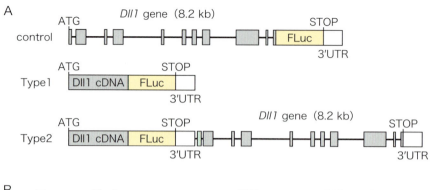
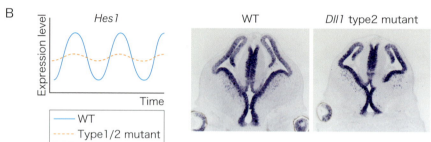

図4　Dll1の発現のタイミングと制御
A）2種類のDll1遺伝子ノックインマウス．イントロンを除去してDll1遺伝子を短くしたもの（Dll1 type 1変異），および余分な配列を挿入してDll1遺伝子を長くしたもの（Dll1 type 2変異）の2種類のDll1遺伝子ノックインマウスを作製．B）Hes1の発現オシレーションと大脳形成．Dll1 type 1およびtype 2変異マウスの神経幹細胞では，Hes1の発現オシレーションが減弱していた．さらに，神経幹細胞の増殖能が低下し，脳は低形成になった（脳の冠状断面：Hes5の*in situ* hybridizationにより脳室帯が染まっている）．文献17を元に作成．

4　Dll1の発現振動の意義と制御

　Notchシグナルは，主として分化しつつあるニューロンと神経幹細胞との間で働くと考えられていた．しかし，ニューロン分化が起こる前，すなわち神経幹細胞しか存在しない神経発生初期においてもNotchシグナルは神経幹細胞の維持に重要な役割を担うことがわかってきた．じつは，ニューロン分化が起こる前から神経幹細胞ではプロニューラル因子が発現し，Dll1の発現が誘導される．しかし，神経幹細胞ではHes1の発現オシレーションによって周期的に抑制されてプロニューラル因子の発現もオシレーションする．さらに，プロニューラル因子の発現オシレーションによって活性化され，Hes1の発現オシレーションによって抑制されるため，Dll1の発現もオシレーションする[12]．このDll1の発現オシレーションによって隣接する神経幹細胞間でNotchシグナルを活性化し合うことがわかった．この神経幹細胞同士のNotchシグナルの活性化は発生初期には重要であるが，発生が進行してニューロン形成が進むと神経幹細胞におけるDll1の発現はなくなる．その頃には，分化しつつあるニューロンが発現するDll1がNotchシグナル活性化の中心になる．

　数理モデルの解析から，神経幹細胞同士でNotchシグナルの活性化を行っている時期に，Dll1の発現のタイミングが加速あるいは遅延すると，Hes1の発現オシレーションが減弱，あるいは定常発現になると予測された．そこで，イントロンを除去してDll1遺伝子を短くしたもの（Dll1 type 1変異），および余分な配列を挿入してDll1遺伝子を長くしたもの（Dll1 type 2変異）の2種類のDll1遺伝子ノックインマウスを作製した（**図4A**）[17]．その結果，Dll1の発現は野生型に比べてtype 1変異では加速し，type 2変異では遅延していた．これらのマウスでは，数理モデルの予測通り，Hes1の発現オシレーションが減弱していた（**図4B**）．さらに，神経幹細胞の増殖能が低下し，脳は低形成になった（**図4B**）[17]．したがって，ダイナミックな発現オシ

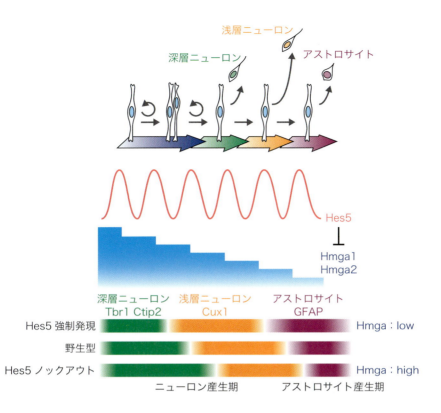

図5　Hes5による神経幹細胞の分化能のスイッチング制御
神経幹細胞の分化能のスイッチングを制御するHmga1やHmga2の発現は発生の進行とともに徐々に低下する．Hes5の強制発現によってHmga1やHmga2の発現は低下して，分化能のスイッチングは加速する．Hes5ノックアウトではHmga1やHmga2の発現は増加し，分化能のスイッチングは遅延する．Hes5の発現オシレーションによってHmga1やHmga2のゆっくりとした発現低下が引き起こされ，分化能のスイッチングのタイミングが制御されると考えられる．

レーションが神経幹細胞の増殖・維持に重要であり，このような発現オシレーションにはDll1の発現が正しいタイミングで起こることが必須である．

5 神経幹細胞の分化能のスイッチングとHes5の発現振動

　神経幹細胞の分化能のスイッチングはHmga1（high mobility group AT-hook 1）やHmga2によって制御される．この因子の発現は発生の進行とともに徐々に低下するが，このゆっくりとした発現低下が分化能のスイッチングのタイミングを制御する[18]．しかし，徐々に発現低下する分子機構はよくわかっていなかった．神経幹細胞の維持に重要な役割を担う転写抑制因子Hes1やHes5はネガティブフィードバックを介して自律的に2～3時間周期の発現リズムを刻むことから，発生時計として機能することが示唆された．そこで，Hes5を強制発現させたところ，Hmga1やHmga2の発現は抑制され，逆にHes5を欠損させるとHmga1やHmga2の発現は増加した[19]．したがって，Hes5の発現オシレーションによってHmga1やHmga2のゆっくりとした発現低下が引き起こされると考えられた（**図5**）．さらに，Hes5強制発現マウスでは深層ニューロン産生期から浅層ニューロン産生期への移行および浅層ニューロン産生期からアストロサイト産生期の移行のタイミングがいずれも加速化していた（**図5**）[19]．逆に，Hes5欠損マウスでは，それぞれの移行が遅延化していた（**図5**）[19]．このことから，深層ニューロン，浅層ニューロン，アストロサイト産生期が正常なタイミングで移行するにはHes5の正常な発現が必須であり，

おそらく発現オシレーションが重要であると考えられた（**図5**）.

おわりに

　発生初期の神経組織でプロニューラル因子やDll1の発現を調べると，発現している神経幹細胞と発現していない神経幹細胞とが混在することが知られていた（salt-and-pepperパターン）. 以前は，発現している神経幹細胞は発現していない神経幹細胞よりもニューロン分化を早く開始すると信じられていた. しかし，ライブ・イメージング解析から，salt-and-pepperパターンは発現オシレーションの一瞬間を見ているに過ぎず，発現している神経幹細胞と発現していない神経幹細胞とは等価であることが示された[20]. bHLH因子やDll1以外にもsalt-and-pepperパターンを示す因子があることから，発現オシレーションは多くの因子に共通にみられる現象かもしれない. 今後，他の因子に関してもライブ・イメージングや光遺伝学的解析を進めることによって，遺伝子機能における発現動態の重要性がより明らかになっていくものと期待される.

　成体脳にも神経幹細胞は存在するが，大部分は静止状態で，増殖能やニューロン分化能はきわめて低い[21]. このように胎生期の神経幹細胞とは性質が随分異なるが，その詳細な分子機序は不明である. 成体脳神経幹細胞では胎生期の神経幹細胞とは遺伝子発現動態が異なる可能性も考えられ，今後，ライブ・イメージングや光遺伝学的解析を進める必要があるだろう. この点が明らかになれば，成体脳神経幹細胞を胎生期のように活性化して脳組織の再生につなげることも可能になるかもしれない.

文献

1) Alvarez-Buylla A, et al：Nat Rev Neurosci, 2：287-293, 2001
2) Fishell G & Kriegstein AR：Curr Opin Neurobiol, 13：34-41, 2003
3) Fujita S：Cell Struct Funct, 28：205-228, 2003
4) Götz M & Huttner WB：Nat Rev Mol Cell Biol, 6：777-788, 2005
5) Bertrand N, et al：Nat Rev Neurosci, 3：517-530, 2002
6) Ross SE, et al：Neuron, 39：13-25, 2003
7) Imayoshi I & Kageyama R：Neuron, 82：9-23, 2014
8) Ishibashi M, et al：Genes Dev, 9：3136-3148, 1995
9) Ohtsuka T, et al：EMBO J, 18：2196-2207, 1999
10) Artavanis-Tsakonas S, et al：Science, 284：770-776, 1999
11) Kopan R & Ilagan MX：Cell, 137：216-233, 2009
12) Ohtsuka T, et al：J Biol Chem, 276：30467-30474, 2001
13) Castro DS, et al：Genes Dev, 25：930-945, 2011
14) Shimojo H, et al：Neuron, 58：52-64, 2008
15) Imayoshi I, et al：Science, 342：1203-1208, 2013
16) Hirata H, et al：Science, 298：840-843, 2002
17) Shimojo H, et al：Genes Dev, 30：102-116, 2016
18) Kishi Y, et al：Nat Neurosci, 15：1127-1133, 2012
19) Bansod S, et al：Development, 144：3156-3167, 2017
20) Kageyama R, et al：Nat Neurosci, 11：1247-1251, 2008
21) Imayoshi I, et al：Nat Neurosci, 11：1153-1161, 2008

＜筆頭著者プロフィール＞
影山龍一郎：1982年，京都大学医学部卒業. '86年，京都大学大学院医学研究科修了. '97年より京都大学ウイルス研究所（現京都大学ウイルス・再生医科学研究所）教授. 2013年より京都大学細胞-物質統合システム拠点副拠点長併任. いろいろな生命現象における遺伝子発現オシレーションの意義を明らかにしたい.

第1章　脳発達を駆動する脳神経回路再編メカニズム

4. グリア細胞による神経回路の スクラップアンドビルド

和氣弘明，加藤大輔

> グリア細胞はこれまで脳の支持細胞として考えられてきたが，近年の光学技術の発達に伴い，その発達期・成熟期における生理機能が明らかとなってきた．グリア細胞は能動的に神経回路の機能要素をスクラップアンドビルドすることで神経回路形成およびその機能の恒常性維持に必須であることが明らかになり，その生理機能の破綻によって，発達障害・精神疾患などの病態が発症することが示唆されている．本稿ではこのようなグリア細胞による神経回路のビルドアンドスクラップを議論する．

はじめに

　多様化する現代社会において，高次脳機能に異常をきたす発達障害・精神疾患に対する病態の理解および治療法の開発は喫緊の課題である．これまで，これら高次脳機能に異常をきたす疾患群に対するアプローチはその強い遺伝的背景を考慮し，神経細胞における遺伝的異常がどのように行動異常につながるか多面的に検証される重要な研究が行われてきた．近年，これに加えて，グリア細胞が高次脳機能に重要な役割を果たしていることが示唆されるようになってきた[1]～[4]．グリア細胞はその語源をギリシャ語である「Glue：のり」に起因し，中枢神経系の支持細胞と考えられてきた．このグリア細胞にはアストロサイト，オリゴデンドロサイト，ミクログリアの3種類に加えて近年第4のグリア細胞として考えられているNG2細胞が存在し，高等動物になるほどグリア細胞の比率が高くなることから，単なる支持細胞ではなく高等動物の特徴である高

次脳機能への関与が示唆されるようになってきた．近年の光学技術の発達に伴い，このグリア細胞の生理機能が明らかになるにつれ，グリア細胞がむしろ能動的に神経回路活動を制御する可能性が考えられるようになってきた．本稿ではグリア細胞の生理機能に焦点を当て，グリア細胞が神経回路をスクラップアンドビルドすることで，神経回路形成，修飾に寄与することを議論したい（**図1**）．

1 ミクログリアによる神経回路の スクラップアンドビルド機能

1）ミクログリアによる発達期の組織形成

　皮膚，上皮などの損傷部位においては，免疫細胞によって損傷された組織の除去が新しい組織の形成に不可欠であるのと同時に，損傷された組織から，組織の再生を促すような因子が放出され，組織の修復を促す．中枢神経系においては，アストロサイトやミクログリ

Glial scrap & build of neuronal circuits
Hiroaki Wake/Daisuke Kato：Division of System Neuroscience, Kobe University Graduate School of Medicine（神戸大学大学院医学研究科システム生理学分野）

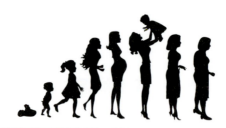
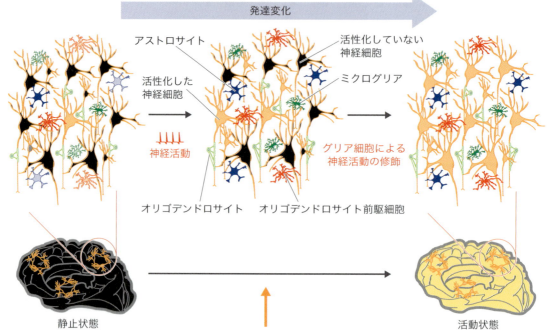
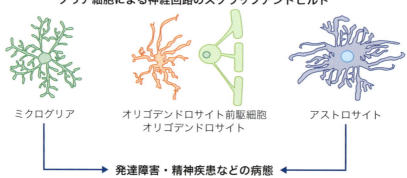

図1　グリア細胞による発達への影響とその破綻によって生じる病態
図の中段は文献4より引用．

アなどのグリア細胞が，脳障害時に増殖・遊走し，グリア瘢痕を形成し，障害部位を正常部位から隔離するとともに障害部位に炎症を引き起こし，障害部位に存在する不要な細胞の除去（スクラップ）を誘導する．このような炎症で活性化したグリア細胞は神経栄養因子などを放出することで組織を保護し，その再生を促すことで，脳の代償機能を維持するように作用する（ビルド）．グリア細胞によるこのような脳組織のスクラップアンドビルドは発達期においても行われることで，正常な神経回路の形成に寄与する．

組織におけるこのような炎症の惹起・組織修復を担うのは免疫細胞である。中枢神経系における免疫細胞であるミクログリアは中枢神経系唯一の免疫細胞であり、これまで精神・神経疾患における役割が着目され重要な研究が行われてきた[1]。近年疾患における役割に加えてその生理機能も明らかになるにつれ、発達期の正常な神経回路形成に必要とされるスクラップアンドビルドにミクログリアが能動的に重要な役割をもつことが明らかとなってきた。発達早期の活性化したミクログリアは神経幹細胞に対して活性酸素シグナルを用いて能動的にプログラム細胞死を誘導する。さらに細胞死を起こした細胞を貪食することで神経細胞数を制御する（神経細胞のスクラップ）[5]。このような神経幹細胞の除去は成熟期になっても起こることが知られており、そのような貪食シグナルについてはまだ議論も多いが、ホスファチジルセリンの認識[6]を阻害することや細胞膜タンパク質ELMO1のKO[7]によって貪食が阻害されることが知られている。さらに発生早期における炎症の惹起はミクログリアの貪食能をあげ、神経細胞数を減少させることが考えられる。これらのメカニズムによって神経細胞数は制御され、炎症などによるミクログリアの変化によって引き起こされる神経細胞数の異常によって、発達障害・精神疾患などが発症することも考えられる[8]。

2）ミクログリアによるシナプス数の制御

一方で、神経細胞の選別が行われ、分化した神経細胞は発生早期に余剰のシナプスを形成し、その後経験依存的に減少することで神経回路が精緻化される。発生早期のミクログリアは成熟期より活性化した状態にあり神経栄養因子やサイトカインの放出も多い。そのようなミクログリアは樹状突起に接触することで、樹状突起内のカルシウム上昇を引き起こし、アクチンの凝集を誘導することで未熟なスパインの形成を促進する。この現象は時期特異的に起こることが知られ、この時期特異的にミクログリアを遺伝的に除去すると、成熟期において機能的シナプス数が減少する。さらに電気生理学的に神経回路の結合強度を大脳皮質の層間結合に着目して検証したところ、大脳皮質感覚野において同時期に回路結合が形成される4層-2/3層の結合強度が減弱していることが明らかとなった[9]。すなわち発生早期のミクログリアによる未熟なシナプス形成の促進（シナプスのビルド）は特定の神経回路形成に寄与（神経回路のビルド）する（3章-2参照）。この過剰に形成されたシナプスはこの後の発達期において経験依存的に除去され、神経回路は精緻化される。このような神経回路の精緻化は神経一筋接合部の領域で精力的に研究が進められてきた。すなわち発達早期において存在する複数の軸索投射は発達に伴って単一投射に変化していく。この過程では活動の強い神経前終末が残ることが知られている。大脳皮質の複数の領野においてもこのようなシナプス除去過程が起こることが知られ、ここに近年、ミクログリアが活動の弱いシナプス前終末を、古典的補体カスケードを用いることで検出し、そのシナプスを貪食することでシナプス除去過程（シナプスのスクラップ）に寄与し、神経回路の精緻化（神経回路のビルド）に貢献することが報告された[10]。このようなミクログリアによるシナプス数の制御不全は発達障害や精神疾患・神経疾患を引き起こすことも報告されている。ミクログリア特異的に発現するフラクタルカイン受容体であるCX3CR1のKOマウスにおいては、発達期におけるミクログリアによるシナプス除去過程が障害される[11]。このマウスでは発達障害患者の特徴である未熟なシナプスの増加および社会性行動の異常を認める[12]。さらに老化過程における補体の古典カスケードの活性化は余剰なシナプスの刈り込みを加齢段階で引き起こし（シナプスのスクラップ）、アルツハイマー型の認知機能障害にみられるシナプス減少をきたすことが報告されている（**図2**）[13]。

2 アストロサイトによるシナプスのスクラップアンドビルド機能

アストロサイトは数多くのシナプスと接触する微細な突起をもち[14]、この突起はプレシナプスとポストシナプスの構造体とともにtripartite synapseという特殊な構造を造り出している[15]。このようなシナプスときわめて近接した関係性を通して、アストロサイトはシナプス機能を監視、制御するだけでなく、シナプス形成（ビルド）そのものにも積極的に関与することがわかってきている[16]。RGC（retinal ganglion cell）の培養系を用いた実験において、神経細胞単独で培養する場合に比べ、アストロサイトと共培養することで、

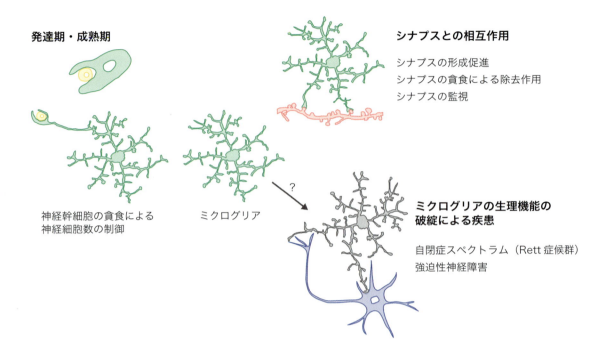

図2　ミクログリアの生理機能とその破綻による病態

シナプスの数は増加し，機能的にも成熟することが示され[17]，その後の研究により，アストロサイトから分泌される多くの因子がシナプス形成にかかわることが判明した．例えば，TSP（thrombospondin）1とTSP2はcalcium channel subunit $\alpha 2\delta 1$ を介して[18]，hevinはneurexin1-α とneuroligin 1の相互結合を促進することで[19]，サイレントシナプス（ポストシナプスにAMPA受容体を含まない）数を増加させ，また，glypican 4とglypican6はプレシナプスからAMPA受容体をクラスター化させる因子を放出することで機能的なシナプス数を増加させる[20]．

このようにアストロサイトから分泌される多くの因子はシナプス形成に対して促進的に働くが，抑制的に働く因子も存在する．SPARCはhevinに対して特異的な拮抗作用を示すことでシナプス形成を抑制することから[19]，アストロサイトは分泌する因子を適切に制御することで，過剰かつ不適切なシナプス形成を抑制する機能も備えていることがわかる．さらに近年の研究により，アストロサイトはTGF-β（transforming growth factor β）を分泌し，活動の弱いプレシナプスでのC1qの発現量を増加させ，CR3を発現するミク

ログリアを介して間接的にシナプス除去を促進させること[21]，またアストロサイト自体にMEGF10やMERTKを介して活動の弱いシナプスを直接貪食する作用があること[22]も判明したため，バランスのとれたシナプスの構造変化（スクラップアンドビルド）の状態が維持され，シナプスが正常に機能するために，アストロサイトはきわめて重要な働きをしていると考えられる．

それでは，この機能が破綻したときはどうなるのだろうか？ ASD（autism spectrum disorder）と関連する遺伝子群のなかに，glypican 4, glypican6, TSP1, hevinなどのシナプス形成にかかわる因子が含まれること[16]から，アストロサイトはASDの病態に何らかの影響を与えている可能性が高い．またモデルマウスを用いた実験において，Rett症候群ではアストロサイト特異的に遺伝子異常を治すことで症状が緩和し[23]，fragile-X症候群ではアストロサイト由来のTSP1を補充することでシナプスの形態異常が改善したことから[24]，アストロサイトの機能異常と疾患との関連が強く示唆される[3]．また興味深いことに精神神経疾患だけでなく，TSPの受容体であるcalcium channel subunit α2δ1は，神経障害性疼痛の治療薬として使用されるガバペンチン・プレガバリンが作用する受容体であることから[25]，TSP-calcium channel subunit α2δ1を介したシグナルが神経障害性疼痛の病態形成に重要な働きをしていると考えられる．

3 オリゴデンドロサイトのスクラップアンドビルドによる神経回路活動の修飾

軸索周囲に髄鞘を形成するオリゴデンドロサイトは発達段階でその前駆細胞から，成熟オリゴデンドロサイトに分化した後に髄鞘化を担うようになる．このオリゴデンドロサイト前駆細胞は活発に動くことが知られている[26]．さらにその分化増殖は神経活動によって制御され，オリゴデンドロサイト網の再構築（スクラップアンドビルド）が行われることによって，活動電位の到達時間を制御し，神経回路活動の時間的制御を行う．例えば薬剤による活動電位の阻害はオリゴデンドロサイト前駆細胞の増殖・分化を阻害し[27]，大脳皮質の神経細胞を光遺伝学的手法によって活性化させることでオリゴデンドロサイト前駆細胞の分化が促進される[28]ことなどが報告されている．このようにオリゴデンドロサイトおよびその前駆細胞は神経活動依存的にその増殖・分化が制御され，数・分化段階が調節される．

発達期において，オリゴデンドロサイト前駆細胞の分化およびオリゴデンドロサイトによる髄鞘化は厳密に制御されている．発達期の猫において脊髄の長さは伸張するため，活動電位の伝導速度が一定であれば，活動電位の到達時間は延長するはずである．しかしながら活動電位の到達時間は脊髄の長さが発達に伴って延長しても到達時間に変化はない．これは髄鞘化が制御されることによって，活動電位の伝導速度が増加し，到達時間が一定にあるようなしくみが存在するからである[29]．

成熟動物においてもこのようなオリゴデンドロサイト前駆細胞の分化増殖は髄鞘の維持に寄与するとともに，学習などの高次脳機能の発現に必須である．神経細胞活動はオリゴデンドロサイト前駆細胞の分化・増殖を制御するとともに，髄鞘化の制御も行う．これまで眼球への薬剤投与により神経活動を低下させること

により髄鞘化された軸索のセグメント数が減少すること[30]，あるいは末梢神経の持続的な活動電位の伝播により髄鞘径が増大すること[31]から，神経活動依存的に軸索や髄鞘の形態が変化することはさまざまな実験で示されていた．しかしながら，その詳細な分子メカニズムは不明な点が多かった．

われわれはそのような神経活動依存的な髄鞘化は，軸索からのグルタミン酸の放出によってオリゴデンドロサイト前駆細胞上の代謝型グルタミン酸が活性化し，Fynキナーゼを活性化することによってミエリン塩基性タンパク質の局所タンパク質を促す分子メカニズムによって成立することを明らかにした[32]．そして，ゼブラフィッシュを用いたin vivoでの実験により，神経活動依存的な軸索からの神経伝達物質の放出が髄鞘の維持に重要な役割を果たし[33]，それぞれのオリゴデンドロサイトの髄鞘化された軸索のセグメント数を制御することも示された[34]．また，このような分化増殖（オリゴデンドロサイトのビルド）は成熟動物において学習などに必要とされることが，オリゴデンドロサイトの髄鞘形成に必要な転写因子の1つであるmyelin regulatory factor遺伝子を欠損し，オリゴデンドロサイト前駆細胞の分化を阻害したマウスにおいて運動学習が障害されていることから明らかとなった[35][36]．これは成熟期においても髄鞘のターンオーバーは起きており，これによって情報の効率化が行われることを意味する．実際，2光子顕微鏡を用いた詳細な解析によって，オリゴデンドロサイト前駆細胞はその突起を活発に動かしながら増殖・分化をくり返し，局所的な分裂をすることで細胞密度を維持していることがわかり，オリゴデンドロサイト前駆細胞の増殖・分化における形態的・空間的特徴が明らかになるとともに[26]，感覚入力はオリゴデンドロサイト新生を劇的に増加させるが，その一方で髄鞘のリモデリングには影響を与えないことも示され，オリゴデンドロサイト前駆細胞の機能的な側面も明らかとなった[37]．

さらに，オリゴデンドロサイトによって軸索に形成された髄鞘を可視化できる顕微鏡を用いた解析によって，オリゴデンドロサイトは長期間にわたり持続的に髄鞘を形成し，さらに大部分の髄鞘はいったん形成されると構造的に安定しているが，一部の髄鞘はその長さが変わることがわかり，オリゴデンドロサイトの構

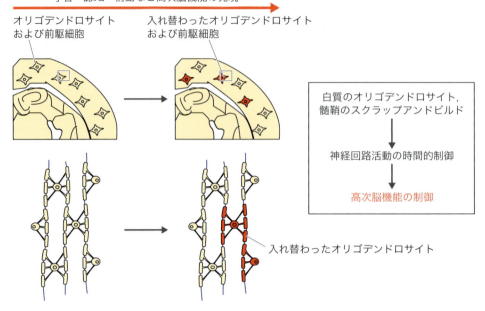

図3 オリゴデンドロサイトおよび髄鞘による神経回路活動の時間的精緻化

造的可塑性が明らかとなった[38]．そして脳梁のオリゴデンドロサイトには，運動野や感覚野などの特定の領域から投射する軸索をより選択的に髄鞘化する一群があるなど，個々のオリゴデンドロサイトでそれぞれの軸索に対する髄鞘化の割合が異なっていることから[39]，オリゴデンドロサイトはそれぞれの領域ごとの神経活動を選別し，より効率的な神経活動依存的な髄鞘化を行うことで，積極的に高次脳機能の制御にかかわっていると考えられる（**図3**）．

おわりに

このようにグリア細胞はそれ自身のリモデリングまた神経細胞・シナプスのリモデリングに寄与することで，発達期および成熟期における神経回路形成さらにその機能に大きく寄与することが知られてきた．今後これらのグリア細胞を標的とするような治療法が開発されることでさまざまな発達障害や精神疾患の病態の改善に寄与されることになると考えられる．

文献

1) Wake H, et al：Trends Neurosci, 36：209-217, 2013
2) Nave KA & Ehrenreich H：JAMA Psychiatry, 71：582-584, 2014
3) Sloan SA & Barres BA：Curr Opin Neurobiol, 27：75-81, 2014
4) Kato D, et al：J Biochem, 163：457-464, 2018
5) Cunningham CL, et al：J Neurosci, 33：4216-4233, 2013
6) Witting A, et al：J Neurochem, 75：1060-1070, 2000
7) Lu Z, et al：Nat Cell Biol, 13：1076-1083, 2011
8) Salter MW & Stevens B：Nat Med, 23：1018-1027, 2017
9) Miyamoto A, et al：Nat Commun, 7：12540, 2016
10) Schafer DP, et al：Neuron, 74：691-705, 2012
11) Paolicelli RC, et al：Science, 333：1456-1458, 2011
12) Zhan Y, et al：Nat Neurosci, 17：400-406, 2014
13) Hong S, et al：Science, 352：712-716, 2016
14) Halassa MM, et al：J Neurosci, 27：6473-6477, 2007
15) Araque A, et al：Trends Neurosci, 22：208-215, 1999
16) Allen NJ & Eroglu C：Neuron, 96：697-708, 2017
17) Ullian EM, et al：Science, 291：657-661, 2001
18) Christopherson KS, et al：Cell, 120：421-433, 2005
19) Kucukdereli H, et al：Proc Natl Acad Sci U S A, 108：E440-E449, 2011
20) Allen NJ, et al：Nature, 486：410-414, 2012
21) Bialas AR & Stevens B：Nat Neurosci, 16：1773-1782, 2013
22) Chung WS, et al：Nature, 504：394-400, 2013
23) Lioy DT, et al：Nature, 475：497-500, 2011
24) Cheng C, et al：Mol Brain, 9：74, 2016
25) Eroglu C, et al：Cell, 139：380-392, 2009

26) Hughes EG, et al：Nat Neurosci, 16：668–676, 2013
27) Barres BA & Raff MC：Nature, 361：258–260, 1993
28) Gibson EM, et al：Science, 344：1252304, 2014
29) Song WJ, et al：J Physiol, 488(Pt 2)：419–426, 1995
30) Demerens C, et al：Proc Natl Acad Sci U S A, 93：9887–9892, 1996
31) Wurtz CC & Ellisman MH：J Neurosci, 6：3133–3143, 1986
32) Wake H, et al：Science, 333：1647–1651, 2011
33) Hines JH, et al：Nat Neurosci, 18：683–689, 2015
34) Mensch S, et al：Nat Neurosci, 18：628–630, 2015
35) McKenzie IA, et al：Science, 346：318–322, 2014
36) Xiao L, et al：Nat Neurosci, 19：1210–1217, 2016
37) Hughes EG, et al：Nat Neurosci, 21：696–706, 2018
38) Hill RA, et al：Nat Neurosci, 21：683–695, 2018
39) Osanai Y, et al：Glia, 65：93–105, 2017a

＜筆頭著者プロフィール＞

和氣弘明：名古屋市立大学医学部卒業，自然科学研究機構，米国国立衛生研究所などを経て2016年から現職（神戸大学大学院医学研究科教授）．光学システムを用いてグリア細胞や神経細胞の機能を計測・操作することで脳機能を理解することをめざしています．

| 第1章 | 脳発達を駆動する脳神経回路再編メカニズム |

5. スクラップ＆ビルドによる
小脳神経回路の動的制御

掛川　渉，柚﨑通介

小脳神経回路の要衝を担うプルキンエ細胞には，延髄下オリーブ核からの登上線維（climbing fiber：CF）と顆粒細胞平行線維（parallel fiber：PF）の2つの興奮性線維が入力する．幼若なプルキンエ細胞は複数本の弱いCF支配を受けるが，成長とともに1本の線維が強化され，残りの線維はしだいに刈り込まれる．強化されたCFはまた，PFとも競合し，神経活動に応じて各支配領域が変化する．さらに，PF入力においても小脳学習に伴って変動し，記憶の痕跡として維持される．本稿では，生涯を通じて観察される小脳神経回路の動的なスクラップ＆ビルド現象について紹介する．

はじめに

　われわれの後頭部に位置する小脳は，協調運動や運動記憶などの運動機能ばかりでなく，認知機能などの非運動機能をも制御する重要な脳領域である．小脳神経回路は，小脳皮質からの唯一の出力細胞として働くプルキンエ細胞をはじめ，規則正しく配列された数種類の神経細胞が「シナプス」を介して互いに結合することにより構築されている．

　小脳神経回路は生後直後，遺伝的プログラムに沿っていったん構築されるが，成長や環境に応じて破壊（スクラップ）と創造（ビルド）をくり返しつつ，絶えず再編成される．とりわけ，楽器演奏やスポーツなど，日々の練習により体得する運動記憶は，小脳神経回路の機能的および構造的な可塑的変化によってもたらされると考えられている．しかし，発達や記憶学習に伴って生じる小脳神経回路の改変がいったいどのような分子機構を介して誘導されているのかについては未解明な点が多い．この重要な問いに答えるためには，神経回路の結び目であるシナプスの性質と機能をより深く

[略語]
ADGR：adhesion-type G protein-coupled receptor
AZ：active zone
BAI3：brain-specific angiogenesis inhibitor 3
C1qL1：C1q-like protein 1
CF：climbing fiber
EPSC：excitatory postsynaptic current

hOKR：horizontal optokinetic response
LTD：long-term depression
Nrx：neurexin
PF：parallel fiber
PKC：protein kinase C
PSD：postsynaptic density
TTX：tetrodotoxin

Dynamic regulation of cerebellar neural circuits by "Scrap & Build" mechanisms
Wataru Kakegawa/Michisuke Yuzaki：Department of Physiology, Keio University School of Medicine（慶應義塾大学医学部生理学教室）

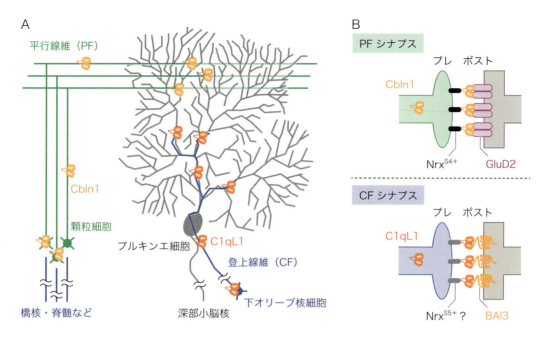

図1　小脳神経回路を担うC1qファミリー分子
A）小脳神経回路の模式図．小脳皮質からの出力を担うプルキンエ細胞は，顆粒細胞軸索平行線維とPFシナプスを形成し，下オリーブ核ニューロン軸索登上線維とCFシナプスを形成する．この図では，前述のシナプス回路を強調するために，プルキンエ細胞への抑制性入力の記載を省略した．B）PFシナプス（上）およびCFシナプス（下）を担うC1qファミリー分子とその受容体コンプレックスによるシナプス架橋構造．

理解することが必須であろう．われわれはこれまで，中枢シナプスの形成を促す，「シナプスオーガナイザー（synapse organizer）※1」とよばれる分子群の解析を行ってきた[1)2)]．興味深いことに，シナプスオーガナイザーをコードする遺伝子を欠いたノックアウト（KO）マウスは，シナプス形態・機能の障害に加え，神経回路形成および記憶学習などの高次脳機能に重篤な異常を呈す．本稿では，われわれがこれまでに同定した小脳シナプスをささえる分泌型シナプスオーガナイザーに焦点をあて，生後直後から一生涯にわたって観察される小脳神経回路の動的なスクラップ＆ビルド現象のしくみについて概説する．

1　小脳神経回路をささえる2つの興奮性シナプス

　小脳は，分子層・プルキンエ細胞層・顆粒層を含む皮質とその深部にある白質の4層構造からなり，プルキンエ細胞をはじめ，整然と並ぶ数種類の細胞がシナプスを介して互いに結合することで，比較的単純な小脳神経回路を構築する[3)]．図1Aのように，橋核や脊髄などから送られてきた運動情報は，苔状線維を介して顆粒細胞に送信され，その情報を得た顆粒細胞は平行線維（parallel fiber：PF）を介して小脳皮質からの唯一の出力を担うプルキンエ細胞の遠位樹状突起部に投射する（PFシナプス；図1B）．また，皮質外からのもう1つの入力系である延髄下オリーブ核ニューロンは登上線維（climbing fiber：CF）を介してプルキンエ細胞の近位樹状突起に強力な興奮性入力をもたらす（CFシナプス；図1B）．

1）PFシナプス
　PFシナプスは顆粒細胞とプルキンエ細胞をつなぐ興

※1　シナプスオーガナイザー
シナプスを形成し成熟させる分子の総称．細胞から分泌されて作用する分子と細胞表面において神経細胞どうしを接着させる分子に大別される．

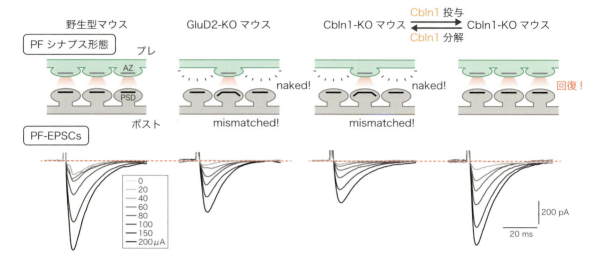

図2　野生型マウス，GluD2-KO，Cbln1-KOマウスのPFシナプス形態とシナプス応答
各マウスのPFシナプス形態の模式図（上）とPF-EPSC波形（下）．GluD2-KOマウスやCbln1-KOマウスでは，異常な形をしたPFシナプスが出現し，PF-EPSCの振幅も低下している．成熟Cbln1-KOマウス小脳にCbln1を単回投与すると，それらの異常は完全に回復するが，Cbln1の分解とともに再び異常を呈す．PF-EPSC波形は，さまざまな刺激強度（0〜200μA）で誘発された応答を重ね合わせている．AZ：活動帯，PSD：シナプス後肥厚．

奮性シナプスであり，1つのプルキンエ細胞に対して100,000本ものPFがそれぞれ1〜2個のen passant型シナプス[※2]を形成する[4]．われわれは以前に，PFシナプスの形成にかかわる分泌型シナプスオーガナイザーのCbln1を同定した[5)6]．Cbln1は自然免疫系の補体C1qの機能ドメインである球状C1qドメインを有する分子群「C1qファミリー」に属し，中枢神経系に広く分布している．なかでも，Cbln1は小脳顆粒細胞に高発現し，PFシナプス前部に局在するneurexin（Nrx^{S4+}；スプライス部位4を含むNrx），および，プルキンエ細胞にほぼ選択的に発現するデルタ2型グルタミン酸受容体（GluD2）と3者コンプレックスを構築することにより，PFシナプスの形成に寄与する（図1B）[7]．事実，*Cbln1*の発現を欠くCbln1-KOマウスや*GluD2*の発現を欠くGluD2-KOマウスでは，野生型マウスに比べてPFシナプス数が激減し，PF由来の興

> **※2　en passant型シナプス**
> 神経細胞（主に無髄神経）の軸索途中に存在するvaricosity（膨大部）が形成するシナプス．代表的なen passant型シナプスには，小脳CFシナプスや海馬苔状線維シナプスがある．なお，en passantはフランス語で「通りすがりに・途中で」を意味する．

奮性シナプス後電流（PF-evoked excitatory postsynaptic current：PF-EPSC）の振幅も有意に低下する（図2）．また，両KOマウスのPFシナプス形態を電子顕微鏡により詳しく観察してみると，通常ではみられない，シナプス前部の接触を欠く"裸のスパイン（naked spine）"や，シナプス前部の活動帯（active zone：AZ）の長さに比べシナプス後部のシナプス後肥厚（postsynaptic density：PSD）の長さが異常に長い"ミスマッチシナプス（mismatched synapse）"が出現する（図2）．さらに，成熟したCbln1-KOマウス小脳に精製Cbln1を単回投与すると，驚くべきことに，異常な形をしたPFシナプスは数日後にはほぼ完全に消失し，PF-EPSCの回復も認められた（図2）．しかし，その後，Cbln1が分解されると，異常な形をしたPFシナプスが再び出現した（図2）[8]．すなわち，これらの所見は，PFシナプスは成熟脳においてもダイナミックに改変されることを意味するとともに，Nrx^{S4+}-Cbln1-GluD2コンプレックスによるシナプス架橋構造がPFシナプスの維持過程にも関与していることを示唆する[2]．

2）CFシナプス

CFシナプスは，運動学習時の教師信号としてプルキ

ンエ細胞に強力な興奮性入力をもたらす[9]．成熟期のプルキンエ細胞には，1本のCFが巻き付き，数百ものシナプスを形成する（**図1A**）[4]．われわれは最近，Cbln1と同じC1qファミリーに属するC1q様分子1（C1q-like protein 1：C1qL1）がCFの起始核である下オリーブ核に発現し，CF終末から分泌されることでCFシナプスの強化・維持過程を制御していることを明らかにした[10]．分泌されたC1qL1は，プルキンエ細胞上に局在する細胞接着型Gタンパク質共役受容体（adhesion-type G protein-coupled receptor：ADGR）[※3]メンバーのBAI3（brain-specific angiogenesis inhibitor 3）の細胞外領域に選択的に結合する（**図1B**）[10]．興味深いことに，C1qL1とBAI3との結合を阻害すると，CFシナプス数が激減し，CF由来のEPSC（CF-EPSC）も低下した．また，in vitro系でのタンパク質結合アッセイにおいては，Nrx[S4+]とは異なるタイプのneurexin（Nrx[S5+]；スプライス部位5を含むNrx）がC1qL1に結合することが示された[11]．したがって，PFシナプスにおけるCbln1と同様，C1qL1は3者コンプレックス（Nrx[S5+]-C1qL1-BAI3）を介してCFシナプスの架橋構造を構築している可能性が示唆される（**図1B**）．

2 生後発達に伴うCFシナプス競合

生後発達期における入力線維間の競合（シナプス競合）過程は，神経筋接合部シナプスにおいて古くから解析されてきたが，CFシナプスでも同様に観察される．そのため，CFシナプスは中枢シナプスにおけるシナプス競合過程を追究するうえで最適な実験モデル系の1つとして注目されている[12]．幼若なプルキンエ細胞には，複数の未熟なCFが細胞体に投射し（多重支配；multiple innervation），線維間の競合を経て機能的強弱が生じる（機能分化）（**図3**）．最も強いCFは細胞体から樹状突起へと上行し，シナプス数を増加させながら強化されていく．一方，細胞体近傍に残された弱いCFはしだいに除去され，その結果，成熟期では1

つのプルキンエ細胞に対して1本の強力なCFが投射する，単一支配（mono innervation）の投射様式を確立する（**図3**）．このような生後発達期にみられる過剰なシナプス入力の除去現象は，「シナプス刈り込み（synapse pruning）」とよばれ，これまでに代謝調節型グルタミン酸受容体1α（mGluR1α）やP/Q型Ca^{2+}チャネルなど，CFシナプス刈り込みにかかわる多くの分子が同定されつつある[12]．しかし，そのほとんどがシナプス後細胞であるプルキンエ細胞に発現する分子であり，シナプス前細胞側からシナプス刈り込みに作用する分子に関してはほとんど明らかにされていなかった．そこでわれわれは，CF終末から分泌されるC1qL1に着目し，C1ql1遺伝子を欠くC1qL1-KOマウスのCFシナプス様式を調べることにした[10]．すると，C1qL1-KOマウスでは，幼若なプルキンエ細胞に対して複数のCFが機能的に競合する過程は野生型マウスと同様に起きるものの，強い線維が形成する樹状突起上のシナプスが十分に強化されないことがわかった．また，C1qL1-KOマウスでは，弱いCFの刈り込みも障害されており，成熟期以降においてもプルキンエ細胞が複数のCFによって多重支配されていた（**図3**）．おもしろいことに，同様なCFシナプス異常はC1qL1の受容体として働くBAI3のKOマウス（BAI3-KOマウス）においても認められた[10]．したがって，C1qL1結合に伴うBAI3シグナル（C1qL1-BAI3シグナル）は，生後発達期のCFシナプス競合過程において，強い線維をより強化し，一方で，弱い線維には除去を促すといった，相反した役割を果たしていることが示唆された[10]．C1qL1-BAI3シグナルがどのようにシナプス競合（強化・除去）を制御しているかについてはさらなる解析が必要であるが，神経活動の高いCFが勝者となることや[12]，C1qL1が神経活動依存的にup-regulateされ，分泌されうること（未発表データ）を考えると，C1qL1-BAI3シグナルによるシナプス結合の強さの違いが反映されている可能性が想像される．加えて，BAI3の細胞内シグナルは，アクチン細胞骨格系を制御するELMO/DOCK180/Rac経路を活性化させることも知られており[13]，C1qL1結合の有無がBAI3下流シグナルを調節し，刈り込み時のスパインおよびシナプスのダイナミクスに関与しているのかもしれない．

※3 細胞接着型Gタンパク質共役受容体
細胞接着をはじめ，さまざまな機能を担うドメインを有する細胞外領域と，Gタンパク質に共通した7回膜貫通部位およびGタンパク質あるいは他のシグナル分子と結合しうる細胞内領域から構成された膜貫通型タンパク質．

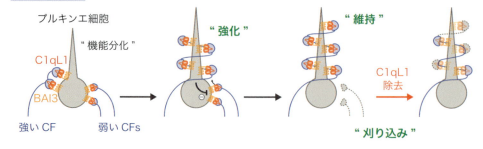

図3 生後発達期のCFシナプス競合におけるC1qL1-BAI3シグナルの機能的関与
野生型マウスの場合（上），幼若なプルキンエ細胞は複数のCFにより多重支配を受けるが，機能分化の後，強い線維は樹状突起を上行する．上行したCFはシナプスを形成することでより強化され，その後，維持される．一方，細胞体近傍に残存した弱いCFはしだいに刈り込まれ，成熟期には1つのプルキンエ細胞に対して1本のCFが投射する，単一支配様式を確立する．それに対し，C1qL1-KOマウスやBAI3-KOマウスでは（下），これらの過程のうち，強化・刈り込み・維持の各過程が障害されている．

　では，C1qL1-BAI3シグナルは成熟期においても機能しているのであろうか？　この疑問を明らかにするために，成熟野生型マウス小脳のC1qL1（またはBAI3）をRNA干渉法により急性除去したり，あるいは，両分子の結合を阻害したりすると，驚くべきことに，CFシナプス数が激減し，CF-EPSCも著しく低下した．また，CFシナプス消失に伴い，CFも退縮することが明らかとなった（**図3**）[10]．したがって，C1qL1-BAI3シグナルは，生後発達期のCFシナプス競合のみならず，成熟期のCFシナプス維持にも必須な順行性シグナルであることが示唆された．近年，この順行性シグナルに加えて，Semaphorin-PlexinシグナルやProgranulin-Sort1シグナルなど，プルキンエ細胞からCF終末側への逆行性シグナルがシナプス競合過程に重要であることが報告されている[14)15)]．このような経シナプス性のシグナル伝達様式は，神経活動依存的な回路改変をもたらすために適用された優れたシステムであると考えられるが，前述の順行性および逆行性の各シグナルがどのように相互作用しているかについては，今後追究すべき重要な課題の1つである．

3 CFシナプスおよびPFシナプスの支配領域変化

　生後発達期のCFシナプス競合に加え，小脳神経回路のもう1つの大きな特徴は，プルキンエ細胞に対するPFおよびCF支配領域の区画化である（**図4**）．発達期に1本の強いCFが樹状突起を上行しCFシナプスを形成すると，それまで近位に位置していたPFシナプスが外れていくため，この区画化は成長に従ってしだいに顕著になる（**図4**）．また，PF/CFシナプスの支配領域は各投射線維の神経活動に依存している．例えば，P/Q型Ca^{2+}チャネルα1サブユニット（Cav2.1）のKOマウス（Cav2.1-KOマウス）では，近位樹状突起

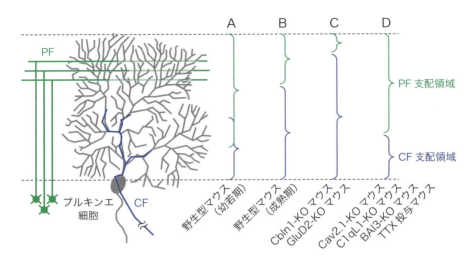

図4 各種マウスのPF/CFシナプス支配領域
幼若なプルキンエ細胞の樹状突起は，近位部においてCFとPFの各支配領域が重なっているが（**A**），成長するにつれて，CF支配領域が拡大されるとともに，PF支配領域との区画化も顕著になる（**B**）．PFシナプス低形成を示すCbln1-KO，GluD2-KOマウスでは，PF/CFシナプス支配領域の境界線が上昇する（**C**）．一方，CFの近位化を示すCav2.1，C1qL1，BAI3の各KOマウスでは，PF/CFシナプス支配領域の境界線が下降する（**D**）．成熟野生型マウス小脳へTTX投与した場合においても同様な変化が観察される（**D**）．

部からCFシナプスが失われるとともにPFが同部位に侵入する（**図4**）[16]．対照的に，Cbln1-KOマウスやGluD2-KOマウスにおいて遠位樹状突起部からPFシナプスが失われると（**図2**），CFが同部位に支配領域を拡張する（**図4**）[5)17)]．さらに，PFシナプス近傍に発現するmGluR1αのKOマウスでは，PF/CFシナプス支配領域が重なりあうことも報告されている[18]．興味深いことに，PF/CFシナプス支配領域は，成熟小脳においても可逆的に変化する．事実，野生型成熟マウス小脳にNa$^+$チャネルブロッカーであるTTX（tetrodotoxin）やAMPA受容体阻害剤を慢性投与すると，CFが退縮し，近位樹状突起部にPFシナプスを形成する（**図4**）[19)20)]．

このPF/CFシナプス支配領域間のせめぎ合いを決める分子機構の1つとして，Cbln1の受容体であるGluD2の神経活動依存的な局在変化が関与していると考えられている[21]．GluD2はその細胞内領域においてspectrinとよばれる構造タンパク質と結合することによりシナプス後部に安定化されている[22]．CFシナプス近傍のような，電位依存性Ca^{2+}チャネルなどの活性化を伴って細胞内Ca^{2+}濃度が上昇する領域では，GluD2-spectrin結合が解離して，GluD2がシナプスから失われる．その結果，Cbln1依存的なPFシナプス形成や維持の機構が破綻すると考えられる．それに対して，Cav2.1-KOマウスやTTXを慢性投与した野生型マウスのプルキンエ細胞では，近位樹状突起領域でもCa^{2+}濃度が上昇しないためにGluD2が局在でき，同領域にPFシナプスを誘導するのであろう[16]．PFおよびCFともに，シナプス前終末から類似のC1qファミリー分子が分泌されるものの，互いに異なる受容体を集積させることで各シナプス入力の特異性を生みだし，PF/CFシナプス支配領域の区画化を誘導する点はきわめて興味深い．

4 運動記憶学習の分子基盤 — 長期抑圧およびPFシナプス消失

前述のとおり，運動学習時においても小脳神経回路はダイナミックに改変される．運動学習の際，誤った運動情報を担うPFシナプス入力は，CFシナプスを介する教師信号をもとに減弱される．この運動学習に伴ったPFシナプス入力の低下は，機能的にも，また，構造的にも誘導される．例えば，比較的短期（時間単位）の運動学習においては，PFシナプス後部における

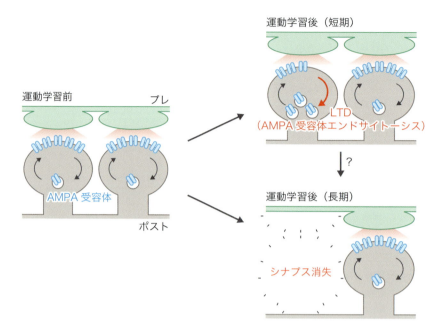

図5 小脳運動学習に伴うPFシナプス機能および形態変化
hOKR適応課題において，短期学習時にはPFシナプスでのLTD（AMPA受容体エンドサイトーシス）が観察される．また，長期学習時にはPFシナプスが消失する．LTDを起こしたPFシナプスがその後，消失するかどうかは不明である．

AMPA受容体の細胞内取り込み（エンドサイトーシス）によってPFシナプス伝達が低下する（図5）．この現象は長期抑圧（long-term depression：LTD）とよばれる代表的なシナプス可塑性の1つであり，LTDが起こらない多くの遺伝子改変動物が運動学習障害を呈す[9)23)]．LTDを伴うAMPA受容体エンドサイトーシスの最初のステップは，AMPA受容体をシナプス後部に係留するタンパク質GRIPからの解離である．これは神経活動によって活性化されるCa^{2+}依存性リン酸化酵素PKC（protein kinase C）がAMPA受容体GluA2サブユニット（セリン880残基）をリン酸化することで誘導される[9)23)]．これまで多くの研究グループがLTDにかかわる分子群やシグナル経路を同定しており，mGluR1α，Cav2.1，Cbln1-GluD2シグナル，C1qL1-BAI3シグナルなど小脳神経回路改変に寄与するさまざまな分子が共同的に働いていることがわかってきた[9)23)]．そのなかでも，われわれは，イオンチャネル型グルタミン酸受容体メンバーであるGluD2がチャネル活動非依存的にLTDに関与していることを明らかにした[2)]．GluD2の細胞内最C末端領域にはチロシン脱リン酸化酵素PTPMEGが結合し，GluA2チロシン876残基を直接脱リン酸化する．このチロシン脱リン酸化が起こるとPKCによるセリン880残基のリン酸化が可能となる．すなわち，GluD2はPTPMEGとの結合を介してLTD誘導の閾値を決定する，いわゆるゲートキーパーとして機能していることが示唆された[24)]．また，Cbln1-KOマウスにおいてもLTDは起こらないが，その理由は依然として未解明である．おそらく，Cbln1の欠如がPFシナプスにおけるGluD2局在あるいは発現量に影響を及ぼすことが主な要因であると推測される．細胞内外のAMPA受容体輸送の平衡状態が崩され，LTDに伴った新たな平衡状態へと移行する現象もまた，小脳機能をささえる重要なスクラップ＆ビルド現象であると言えよう．

一方，長期（日単位）の運動学習に関しては，小脳皮質から小脳核への記憶痕跡の移行[9)]とともに，PFシナプスの消失過程の関与が報告されている（図5）．小脳依存的運動学習課題である水平性視運動性眼球反応（horizontal optokinetic response：hOKR）試験をマウスに課すと，hOKR適応に応じて，早期ではPFシナ

プスのAMPA受容体数の低下（すなわち，LTD）を示し，後期になると，PFシナプス数の減少がhOKR適応の責任領域である片葉部位で観察される[25]．この運動学習によるPFシナプス消失がどのような分子群を介して誘導されているのか，そして，学習の経過に伴って，LTDが生じたPFシナプスがその後消失されていくのか（**図5**），など不明な点が多いが，Cbln1-KOマウスやGluD2-KOマウスにおいてもhOKR適応が障害されていることを考えると，長期学習を担うPFシナプス消失過程にも，Cbln1-GluD2シグナルが関与しているかもしれない．

おわりに

今回，われわれが同定した小脳シナプスオーガナイザーに着目し，小脳神経回路改変をもたらすさまざまなスクラップ＆ビルド現象について紹介した．脳神経回路形成におけるスクラップ＆ビルド現象の重要性は，これらの現象にかかわる分子欠損・阻害の影響から見ても自明であるが，依然として未解明な点も多い．例えば，いつ，どこで，そして，どのような細胞が何の目印を認識してスクラップ＆ビルドするのかなど，今後さらなる研究が必要と考えられる．また，C1qファミリー分子と各種の受容体は，小脳神経回路に特徴的な形態（CF単一支配・PF/CFシナプス支配領域の区画化）と機能（運動記憶学習）をもたらすうえできわめて重要な役割を果たしているが，同族の分子は小脳だけでなく，あらゆる脳部位に広く発現している．そのため，小脳で観察されるスクラップ＆ビルド現象の解明が，将来，中枢シナプスに普遍的なスクラップ＆ビルド現象の基本原理を理解するための足掛かりになることを期待している．

文献

1）Yuzaki M：Annu Rev Physiol, 80：243-262, 2018
2）Yuzaki M & Aricescu AR：Trends Neurosci, 40：138-150, 2017
3）「Development of the cerebellar system: in relation to its evolution, structure, and functions」（Altman J & Bayer SA, eds），CRC Press, 1997
4）「The Synaptic Organization of the Brain, Fifth Edition」（Shepherd GM, ed），Oxford University Press, 2004
5）Hirai H, et al：Nat Neurosci, 8：1534-1541, 2005
6）Matsuda K, et al：Science, 328：363-368, 2010
7）Elegheert J, et al：Science, 353：295-299, 2016
8）Ito-Ishida A, et al：J Neurosci, 28：5920-5930, 2008
9）Ito M, et al：Prog Brain Res, 210：1-30, 2014
10）Kakegawa W, et al：Neuron, 85：316-329, 2015
11）Matsuda K, et al：Neuron, 90：752-767, 2016
12）Watanabe M & Kano M：Eur J Neurosci, 34：1697-1710, 2011
13）Stephenson JR, et al：Trends Pharmacol Sci, 35：208-215, 2014
14）Uesaka N, et al：Neuron, 97：796-805.e5, 2018
15）Uesaka N, et al：Science, 344：1020-1023, 2014
16）Miyazaki T, et al：J Neurosci, 24：1734-1743, 2004
17）Hashimoto K, et al：J Neurosci, 21：9701-9712, 2001
18）Ichikawa R, et al：Proc Natl Acad Sci U S A, 113：2282-2287, 2016
19）Bravin M, et al：Proc Natl Acad Sci U S A, 96：1704-1709, 1999
20）Kakizawa S, et al：Proc Natl Acad Sci U S A, 102：19180-19185, 2005
21）Morando L, et al：Proc Natl Acad Sci U S A, 98：9954-9959, 2001
22）Hirai H & Matsuda S：Neurosci Res, 34：281-287, 1999
23）Yuzaki M：Neural Netw, 47：36-41, 2013
24）Kohda K, et al：Proc Natl Acad Sci U S A, 110：E948-E957, 2013
25）Wang W, et al：Proc Natl Acad Sci U S A, 111：E188-E193, 2014

＜筆頭著者プロフィール＞
掛川 渉：2003年，群馬大学大学院医学系研究科（小澤瀞司研究室）にて博士号取得〔博士（医学）〕．同年，日本学術振興会特別研究員および米国St. Jude Children's Research Hospital 博士研究員，'04年，慶應義塾大学医学部（柚﨑通介研究室）助手，'07年，同助教，'11年，同専任講師を経て，'16年より同准教授．研究テーマは，記憶・学習をささえる分子基盤の解明と制御．自身の知的好奇心を満たしつつ，社会に還元できる研究を行っていきたい．

第1章 脳発達を駆動する脳神経回路再編メカニズム

6. 視床大脳皮質投射系における軸索分岐のリモデリング機構

山本亘彦

> 脳の発生期に視床の神経細胞は大脳皮質へ軸索を成長させ，特定の層で軸索分岐を形成するが，その複雑さや拡がりは感覚由来の発火活動や自発発火によって修飾される．この神経活動依存的な軸索分岐において，視床と大脳皮質細胞のそれぞれの役割が明らかになってきた．神経活動が活発になると，皮質細胞では視床軸索の分岐を促進する分子発現が増大し，一方視床軸索では分岐の起点となる部位での分子集積が生ずるのである．本稿では，視床皮質投射系をモデルとして，神経活動依存的に軸索分岐が形成・再編されるメカニズムについて解説する．

はじめに

　脳の発生期に個々の神経細胞から伸長する軸索は，複数の標的細胞とシナプス結合をつくるために標的領域で枝分かれを形成する．軸索分岐は発生プログラムによって制御されるだけでなく，神経細胞の発火活動やシナプス活動によっても変化することが知られている．言い換えると，先天的・後天的なメカニズムによって制御されるのである．特に，枝の拡がりや複雑さは後天的なメカニズムによって増減する，すなわちリモデリングし，神経回路の特性，ひいては脳機能の変化に貢献している．私たちは，視床から大脳皮質への軸索投射系において神経活動依存的な軸索分岐のメカニズムを明らかにしようとしている．

❶ 視床皮質投射の発達と可塑的特性

　視覚，聴覚，体性感覚などの感覚系では，それぞれの感覚信号は視床を介して各皮質領野に到達する．古くから視床皮質投射は生後の感覚体験によって変化することが示されているが，なかでも視覚性の視床である外側膝状体から大脳皮質視覚野への投射系は，その可塑的特性がよく記述されている[1]．外側膝状体の神経細胞は左眼あるいは右眼の網膜神経節細胞からの入力線維を受け，その出力線維は視覚野の主として4層で分岐し，視覚野細胞とシナプス結合を形成する．大脳皮質視覚野の神経細胞のほとんどは，左眼もしくは右眼からのどちらかからの視覚刺激により強く反応する．この特徴を眼優位性とよぶ．高等哺乳類では，同じ眼優位性をもった皮質神経細胞が集まって眼優位性コラムを形成している．これは，外側膝状体細胞の軸索分岐が，右眼・左眼の起源に応じて皮質内で分離することによるが，この分離投射は生後の視覚体験によって大きく変化する[1]．ネコやサルの幼若期に片眼を1週間程度縫合により遮蔽し，成体になってからその投射を調べてみると，健常眼由来の軸索末端は分岐する

Remodeling mechanisms of axon branching in the thalamocortical projection
Nobuhiko Yamamoto：Laboratory of Cellular and Molecular Neurobiology, Graduate School of Frontier Biosciences, Osaka University（大阪大学大学院生命機能研究科細胞分子神経生物学研究室）

範囲が広がり分岐数も増大するのに対して，遮蔽眼由来の軸索末端は分岐する範囲が減少し，形状もより単純になる[2]．このことは，生後の早い時期の視覚入力，すなわちそれによって引き起こされる視覚経路の神経活動によって，軸索分岐が変化することをあらわしている．視床皮質投射の可塑的特性は齧歯類の大脳皮質体性感覚野でも明らかにされており，視覚系に限らず，感覚性の視床皮質軸索の分岐形成に普遍的に存在する特性であると考えられる．

2 自発発火活動の役割

前述のように，視床軸索の分岐形成には，生後の感覚体験，言い換えると，感覚由来の神経細胞の電気的活動が重要な役割を果たしている．しかし，必ずしも感覚由来の神経活動だけが重要なのではない．脳内では感覚由来の神経活動とは別に，自発的な発火活動が発達初期から起こっている．この自発発火活動の回路形成への作用については，網膜から視覚中枢への投射においてよく調べられている．

網膜視蓋投射においては，網膜神経節細胞はトポロジーを保って視蓋の神経細胞と神経結合を形成する．この特異的な回路が形成される過程では，受容体型チロシンキナーゼの1つであるEph受容体とそのリガンドであるEphrinの相互作用が重要な役割を果たしていることが明らかにされている[3]．しかしながら，これだけでは精密な投射パターンは形成されない．マウスやラットでは網膜視蓋投射は生後約1週間で完成するが，この生後発達の期間に網膜神経節細胞では自発的な発火活動が一定の頻度で生じている[4]．この自発発火活動にはアセチルコリン作動性の神経伝達がかかわっているが，アセチルコリン受容体に対する拮抗剤を眼球内に投与し続けると，特有の自発発火は消失し，網膜から視蓋への特異的な投射形成が阻害される．同様な投射異常はニコチン性アセチルコリン受容体の欠損動物においても示され[5]，自発発火活動は網膜視蓋投射において適切な部位での軸索分岐に必須な要因となっていることが示唆される．近年，大脳皮質においても自発的な発火活動が生じていることが，カルシウムセンサータンパク質を発現する遺伝子改変マウスを用いても示されており[6]，大脳皮質神経回路の形成に

おいても何らかの役割を果たしていると考えられる．

3 視床軸索分岐の神経活動依存性

感覚由来，自発発火にかかわらず，神経細胞の発火活動は，そもそも軸索分岐に対してどのように作用するのであろうか．このシンプルな問いに答えるために，私たちは培養下で視床軸索の枝分かれ形成を再現し，発火活動やシナプス活動を変化させることにより，その形成機構を明らかにしようと考えた．一般に組織培養法では，細胞を単離し培養皿に播く手法が用いられるが，これでは脳内の細胞構築は失われ，軸索の分岐を意味ある状況で捉えることは困難である．その問題を克服する1つの方法として，大脳皮質の層構造といった細胞構築を維持した状態で培養する手法「スライス培養法」がある．私たちは，このスライス培養法を開発し，視床組織片と大脳皮質切片を組合わせて培養（coculture，共培養）することによって視床皮質投射を in vitro で再現した[7][8]．

視床軸索の分岐形成を観察するためには，視床細胞からの軸索を可視化する必要がある．**図1**に示すように，培養1〜2日後にガラスピペットを用いた電気穿孔法により，蛍光タンパク質をコードする遺伝子を含むプラスミドベクターを視床細胞に遺伝子導入した．本実験では，調べたなかで最も蛍光強度が強いEYFP（enhanced yellow fluorescent protein）を用いた．さらに，ガラスピペットから微弱な電流を注入することによって，数個の視床神経細胞にのみ遺伝子導入した．これにより，個々の視床軸索の成長を観察できるようになった（**図1**）．培養後数日で視床神経細胞から成長した軸索は大脳皮質切片に侵入しはじめ，培養後1週間で皮質切片の表層部付近にまで到達する．そして，培養後1〜2週間の間に広範囲に枝分かれを形成するのである．興味深いことに，侵入した視床軸索はin vivo 同様に第4層付近で分岐を形成した（**図1**）[9]．

さらに，本実験では神経活動を操作あるいは記録することがポイントとなる．それを達成するために，視床―大脳皮質共培養系を多電極培養皿上で作製し，形態学的な変化と神経細胞の発火活動を同時に解析できるようにした．培養後約1週間から自発発火が生じはじめ，培養2週後には，視床，皮質ともに1 Hz以上の

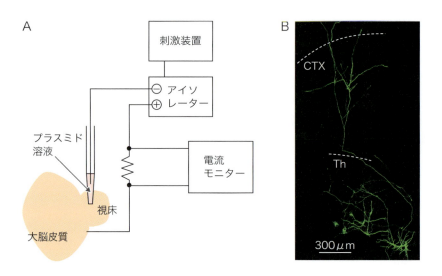

図1 視床大脳共培養標本における視床軸索の分岐形成の観察
A）ガラスピペットを用いた電気穿孔法により，少数の視床細胞に遺伝子導入する方法．B）EYFPによって標識された視床（Th）軸索1本が大脳皮質切片（CTX）内に侵入し，軸索分岐を形成する．

発火が観察されるようになった．観察された自発発火活動の特徴としては，視床と皮質できわめて同期的に発生することである．しかも，自発発火活動が活発になる時期は軸索分岐が形成される時期に一致するのである．そこで，この自発発火が軸索分岐に作用しているのではないかと考え，薬理学的な手法によって神経活動をブロックし，それによって視床軸索分岐が変化するかを調べた．テトロドトキシン（TTX）を培養1週後に加え，培養2週後で軸索分岐を観察したところ，視床軸索の分岐形成が顕著に抑制されることが判明した．グルタミン酸受容体の拮抗剤によってシナプス伝達を止めてもTTXと同様な効果があったことから，シナプス活動も分岐形成に関与していることが示唆された．

軸索分岐の形成過程での興味深い様相は，分岐が形成される際に新たな枝が出現するだけでなく，いったん形成された枝が消失する，すなわち負の現象も並行して起こっていることである．実際，視床大脳共培養標本で標識した視床軸索を毎日観察すると（タイムラプス観察），新たな枝が次々と出現する一方で，消失する枝も多数出現する．発達過程では枝の出現や成長が消失や縮退を上回るために全体としては徐々に枝が複雑化するが，枝の出現・成長という正の変化と縮退・消失という負の変化の両方が神経活動によって促進されることも明らかになった．

4 視床軸索側と大脳皮質側の神経活動

次に問題となるのは，視床と大脳皮質神経細胞のどちらの発火活動が軸索分岐に作用するのかということである．薬理学的な実験では全体に作用するため，視床，皮質神経細胞を別個に操作するということは困難である．この問題を克服するために，内向き整流性カリウムチャネルKir2.1を含むプラスミドベクターを遺伝子導入法により視床あるいは皮質神経細胞に導入することにした（**図2**）[10]．実際，Kir2.1を導入した細胞では，膜電位がより過分極し，自発発火活動がほとんど起こらなくなる．まず，視床神経細胞にEYFPとともにKir2.1を導入し，その細胞から成長する軸索形態を調べると，枝分かれが顕著に抑制された．一方，皮質細胞側にKir2.1を導入した場合も，EYFP標識された視床軸索の分岐形成は抑制された．TTX存在下で軸索分岐がほとんど起こらなくなったことを考え合わせると，これらの結果は，軸索の枝分かれが形成されるためには成長する軸索側（シナプス前細胞）ならびに皮質細胞（シナプス後細胞）の両方の発火活動が必要であることを示唆している（**図2**）．

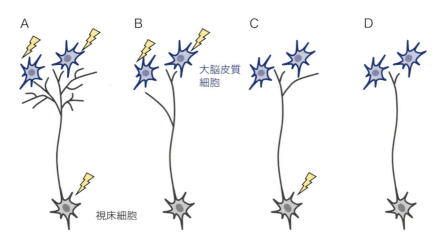

図2 視床軸索の分岐形成に及ぼす視床側と大脳皮質側の神経活動の作用
A）大脳皮質細胞と視床細胞の両方の神経活動が活発．B）皮質細胞の神経活動が活発で，視床細胞の活動が低い場合（Kir2.1により発火活動低下）．C）皮質細胞の活動が低く（Kir2.1により発火活動低下），視床細胞の活動が高い場合．D）両方の細胞の神経活動が低い場合．視床軸索の分岐が促進されるのはAの場合だけである．

5 神経活動依存的な分岐形成のメカニズム

以上の結果より，視床細胞側と大脳皮質細胞側，それぞれに神経活動依存的な軸索分岐を担う分子機構が存在すると考えられる．大脳皮質側のメカニズムとして，大脳皮質細胞から軸索分岐を誘導する分子が神経活動依存的に発現を増大し，それが視床神経細胞軸索に作用するとする仮説を掲げた．

本研究に先立って発達期大脳皮質に発現する遺伝子を探索した結果から，複数の分泌性因子や膜タンパク質（視床軸索に対して作用しうる）が皮質表層に発現することを見出していた[11]．そのなかで神経活動を低下させることによって発現が減少するものを調べたところ，ネトリンファミリーに属するNetrin-4が浮かび上がった[12]．その神経活動依存性を明らかにするために，Netrin-4遺伝子改変動物（ラット）を用いてさらなる解析を行った．この遺伝子改変動物ではNetrin-4の遺伝子座にβ-galが挿入されている．この動物を異なる視覚環境で飼育し，皮質視覚野での神経活動に変化を与えることによって，β-galの発現を調べた．視覚環境としては，生後3週間正常な明暗サイクルで飼育，3週間の暗室飼育，生後3週間の暗室飼育後に1日明環境に置くという3つの条件で，Netrin-4の発現を調べた．その結果，暗環境ではβ-gal陽性すなわちNetrin-4発現細胞の数は，正常な視覚環境で飼育したものに比べて顕著に減少した．一方，暗環境下後1日明環境では逆に有意に増加した．さらに，視床－大脳共培養標本において薬理学的操作を行い，大脳皮質切片でβ-gal発現細胞の数を調べた．TTXによって神経活動をブロックした場合には発現細胞数が著しく減少し，逆にKCl添加の脱分極により有意に増加した．これら in vivo と in vitro の結果は，神経活動が活発化するとNetrin-4の発現が増大することを強く示唆するものである．

Netrin-4は視床軸索に対してどのように作用するのであろうか．前述した視床－大脳皮質共培養標本にNetrin-4タンパク質を添加し，軸索分岐を観察した結果，視床軸索の枝分かれ形成はおおよそ倍増することが判明した．さらに，内在的なNetrin-4の作用をその欠損動物の視床皮質投射系で解析した．野生型およびNetrin-4欠損動物で，外側膝状体に軸索トレーサー，biotinylated dextran amineを局所注入し，外側膝状体神経細胞の軸索分岐を一次視覚野で解析した．すると，4層を中心とした軸索分岐は，Netrin-4欠損動物においても野生型同様に見出されたが，軸索末端部に注目すると，欠損動物では分岐数が有意に減少することがわかった．

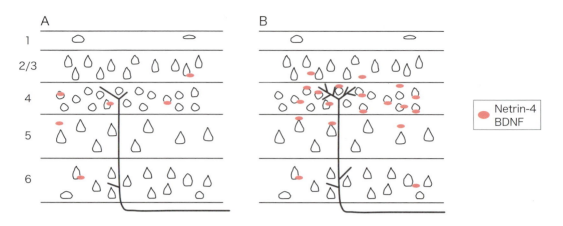

図3　神経活動依存的に発現する大脳皮質由来分子による軸索分岐の促進機構
大脳皮質細胞の神経活動が低いときには，軸索分岐促進因子Netrin-4やBDNFの発現も低いが（**A**），神経活動が活発になるとそれらの発現量が増加し，視床軸索の分岐が促進される（**B**）．

次に，皮質細胞が産生したNetrin-4が視床軸索に作用するメカニズムを調べた．Netrinファミリー分子の受容体としては，UNC5A，UNC5B，UNC5C，UNC5D，DCC，Neogeninが候補としてあげられる．これら受容体の視床での発現を*in situ* hybridizationによって調べると，UNC5B，DCC，Neogeninが視覚や体性感覚の視床領域に強く発現することが見出された．これら3種類の受容体を株細胞に発現させ，Netrin-4タンパク質との結合性を調べる実験を行うと，UNC5BがNetrin-4と強く結合することが見出された．最後に，UNC5B受容体が視床軸索分岐に関与する可能性を視床皮質共培養標本を用いて調べた．そのために，視床細胞にUNC5BのshRNAを導入し，内在的なUNC5Bをノックダウンすると，その視床細胞から発する軸索の枝分かれは顕著に減少した．逆に，UNC5Bを過剰発現させた視床細胞から伸長した軸索は皮質切片内でより多くの分岐を形成することもわかった．

以上の結果をまとめると，大脳皮質において神経活動が活発化すると，皮質細胞でNetrin-4の発現が増大し，UNC5Bを発現する視床軸索がそれに反応して軸索分岐を増大させるというメカニズムが存在するのである（**図3**）[12]．しかし，Netrin-4だけが皮質細胞側で発現を増加させて軸索分岐を促進しているわけではない．神経活動に依存して発現上昇する分子としてよく知られているBDNF（brain-derived neurotrophic factor）も視床軸索分岐に促進的に作用することを見出している[13]．このように，神経活動に依存した軸索分岐形成には複数の分子が作用している可能性が高いと考えられる．加えて，神経活動依存的に軸索分岐を抑える皮質細胞由来の分子も見出されており，枝の消失や退縮を制御するメカニズムを担っていると考えられる．

6　視床軸索側のメカニズム

前述したように，神経活動依存的な軸索分岐には，皮質細胞だけでなく視床軸索の神経活動も必要である．すなわち，視床軸索側にも神経活動依存的なメカニズムが存在することになる．この問題に取り組むにあたり，軸索分岐におけるプレシナプス形成に着目した[14]．そのために，視床大脳共培養においてプレシナプス形成と軸索成長を同時に観察する実験を行うことにした[15]．プレシナプス特異的に発現するsynaptophysinとGFPとの融合タンパク質とDsRedの遺伝子を視床神経細胞に導入すると，培養1週経過した頃からsynaptophysin陽性点がDsRed陽性の軸索上に分布する様子が観察された．これらsynaptophysin陽性点は視床軸索のプレシナプスに分布するグルタミン酸トランスポーターVGlut2，皮質細胞側の後シナプスに局在するPSD95と共局在したことから，プレシナプス部位を反映していると考えられる．さらに，synaptophysin陽性点と軸索分岐の形成の関連性を調

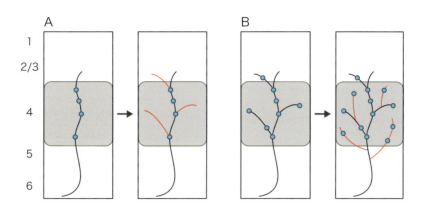

図4　視床軸索の分岐形成におけるシナプスの関与
A）視床細胞の神経活動が低いとき，プレシナプス部位から枝（赤）が出現する．B）神経活動が活発になると枝形成が促進されるが，プレシナプスの数は変化せず，プレシナプス部位以外からの枝（赤）の出現が顕著に増加する．
●：プレシナプス部位．

べるために，共焦点レーザー顕微鏡下でタイムラプス観察を行ったところ，新たに出現する枝のほとんどはsynaptophysin陽性点から出現することが判明した．すなわち，軸索分岐が形成される際には，まずプレシナプスが形成され，そのプレシナプス部位を起点として新たな突起が現れるのである（図4）．

このプレシナプス部位特異的な軸索分岐が視床軸索の神経活動度に依存して変化することが見出された．この様相を明らかにするために，視床細胞にsynaptophysin-GFPとDsRedに加えて，神経活動を減少させるために内向き整流性カリウムチャネル（Kir2.1）を発現させ，上昇させるためにはバクテリア由来のナトリウムチャネル（NaChBac）を発現させた．その結果，軸索分岐はKir2.1の導入により著しく減少したが，逆にNaChBacにより有意に増大した（図4）．この結果は，視床軸索の分岐がその神経活動によって制御されることを再確認するものであるが，プレシナプス形成は必ずしも神経活動によって比例して増加しなかった．Kir2.1導入によってsynaptophysin陽性点の数は有意に減少したが，NaChBac導入ではほとんど変化しなかったのである．実際，タイムラプスで軸索分岐の形成を観察すると，NaChBacを導入した視床軸索では，synaptophysin陽性のプレシナプス部位以外の位置から枝が頻繁に出現することが見出された（図4）．このことは，神経活動に依存して，特に神経活動が活発になると，軸索分岐の分子メカニズ

ムが変化することを示唆している．1つの可能性として，軸索分岐を担う細胞骨格制御因子が通常プレシナプス部位に局在しているが，神経活動が活発になると，その局在性が変化することが考えられる．これまでに，軸索分岐形成に対して，低分子量GTPase，RhoAが神経活動依存的に軸索分岐を促進させることを示しており[16]，このような細胞骨格制御因子の局在性が原因となっているのかもしれない．また，軸索分枝の形成過程では枝の消失が並行して生ずることから，軸索側の消去メカニズムの解明も重要な課題である．

おわりに

本文中にも述べたように，神経活動に依存して軸索分岐を抑制する因子の存在も見出されており，促進因子と抑制因子の時空間的な制御様式を明らかにすることは重要な課題である．さらに興味深い問題は，これらの制御因子の発現が神経活動に依存して調節されるメカニズムである．この意味において，神経活動による転写調節機構は今後の研究の1つの切り口になるであろう．

文献

1）Hubel DH, et al：Philos Trans R Soc Lond B Biol Sci, 278：377-409, 1977
2）Antonini A & Stryker MP：Science, 260：1819-1821, 1993

3）Feldheim DA, et al：Neuron, 25：563-574, 2000
4）Wong RO, et al：Neuron, 11：923-938, 1993
5）McLaughlin T, et al：Neuron, 40：1147-1160, 2003
6）Ackman JB, et al：Nature, 490：219-225, 2012
7）Yamamoto N, et al：Science, 245：192-194, 1989
8）Yamamoto N, et al：Neuron, 9：217-228, 1992
9）Uesaka N, et al：J Neurosci, 27：5215-5223, 2007
10）Yamada A, et al：Proc Natl Acad Sci U S A, 107：7562-7567, 2010
11）Zhong Y, et al：Cereb Cortex, 14：1144-1152, 2004
12）Hayano Y, et al：Proc Natl Acad Sci U S A, 111：15226-15231, 2014
13）Granseth B, et al：Front Neural Circuits, 7：202, 2013
14）Ruthazer ES, et al：Science, 301：66-70, 2003
15）Matsumoto N, et al：Dev Neurobiol, 76：323-336, 2016
16）Ohnami S, et al：J Neurosci, 28：9117-9121, 2008

＜著者プロフィール＞

山本亘彦：1957年，京都市生まれ．'86年，大阪大学大学院基礎工学研究科博士課程修了，工学博士．日本学術振興会奨励研究員，京都府立医科大学，大阪大学基礎工学部を経て，2002年より大阪大学大学院生命機能研究科教授ならびに同大学基礎工学部教授．専門：神経科学，脳科学，神経発生学．大脳皮質研究をはじめた頃は，視覚系における眼球のレンズ焦点調節機構の脳内制御機構を電気生理学的な方法により研究を行った．博士課程以降は，脳の神経回路の形成に興味をもち，遺伝と環境が脳形成を司るしくみを探求している．落語，漫才など「お笑い」を聞くこと，サッカーが趣味．

研究室ウェブサイト URL：http://www.fbs.osaka-u.ac.jp/labs/neurobiol/

第1章 脳発達を駆動する脳神経回路再編メカニズム

7. マウス体性感覚野の回路発達と神経活動

中沢信吾，水野秀信，岩里琢治

大脳皮質の神経回路は胎生期に遺伝情報に従って大まかにつくられた後，主に子どもの時期に神経活動依存的に再編されることにより，成体での高次機能の基盤となる精緻な回路として完成する．「バレル」とよばれる特徴的な神経回路構造をもつマウス体性感覚野は，大脳皮質の発達（特に活動依存的回路発達）の有力なモデルとして長年にわたり用いられてきたが，近年のマウス遺伝学やイメージング技術の発展によって，その重要性は飛躍的に増している．本稿ではマウス体性感覚野をモデルとした神経回路発達の研究に関して，最近の研究を中心に概説する．

はじめに

夜行性の動物である齧歯類が周囲の環境を認識するうえで，ヒゲは重要な役割を担う．ヒゲからの体性感覚情報は三叉神経によって脳幹PrV核に伝えられ，その後，正中線を越え，反対側の視床VPM核を経由し，

視床皮質軸索によって大脳皮質一次体性感覚野第4層へと伝達される（**図1A**）．体性感覚野第4層には「バレル」とよばれる特徴的な神経回路構造がみられ，バレルの中心には1本のヒゲからの情報を伝える視床皮質軸索の終末がクラスターをつくっている．一方，バレルの縁には第4層興奮性神経細胞の大部分を占める

[略語]

AC1：adenylyl cyclase 1
（アデニル酸シクラーゼ1）
BTBD3：BTB/POZ domain–containing 3
EGFP：enhanced green fluorescent protein
（高感度緑色蛍光タンパク質）
FGF8：fibroblast growth factor 8
（線維芽細胞成長因子8）
mGluR5：metabotropic glutamate receptor 5
（代謝型グルタミン酸受容体5）
NGF：nerve growth factor（神経成長因子）
NMDA：*N*-methyl-D-aspartic acid
（*N*-メチル-D-アスパラギン酸）

PrV核：principal sensory nucleus of the
trigeminal nerve（三叉神経主感覚核）
RFP：red fluorescent protein
RIM：Rab interacting molecule
ROR：RAR–related orphan receptor
TRE：tetracycline responsive element
tTA：tetracycline trans–activator
VGluT：vesicular glutamate transporter
（小胞グルタミン酸トランスポーター）
VPM核：ventroposteromedial nucleus
（後内側腹側核）

Neuronal circuit development and neural activity in the neonatal mouse barrel cortex
Shingo Nakazawa[1) 2)]/Hidenobu Mizuno[1) ~3)]/Takuji Iwasato[1) 2)]：Division of Neurogenetics, National Institute of Genetics[1)]/Department of Genetics, School of Life Science, SOKENDAI (The Graduate University for Advanced Studies)[2)]/International Research Center for Medical Sciences (IRCMS), Kumamoto University[3)]〔国立遺伝学研究所形質遺伝研究部門[1)]/総合研究大学院大学生命科学研究科遺伝学専攻[2)]/熊本大学国際先端医学研究機構 (IRCMS)[3)]〕

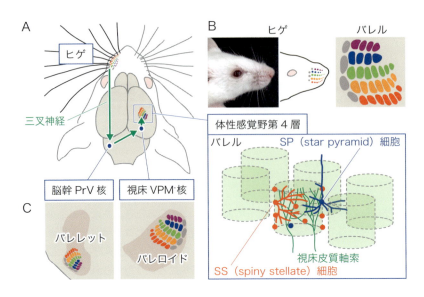

図1　マウス体性感覚野第4層のバレル
A）ヒゲからの入力は脳幹PrV核を経由し，反対側の視床VPM核，大脳皮質体性感覚野第4層へと伝達される．B）体性感覚野第4層には，ヒゲと1対1の対応をとる「バレル」とよばれる神経構造が存在する．1個のバレルの中心には1本のヒゲからの情報を伝える視床皮質軸索の終末が集積し，バレルの縁にはSS（spiny stellate）細胞が密に存在し，樹状突起を1個のバレルに選択的に配置している．この精緻な回路構造によって，1個のバレルを構成するSS細胞は1本のヒゲからの入力を選択的に受けることができる．第4層の興奮性神経細胞には頂上突起をもつstar pyramid細胞も存在する．C）バレル様の神経構造は脳幹，視床にもあり，それぞれバレレット，バレロイドとよばれる．バレルは接線切片，バレレットとバレロイドは冠状切片で見ることができる．

SS（spiny stellate）細胞が密に配置し，樹状突起をバレル中心に向かって（非対称に）展開し視床皮質軸索とシナプスを形成することにより，1本のヒゲからの入力を選択的に受け取れる構造になっている（**図1B**）．脳幹PrV核，視床VPM核にもバレル様の構造が存在し，それぞれバレレット，バレロイドとよばれる（**図1C**）．こうした精緻な神経回路は，生後1週間にヒゲからの入力依存的に形成される．

1970年代にバレルが発見されて以来，齧歯類体性感覚野は，バレルを指標とすることによって回路発達の精密な解析が可能となるため，大脳皮質の発達（特に神経活動依存的回路発達）の有力なモデルとして注目されてきた．しかしながら，従来の外科，薬理学，生理学的な手法は小さな動物への適用が難しく，当初は，大脳皮質神経回路の活動依存的発達の研究には専らネコやフェレットなど大型哺乳動物の視覚野（系）が用いられてきた．体性感覚野（系）に関しても主にラットが用いられた．マウス（およびマウス体性感覚野）の有用性が飛躍的に増大したのは，1990年代後半のノックアウトマウスの導入，および，その後のマウス遺伝学関連技術やリソースの進歩による部分が大きい．さらに，最近では *in vivo* イメージングの導入により，新たな展開を見せている．

本稿では，大脳皮質回路の発達における神経活動の役割についての理解の進展について，マウス体性感覚野をモデルとした最近の研究を中心に概説する．

1 大脳皮質領野のアイデンティティーの形成

大脳皮質の領野の位置や大きさは，胎生期に大脳皮質に内在性のFGF8やPax6など分泌タンパク質や転写因子の濃度勾配によってその原型が決まる[1)2)]．しかし，それだけでは十分ではなく，例えば，胎生期から両眼焼灼や聴覚の視床神経核で内向き整流性カリウムチャネルKir2.1を発現することにより神経活動を抑制すると，生後の大脳皮質で視覚野や聴覚野の縮小がみられるだけでなく，モダリティを越えて体性感覚野の

拡大が検出される[3]．胎生脳の急性スライスにおいて感覚モダリティを越えて視床全体に伝播する自発活動が見つかり，聴覚の視床核特異的に神経活動を阻害した胎仔から調製したスライスでは，この自発活動の伝播パターンが体性感覚系を含めた視床全体で変化していることが示された．自発活動による視床神経核間のコミュニケーションがRORβ発現制御を介して視床皮質軸索に影響を与え，領野サイズの調節に働くという仮説が提唱されている[3]．ただし，急性スライスで検出されたモダリティを超える視床自発活動伝搬が生体でも検出されるかどうか，など，今後の検証が必要である．

大脳皮質の領野がそれぞれの特徴を獲得するときにも，内在性要因である遺伝子発現と外来性要因である視床経由の入力の両方が重要な働きをする．後者の古典的な例として，出生後すぐのマウスやラットでヒゲ焼灼や三叉神経切断をすると，バレルが形成されないことが知られている．最近の研究では，Rim1/Rim2あるいはVgluT1/VgluT2の視床でのダブルノックアウトを行い視床皮質軸索からのシナプス伝達を阻害することによって，体性感覚野でバレル形成が障害されることが報告されている[4][5]．また，一次体性感覚野第4層に投射する視床神経核（VPM核など）を遺伝学的手法を用いて新生仔期に除去すると，本来二次体性感覚野第4層（と一次体性感覚野の第5A層と第1層）に投射する視床Po核が一次体性感覚野の第4層に投射するようになる．このとき，一次体性感覚野第4層の細胞は二次体性感覚野第4層に似た遺伝子発現を示すようになるが，これは投射する視床皮質軸索のモダリティーの影響を受けたものと考えられる[6]．一方，前者の例として，感覚野の特徴を規定する遺伝子としてCtip1が同定された．Ctip1は発達期の一次感覚野に強く発現する転写因子であり，大脳皮質特異的にノックアウトすると，一次感覚野の神経細胞が運動野神経細胞に特有の遺伝子発現や投射パターンを示すようになる．さらに，体性感覚野においてバレル形成の障害も検出されることから，Ctip1は一次感覚野のアイデンティティーの確立に重要な役割を担うと考えられる[7]．

2 視床皮質軸索のトポグラフィックな投射[※1]

体性感覚や視覚など感覚系神経回路はモダリティの中でトポグラフィックな軸索投射をするが，そこでは，軸索末端と標的領域におけるガイダンス分子（ephrinとEphなど）の濃度勾配の相互作用が重要な役割を担う．それに加えて，途中経路の重要性も示されている．視床皮質軸索の途中にある大脳基底核特異的にEbf1遺伝子をノックアウトしたマウスでは，視床皮質軸索の経路が大きく変わる．それぞれの視床皮質軸索は最終的には正しい領野に到達するが，トポグラフィーが低下し，体性感覚野ではバレルが不鮮明になる[8]．このマウスでは視床も大脳皮質も野生型であることから，正確な体性感覚地図の形成には，途中経路でトポグラフィーが維持されることもまた重要であることが示唆される．

また，最近の興味深い報告として，脳幹PrV核でRobo3がノックアウトされたマウスがある[9]．正常マウスでは脳幹PrV核でバレレットを構成する神経細胞は反対側の視床VPM核の対応するバレロイドに投射する（図1）が，この変異マウスでは軸索の一部は誤って同側のVPM核に投射する．脳幹から視床への投射がガイダンス分子の濃度勾配のみによって決定されるのであれば，視床のバレロイドは正常なパターンを保ち，そこへ左右の脳幹バレレットからの軸索が重なって投射すると考えられる．しかし，実際はそれらはVPM核の中で分離し，2個の小型のヒゲ感覚地図を形成した．これも前述と同様に脳幹からの軸索が視床に到達する前にすでにトポグラフィーを有した束を形成していることによるのかもしれない．あるいは，左右の脳幹視床軸索がVPM核に到達するタイミングに微妙なずれがあり，それが影響している可能性もある．

※1　トポグラフィックな投射

体性感覚系ではヒゲなど末梢感覚器からの入力は，体表面での位置関係が保たれたまま，脳幹，視床，大脳皮質に投射する．視覚系や聴覚系でも同様に，網膜や蝸牛で隣接する位置からの入力は視覚野および聴覚野で隣り合った位置へと投射する．

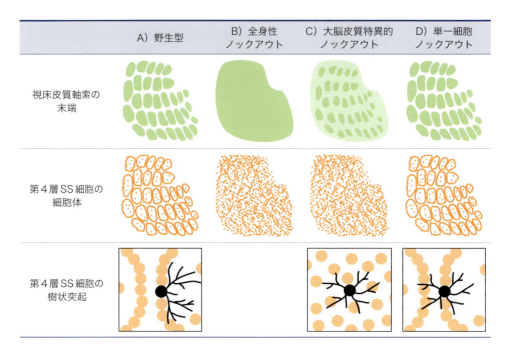

図2 遺伝子ノックアウトによるバレル回路発達の異常
NMDA受容体NR1サブユニット欠損の表現型を例としてあげる．A）正常なバレルでは，バレル中心への視床皮質軸索の集積，バレル辺縁へのSS細胞の細胞体の配置，バレル中心へのSS細胞樹状突起の非対称展開，がみられる．B）全身性ノックアウト（低レベル発現）ではバレル構造は一切形成されない．C）大脳皮質特異的ノックアウトでは，視床皮質軸索の集積が不明瞭になり，SS細胞のバレル辺縁への配置が起きず，樹状突起の方向性も形成されない．D）単一細胞ノックアウトでは，バレル構造は正常に形成されるが，ノックアウトされた細胞で樹状突起の方向性が減弱する．

3 体性感覚野におけるバレル回路形成の分子機構

大脳皮質の回路は，生後に視床皮質軸索の影響を受けるなかで成熟するが，その分子メカニズムの解明には，マウス体性感覚野のバレル形成をモデルとした遺伝学的研究が重要な貢献をしてきた（**図2**）．その最初期のものとして，バレル形成に異常のある突然変異マウスの発見[10]とAC1欠損がその原因であることの特定，MAOA遺伝子欠損によるバレル形成異常の発見[11]，NMDA型グルタミン酸受容体（NMDA受容体）の必須サブユニットであるNR1のノックアウト（低レベル発現）マウスでのバレル形成異常の発見[12]がある．その後，さまざまな遺伝子の全身性ノックアウトマウスが作製され，また，2000年代にはCre/loxPシステムの導入により，脳の領域や細胞種特異的に目的の遺伝子を欠損する条件的ノックアウト[※2]の手法が使われるようになり[13]，分子機構を回路レベルで分解して理解することへの道筋がつけられた．さらに，単一細胞での遺伝子ノックアウトのための手法として，トランスジェニックマウスを用いるMADM法[14]とSLICK法，さらに最近では，電気穿孔法を用いる格段に簡便で汎用性の高い手法であるSupernova法（**図3**）[15)16]も開発され，細胞レベルでの分子機構解明への準備が整ってきた．

大脳皮質神経細胞のNMDA受容体は細胞自律的に樹状突起の方向選択性確立に働くが[14)15)17]，同時に，

> **※2 Cre/loxPによる条件的ノックアウト**
> P1ファージ由来の組換え酵素Creと，その認識配列loxPを利用した遺伝子ノックアウト法．標的遺伝子を2つのloxP配列で挟んだマウスと領域・細胞種特異的プロモータの制御下にCreを発現するマウスをそれぞれ作製し，交配することにより，CreとloxPの両方をもつマウスを作製する．そのマウスでは，Creが発現する細胞でのみloxPで挟まれた遺伝子がゲノムから切り出されてノックアウトされる．

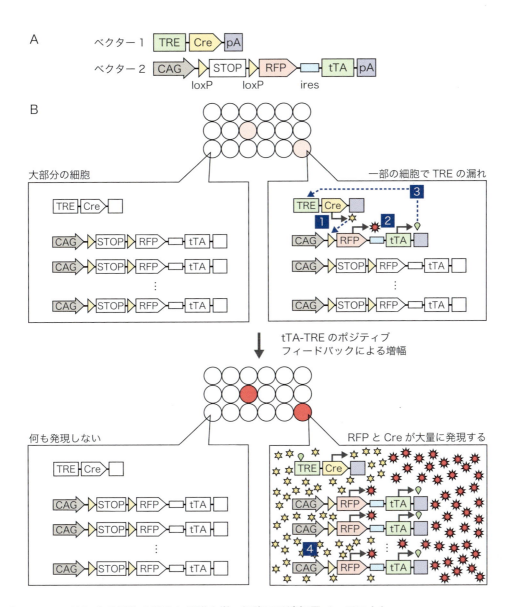

図3 Supernova法による細胞の疎らな標識と単一細胞での遺伝子ノックアウト
実験結果から想定されるSupernovaのしくみを説明する．**A**）子宮内電気穿孔法などを用いて，ベクター1（目的に合わせて濃度を調節する）とベクター2（高濃度）を細胞に導入する．**B**）2つのベクターを入れても通常は何も発現しないが，ごく少数の細胞でTREの漏れが閾値を超えることにより，ベクター2の一部のコピーでloxP-STOP-loxPが切り出され（**1**），RFPとtTAが弱く発現する（**2**）．そのtTAがベクター1のTREプロモータに作用し，Creの発現が誘導される（**3**）．そのCreによって，ベクター2の多くのコピーでloxP-STOP-loxPが切除され，RFPとtTAがさらに大量に発現する．このポジティブフィードバックにより，きわめて高輝度な蛍光標識が達成される（**4**）．バックグラウンドが非常に低いこともこの方法の特長である．また，導入するベクター1の濃度を調節することにより，標識細胞の密度が調節できる．さらに，標識された細胞のみでCreが大量発現していることから，floxマウスに導入することで標識細胞特異的に遺伝子をノックアウトすることができる．

何らかの逆行性シグナルによって視床皮質軸索のクラスター化にも作用する（**図2**）[13]．代謝型グルタミン酸受容体であるmGluR5もまたバレル形成に関与し，最近の進展としては，単一細胞ノックアウトによる細胞自律的な働きと[18]，下流シグナルの候補としてのNGF/TrkAの報告がある[19]．他にもカルシウム依存的アデ

ニル酸シクラーゼAC1の大脳皮質特異的[20]，視床特異的ノックアウト[21]がそれぞれ作製され，視床皮質シナプスのポスト側，プレ側でそれぞれ特異的な役割を担うことが明らかとなった．

最近の興味深い報告として，発達期マウスの体性感覚野に強く発現する（マウス視覚野には発現しない）遺伝子BTBD3の樹状突起精緻化における役割がある．BTBD3を体性感覚野第4層でノックダウンすると，SS細胞の樹状突起は方向選択性を失い，複数のバレルに展開するようになる[22]．この研究が特におもしろいのはモダリティーや動物種を越えて解析を広げているところであり，片眼を摘出したマウスの視覚野でBTBD3を強制発現すると，樹状突起は入力のある眼からの情報を伝える軸索に向かって展開するようになる．これは，マウス視覚野がBTBD3発現によって樹状突起可塑性をもつようになったためと考えられる．一方，視覚の発達した動物であるフェレットの視覚野では，マウス体性感覚野と同様にBTBD3が強く発現しているが，同時に樹状突起可塑性も検出される．そして，BTBD3をノックダウンすると樹状突起可塑性が失われる[22]．BTBD3は動物種やモダリティーによる樹状突起可塑性の違いを規定する分子と考えられ，興味深い．

バレル回路発達への関与が最近報告された分子（分子群）としては，他に，Lhx2[23]，FGF-FGFRシグナル[24]，RORα[25]などがあるが，誌面の都合で詳細は割愛する．マウス遺伝学技術の導入以来の20数年間で多くの分子の関与が明らかになってきたが，バレル回路発達の分子機構の理解は依然として不十分である．今後，さらなる分子の探索，および，それらの相互関係を明らかにすることが必要であり，領域・細胞種特異的ノックアウトや単一細胞ノックアウトはそのための有効なツールとなる．

④ 新生仔期におけるバレル回路発達のダイナミクス

近年のイメージング技術の進歩によって，生きている動物の脳の中で神経回路が変化する様子を観察することが可能となった．しかしながら，そのほとんどは成体での観察であり，新生仔期の脳での回路のダイナミクスを観察するためには，独自の実験系を構築する

必要があった．われわれは最近，新生仔期の大脳皮質での回路再編の一端の二光子顕微鏡※3イメージングに成功した[15]．技術的課題の1つは，大脳皮質の神経細胞をまばらに明るく標識することであり，それが前述のSupernova法の開発の大きな目的であった[15] [16]．Supernova法の原理は**図3**で説明しているが，電気穿孔法を組合わせて用いることにより，第4層の神経細胞の中のごく一部のみを高輝度で蛍光標識し，バックグラウンドを極度に低く保つことが可能であり，細胞形態の詳細な解析が容易となる．目的に応じて標識細胞の密度の調節が容易にできることもこの手法の長所である．2つ目としては，ヒゲ感覚地図および個々のバレルを*in vivo*で可視化することがあり，そのために視床皮質軸索の終末でEGFPを発現するトランスジェニックマウス（TCA-GFPマウス）を作製した．Supernova法とTCA-GFPマウスを組合わせることにより，バレルの位置（視床皮質軸索のクラスターの位置）を確認しながら，樹状突起の形態を解析できるようになった．もう1つの難関は，新生仔マウスに観察窓をつける手術であったが，その詳細についてはビデオジャーナルにて公開準備中である（Mizuno et al, 投稿中）．

このシステムを用いて，生後5日目の新生仔マウスのバレルにて同一のSS細胞を最長18時間にわたってくり返し形態変化の観察を行った（**図4**）[15]．従来，バレルの縁に位置するSS細胞の樹状突起は，バレルの内側で成長し，バレルの外側で刈り込みが起きることによってバレル中心への方向性を獲得するとシンプルに説明されてきた．しかし，実際に観察してみると状況は異なり，個々のSS細胞の樹状突起全体としては18時間の間に確かに内向きの方向性が増大したが，1本1本の枝をみるとバレルの内側でも外側でも激しく伸縮していることが観察された．さらに，NMDA受容体NR1サブユニットをノックアウトすると，バレルの内側でも外側でも伸縮がさらに激しくなり，そのうえ，

※3　二光子顕微鏡

生体脳深部の観察に必須の顕微鏡．焦点面に瞬間的に光子密度の高い領域をつくり出すことが可能な長波長パルスレーザーを用いることで，不透明な組織の深部の蛍光物質を励起できる．励起が焦点のみで起こるためバックグラウンドの低い画像が得られる．

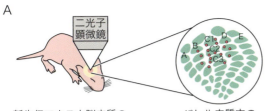
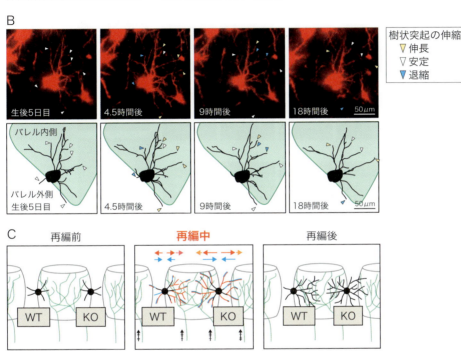

図4 新生仔体性感覚野におけるSS細胞樹状突起のダイナミクス

A) 二光子顕微鏡を用いた新生仔マウス大脳皮質の生体タイムラプスイメージング．B) 上段：Supernova法で標識されたSS細胞（赤）の18時間での形態変化．下段：樹状突起の形態のトレース．緑色はバレルの位置を示す．0時間の白矢頭：最初の枝の先端の位置．4.5，9，18時間後の白/黄/青矢頭：前の時間と比較して変化しなかった/伸びた/縮んだ枝．C) 正常な細胞では，SS細胞は樹状突起を伸縮させながら，細胞全体としてバレルの内側（適切な軸索入力の存在する領域）への方向性が増強される．一方，NMDA受容体を欠損した細胞では，バレルの内外にかかわらず樹状突起の伸縮が異常に激しくなり，細胞全体として方向性の増強は起きない．

細胞全体として内向きの方向性が増大しないことが観察された．すなわち，正常マウスでは，新生仔期のSS細胞はシナプスをつくるべき相手の存在する方向（バレル内側）と存在しない方向（バレル外側）を認識して樹状突起の成長や刈り込みを誘導しているのではなく，トライアンドエラーをくり返しながら，シナプスをつくるべき相手を見つけていると考えられる．シナプスを形成した樹状突起の枝ではNMDA受容体を介したシグナルによって局所的な安定化が起き，また，細胞全体としても樹状突起のダイナミクスが減少していくものと考えられる．このときNMDA受容体が細胞のどこでどのように働いて，樹状突起ダイナミクスを制御しているかを解明することは今後の課題である．

その後，われわれは，（格段に長期間となる）生後3日目から6日目まで3日間にわたって同一細胞をくり返しイメージングすることに成功している[26]．それによって，SS細胞が視床皮質軸索の入力を受けながら樹状突起方向性を形成するときに，樹状突起の枝の伸縮

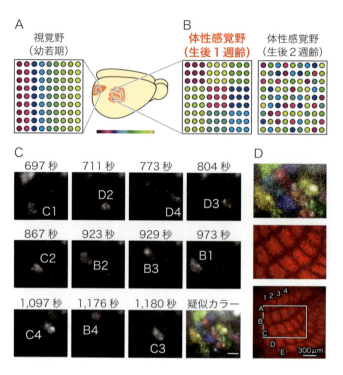

図5　新生仔体性感覚野に特異的な「パッチワーク」型の自発神経活動
A）幼若動物の視覚野では波状の自発活動伝播がみられる．B）生後1週目の体性感覚野で（同じバレルに属する神経細胞同士で同期する）パッチワーク状の自発活動が見つかった．一方，生後2週目になると，パッチワークパターンは失われ，同一のバレルに属する細胞群であっても異なるタイミングでの自発活動を示すようになった．C）生後5日齢マウス大脳皮質での自発活動パターンの例．同じタイミングで活動した場所に同じ擬似カラーを付けて重ねると，パッチワーク模様が現れる．D）パッチワークパターンはバレルのパターンに対応している．

だけでなく，樹状突起そのもののターンオーバーがあり，それが樹状突起方向性を形成するうえで鍵となることを明らかにした．また，生後3日目では第4層興奮性神経細胞であるSS細胞とSP（star pyramid）細胞は似た形態をしているため，従来の組織学的解析では見分けることができなかった．しかし，長期イメージングにより，生後6日目で細胞種を同定したうえで生後3日目の解析を行うという「遡及的解析」が可能となり，十分に分化する前のSS細胞とSP細胞の特徴を明らかにすることに成功した[26]．

5　新生仔期の体性感覚野に特異的な「パッチワーク」型の自発活動

幼若動物の網膜では自発活動が発生し，それが網膜全体に波状に伝播することが知られている．「retinal wave」とよばれるこの自発活動が，開眼前の動物の視覚回路発達に重要な働きをすることが多くの証拠によって示されている．長年 in vitro で観察されてきた retinal wave が，実際に生体でも発生し大脳皮質や上丘に伝播することが，最近，二光子顕微鏡 in vivo 観察によって示された[27]．

一方，幼若期の体性感覚野で，表層における自発活動の大まかな空間パターンの報告はあった[28)29]が，第4層での正確な空間パターンについてはわかっていなかった．われわれは，体性感覚野の第4層神経細胞にカルシウムセンサーGCaMP6sを発現させ，ヒゲが何かに触れたり動いたりしていない状態の新生仔マウスで，二光子顕微鏡観察を行った．その結果，体性感覚野の自発活動は，同一のバレルに属する神経細胞が同一のタイミングで興奮することによって，パッチワーク型の特徴的なパターンを示すことが明らかとなった（**図5**）[30]．さらに，視床皮質軸索にGCaMP6sを発現するマウスを作製し，パッチワーク型の活動パターンが視床皮質軸索

によって体性感覚野第4層に伝達されることを明らかにした．この特徴的なパターンはバレル回路の基本構造が形成される生後1週目にだけみられ，生後2週目には消滅した（**図5**）ことから，このパッチワーク型自発活動がバレル回路形成に重要な働きをする可能性が強く示唆された．今後は，パッチワーク型自発活動の発生源と発生機序を明らかにすることが必要である．それによって，自発活動の制御が可能となり，その生理的意義を解明できるはずである．

おわりに

　マウス体性感覚野を用いた神経回路発達の研究に関して最近の報告を中心に概略を紹介した．この分野は1990年代後半のノックアウトマウスの導入を契機に飛躍的に発展してきた．近年のマウス遺伝学および関連リソースの進歩，さらに，イメージング関連技術の発展は目覚ましい．そうした技術を最適化し，マウス体性感覚野のメリットを最大限活用した研究を推進することにより，ヒトの子どもを含めた大脳皮質発達の理解が促進されることが期待される．

文献

1) Fukuchi-Shimogori T & Grove EA：Science, 294：1071-1074, 2001
2) Zembrzycki A, et al：Nat Neurosci, 16：1060-1067, 2013
3) Moreno-Juan V, et al：Nat Commun, 8：14172, 2017
4) Li H, et al：Neuron, 79：970-986, 2013
5) Narboux-Nême N, et al：J Neurosci, 32：6183-6196, 2012
6) Pouchelon G, et al：Nature, 511：471-474, 2014
7) Greig LC, et al：Neuron, 90：261-277, 2016
8) Lokmane L, et al：Curr Biol, 23：810-816, 2013
9) Renier N, et al：Elife, 6：pii: e23494, 2017
10) Welker E, et al：Science, 271：1864-1867, 1996
11) Cases O, et al：Neuron, 16：297-307, 1996
12) Iwasato T, et al：Neuron, 19：1201-1210, 1997
13) Iwasato T, et al：Nature, 406：726-731, 2000
14) Espinosa JS, et al：Neuron, 62：205-217, 2009
15) Mizuno H, et al：Neuron, 82：365-379, 2014
16) Luo W, et al：Sci Rep, 6：35747, 2016
17) Datwani A, et al：Mol Cell Neurosci, 21：477-492, 2002
18) Ballester-Rosado CJ, et al：J Neurosci, 36：8802-8814, 2016
19) Huang JY & Lu HC：Cereb Cortex, 28：1991-2006, 2018
20) Iwasato T, et al：J Neurosci, 28：5931-5943, 2008
21) Suzuki A, et al：Neuroscience, 290：518-529, 2015
22) Matsui A, et al：Science, 342：1114-1118, 2013
23) Wang CF, et al：Cell Rep, 18：849-856, 2017
24) Huang JY, et al：J Neurosci, 37：12094-12105, 2017
25) Vitalis T, et al：Cereb Cortex：1-14, 2017
26) Nakazawa S, et al：Nat Commun（in press）
27) Ackman JB, et al：Nature, 490：219-225, 2012
28) Golshani P, et al：J Neurosci, 29：10890-10899, 2009
29) Yang JW, et al：Cereb Cortex, 23：1299-1316, 2013
30) Mizuno H, et al：Cell Rep, 22：123-135, 2018

＜著者プロフィール＞

中沢信吾：2013年に慶應義塾大学薬学部薬理学講座（三澤研究室）を卒業後，総合研究大学院大学生命科学研究科遺伝学専攻/国立遺伝学研究所形質遺伝研究部門（岩里研究室）に所属．5年一貫制博士課程5年次．'15年より学術振興会特別研究員（DC1）．

岩里琢治：京都大学大学院理学研究科生物物理学専攻にて学位取得．MIT利根川進研究室にて神経科学研究をはじめる．理化学研究所脳科学総合研究センターを経て，2008年より国立遺伝学研究所教授，総合研究大学院大学遺伝学専攻教授（併任）．

| 第1章 | 脳発達を駆動する脳神経回路再編メカニズム |

8. 嗅覚回路から神経回路再編メカニズムを解き明かす

竹内俊祐，藤島航大，奥山　圭，冨樫和也，榎本和生

> 生物はさまざまな"におい"を嗅ぎ分けるために，発達に伴って嗅覚回路をダイナミックに変化させていることが最近わかってきた．また，それにかかわる候補遺伝子も記述されつつある．近年目覚ましい発展を遂げている細胞標識，遺伝子操作，イメージング技術を用いることにより，①嗅覚回路を構成する各ニューロンの形態的なスクラップ＆ビルドと②ニューロン間のネットワークのスクラップ＆ビルドという複数の階層にまたがったスクラップ＆ビルドにより機能的な嗅覚回路ができ上がるしくみがより深く理解されていく可能性について論じたい．

はじめに

　1979年にHuttenlocherがヒトの死後脳を用いてシナプス密度が1〜2歳にかけて上昇し，その後，一定のシナプス密度になるまで減少することを見出して以来[1]，脳内の神経ネットワークは発達に伴ってスクラップ＆ビルドをくり返すことにより最終的な配線ができ上がっていくと考えられるようになった．では，どのようなしくみで神経ネットワークのスクラップ＆ビルドは進行していくのだろうか．また，スクラップ＆ビルドを行うことにどのような意味があるのだろうか．嗅覚回路は，このようなスクラップ＆ビルドのしくみと意義を研究するうえで非常に魅力的な神経ネットワークである．その理由として以下の点があげられる．
①嗅覚回路を構成する各細胞種はそれぞれ特徴的な形態を有しており，発達に伴ってその形態がダイナミックに変化する．そのため，発達の時期を追って細胞

形態のスクラップ＆ビルドを評価しやすい．
②その他の感覚系（視覚・聴覚・体性感覚など）とは解剖学的に離れた位置に存在しているため，嗅覚回路を構成するニューロンのみの観察が容易である．また，嗅覚回路は，驚くほど秩序だった神経ネットワークを形成する．そのため，嗅覚回路の神経ネットワークのスクラップ＆ビルドを観察するのに適している．
③個体に提示する"におい"を実験的にコントロールすることが可能なので，嗅覚回路の機能を調べるうえで非常に有利である．そのため，スクラップ＆ビルドが脳機能に果たす意義を調べることができる．
　本稿では，前述した利点を用いて，どのような研究がなされてきたのか，また，神経ネットワークの「スクラップ＆ビルド」を明らかにするうえで今後解くべき課題として何が残されているのかを各項目に分けて議論したい．

Revealing the underlying mechanisms of neural circuit remodeling from the olfactory circuit
Shunsuke Takeuchi[1,2] /Koudai Fujishima[1,2] /Kei Okuyama[1,2] /Kazuya Togashi[1,2] /Kazuo Emoto[1,2] : Department of Biological Sciences, Graduate School of Science, The University of Tokyo[1] /International Research Center for Neurointelligence, The University of Tokyo Institutes for Advanced Study[2] （東京大学大学院理学系研究科生物科学専攻[1] /東京大学国際高等研究所ニューロインテリジェンス国際研究機構[2]）

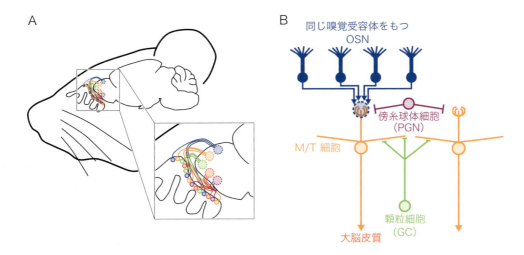

図1　マウス嗅覚回路
A） 嗅上皮に存在するOSNは発現する嗅覚受容体に応じて嗅球の決まった位置に投射する．OSNの色は発現している嗅覚受容体をそれぞれあらわしている．**B）** OSN（青）はM/T細胞（オレンジ）と糸球体構造を形成し，シナプスを形成する．嗅球に存在する2種類の抑制性のニューロン－PGN（紫）とGC（緑）－はそれぞれ糸球体とM/T細胞樹状突起とシナプスを形成する．

1 嗅覚回路は秩序だった回路構造をもつ

　嗅覚回路のスクラップ&ビルドを紹介する前に，まず，完成した嗅覚回路の構造について概説したい．鼻腔内の嗅上皮に存在する嗅覚受容ニューロン（OSN）が"におい物質"を受けとる役割を果たしており，OSNは"におい物質"を受容する嗅覚受容体を発現している．さまざまな"におい"を受容するために，生物はじつに多様な嗅覚受容体を発現しており，マウスは約1,000種類，ヒトは約400種類の嗅覚受容体を発現している[2]．各OSNは単一もしくはごく限られた種類の嗅覚受容体を発現しているため，単一のOSNが受容できる"におい物質"が制限されている．同じ嗅覚受容体を発現するOSNは出力突起である軸索を束にして接続先である嗅球に投射しており，この軸索束はあたかも"におい"の地図のように嗅球の決まった位置に糸球体構造を形成する（**図1A**）[3)～5)]．この糸球体に樹状突起を伸ばして，情報を大脳皮質へと伝達する役割を果たすのが，嗅球に存在するM/T細胞〔僧帽細胞（mitral cell）と房飾細胞（tufted cell）〕である．単一のM/T細胞は1つの糸球体にのみ樹状突起を伸ばしていると考えられている．さらに，嗅球内には抑制性の介在ニューロンである，傍糸球体細胞（PGN）と顆粒細胞（GC）が存在し，それぞれ，ゲインコントロールと側方抑制の役割を果たしている（**図1B**）[6]．このように，嗅覚回路は非常に秩序だった回路を形成しているため，スクラップ&ビルドに関与する分子を探索することが可能である．

2 嗅覚回路を構成するニューロンの形態的スクラップ&ビルド

　OSNの出力先であるM/T細胞はOSNの糸球体構造に重なるように入力突起である樹状突起が「房」構造を形成する[7]．しかし，M/T細胞ははじめからこのような形態をしているのではない．発達の初期においては，M/T細胞は細かい神経突起を多数伸ばしている．それが発達を経て，マウスにおいては出生10日頃には少数の突起だけが残り，それ以外の突起は刈り込まれていく[7]．残った突起はさらに成長し，OSNと接続するタフト構造を形成する（**図2**）．M/T細胞はいかにしてこのようなダイナミックなスクラップ&ビルドを実現しているのだろうか．

　M/T細胞における樹状突起の刈り込みには，OSNによるNotchシグナリングが時期特異的にかかわっていることが報告されている[8]．その他にも，Netrin-1を

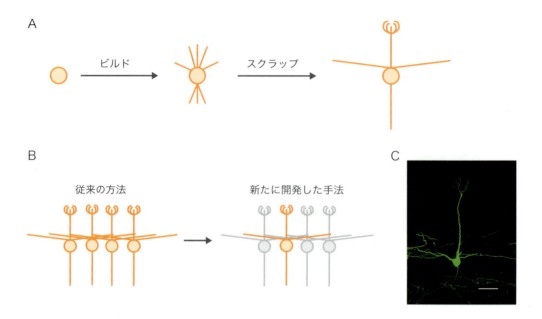

図2　M/T細胞の発達に伴う形態変化
A）発達のはじめは複数の突起を伸長するが（ビルド），その後，数本の突起のみが維持され，残りは刈り込まれる（スクラップ）．B）従来のM/T細胞の標識方法では，まとまった集団が標識され，単一細胞ごとの形態を解析するのが困難であった．一方，新たに開発した手法により，単一細胞のみ標識することが可能となった．C）単一細胞標識されたM/T細胞の例．スケールバー：50 μm．

ノックアウトするとM/T細胞の樹状突起の分岐数が減少することや，TrkBが神経突起を伸ばすことに寄与していることが示唆されているが[9]，依然として時期特異的に一部の突起を残して刈り込みが生じる分子メカニズムは明らかになっていない．

M/T細胞の発達に伴う形態変化に関してまだ多くの謎が残されている理由の1つとして，M/T細胞特異的に遺伝子操作を行うことおよび単一細胞の形態を可視化することが困難であることがあげられる．これまで行われてきた，DiIなどの脂溶性蛍光色素を用いた標識方法や子宮内電気穿孔法（*in utero* electroporation）では一度に多数の隣接するニューロンが標識されてしまうため，標識されたニューロン同士が重なり合ってしまい，単一ニューロンの形態を詳細に観察することが困難であった．また，これらの方法により標識できるM/T細胞は蛍光色素を注入できる部位や手術可能な時期が限定的であるため，標識されるM/T細胞にはどうしてもそれぞれ，空間的・時間的バイアスが生じていた．これを解消するために，われわれの研究室ではウイルスを用いたM/T細胞の単一細胞ラベリング・遺伝子操作を行う系を構築した（**図2**）．この手法を用いることにより，時間的にも，空間的にもノンバイアスに単一のM/T細胞を詳細に観察することが可能となり，今まで誰も見ることができていない，単一細胞の発達に伴う形態変化をタイムラプスで追うことができるようになった．例えば，われわれの研究室において，ショウジョウバエの感覚ニューロンが樹状突起を刈り込む際に，カルシウム振動を示すことを見出しており[10]，M/T細胞においても同様の事象がみられるのかを長時間のCa^{2+}イメージングを行うことによって明らかにできると考えている．関連して，M/T細胞の形態変化は胎生期の神経活動に依存するものなのかいまだ明らかになっていない．単一のM/T細胞において神経活動を抑制・亢進した際のM/T細胞の発達に伴った形態変化にどのような影響がみられるかを調べることにより，神経活動の形態変化への関与が明らかにできる．このように，新たに開発した手法をもとに，M/T細胞が発達の過程で見せるダイナミックな神経突起のスクラップ＆ビルドの分子機構の理解がさらに深まるだろう．

3 嗅覚回路のネットワークのスクラップ&ビルド

ここまで議論してきた，発達に伴うニューロンの形態変化はニューロン同士のネットワーク形成にどのようにかかわっているのだろうか．前述したように，M/T細胞の形態は出生の時点では完成していない．このことは出生の時点では嗅覚回路が完成していないということなのだろうか．じつは，M/T細胞が発達の過程において，OSNとの接続（シナプス）をいつ・どの樹状突起において形成するのかは明らかになっておらず，ヒトの大脳にみられるように，あらかじめ多くのシナプスを形成してからシナプス数を減らしているのか，あるいはM/T細胞の一連の形態変化が終了してはじめてシナプスを形成するのか，まだ解明されていない．単一のM/T細胞にシナプス局在性蛍光タンパク質を導入することにより，発達に応じたシナプスの数や局在を調べることができるため，OSN-M/T細胞間のネットワークがいつ形成されるのかを明らかにされるだろう．さらに，隣接する少数のM/T細胞を異なる蛍光波長の蛍光タンパク質により標識し，タイムラプスモニタリングを行うことにより，同じ糸球体に到達した複数の樹状突起のうち，どの突起が選ばれるかを観察できる．これにより，OSN-M/T細胞間のネットワークがいかに整理されるか―いわゆるヘッブ則による"fire together wire together"によってはじめに到達した突起が最も強化されることで生き残るのか―に関して理解が進むことが期待される．

ここまで，OSNとM/T細胞という投射ニューロンに着目して論じてきたが，嗅覚回路を構成する局所ニューロン（ローカルニューロン）もスクラップ&ビルドをくり返している．外側基底核原基（lateral ganglionic eminence）で新生されたニューロンは吻側移動経路（rostral migratory stream）を辿って嗅球へと侵入する（**図3A**）．そこから嗅球の表層へ向けて移動の方向を切り替えて2種類の抑制性ニューロン〔傍糸球体細胞（PGN）または顆粒細胞（GC）〕へと分化する[6]．PGNとGCはいずれも"におい"の情報をコードするのに重要な役割を果たしている．PGNは単一の糸球体に軸索を伸ばしており，主にその糸球体に投射するOSNを抑制していると考えられている．このことから，PGN

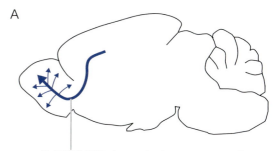

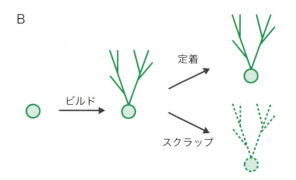

図3 顆粒細胞（GC）の神経発生と形態変化
A）GCはLGEにおいて新生された後，RMSを通って嗅球へと侵入する．**B**）嗅球に侵入したGCは嗅球の表層へと細胞移動しながら，樹状突起を形成する（ビルド）．このうち，神経活動の高いものは神経回路に定着し，低いものはアポトーシスによって分解される（スクラップ）．

はOSNからM/T細胞へと伝わる情報の量を制御する役割を果たしていると考えられている[11)12)]．一方で，GCはM/T細胞と樹状突起同士が接続し，シナプスを形成している．これにより，GCは入力を受けとったM/T細胞の周囲のM/T細胞を抑制するという側方抑制を行っている．これにより，"におい"に非依存的なM/T細胞の神経活動（ノイズ）を抑制し，S/N比を向上させている[6]．

ラットにおいては，嗅球に存在するPGNとGCは生涯を通じて毎日約160,000個のニューロンが新たに生み出されて嗅覚回路に組込まれている[13]．この細胞数は海馬のニューロン新生のじつに1,000倍以上であり，嗅覚回路がいかに活発にネットワークのスクラップ&ビルドを行っているかがわかる．特に，成体において新生されたGCは，神経分化してから約15日かけて成熟した形態を形成するようになる．この樹状突起の伸

長により，1つのGCが接続するM/T細胞は増加し，"におい"の提示に対して応答する領域が拡大する[14]．一方で，GCは新たに生み出されているだけではなく，神経分化後の約45日間において，約半数のGCはアポトーシスによって回路から失われる．このとき，どのGCが嗅覚回路に定着し，どのGCがアポトーシスによって脱落するかは成熟してからの神経活動に依存することが見出されている（**図3B**）[15]．

最後に，嗅球の投射ニューロンであるM/T細胞は僧帽細胞と房飾細胞に分けられるが，それぞれ大脳皮質の異なる領域へと投射する[16]．蛍光プローブを用いたCa^{2+}イメージングにより僧帽細胞の投射先である梨状皮質の"におい"依存的な神経活動を測定した結果，観察領域においては"におい"の種類と応答したニューロンの分布に違いはなかった[17]．このことは嗅球において表現された"におい"の地図が梨状皮質の段階では失われていることを示唆している[18]．しかし，発達に伴ってM/T細胞—大脳皮質間のネットワークがどのように形成されて行くのかは明らかになっていない．なぜなら，長距離の突起を全長可視化し，投射先を発達の段階ごとに調べることが困難だったからである．最近急速に進んでいる脳透明化技術（4章-1参照）[19]～[21]を用いることにより，このような長距離に伸長する突起をたどることが可能となり，発生に伴ってM/T細胞から大脳皮質への投射がどのように形づくられるか明らかにされるだろう．

4 嗅覚回路におけるスクラップ＆ビルドの機能的な意義

嗅覚回路の構築において，スクラップ＆ビルドはどのような機能的な意義を果たすのだろうか．そもそも，M/T細胞のダイナミックなスクラップ＆ビルドはなんのために行われるのだろうか．発達に伴って複数伸ばしている樹状突起から一部を残して刈り込むことにより，単一のM/T細胞は特定の"におい"情報のみ受けとるようにして，"におい"情報が混線しないようにしていると考えられている．最近の研究においてM/T細胞の形態異常が嗅覚の機能に及ぼす可能性を示唆しているものもあるが[8]，この点に関してはまだあまり多く研究されていない．なぜなら，マウスの発達過程に

おいてスクラップ＆ビルドを人為的に操作することに成功していないからである．成熟したマウスに対して，何度も提示された"におい"に対してはGCの神経ネットワークは拡大する一方で，鼻栓を用いて嗅覚入力を遮断すると，GCのネットワークは縮小する．このことは，GC神経ネットワークのスクラップ＆ビルドが"におい"の識別に影響を与える可能性があると容易に想像がつく．

今後，細胞形態のスクラップ＆ビルドにかかわる遺伝子を細胞種特異的にかつ高効率に遺伝子操作することが可能となれば，スクラップ＆ビルドの不全に伴う形態異常が嗅覚の機能にどのような影響を与えるかを検証することができる．

おわりに

一口に「嗅覚回路のスクラップ＆ビルド」と言っても，ニューロンの形態変化，ネットワークレベルなど，さまざまな階層においてスクラップ＆ビルドが内在しており，これらが協調的に行われることにより，機能的な脳が生み出されると考えられる．いかにして動物が整然とした嗅覚回路を形成できるのかを明らかにするためにはそれぞれの階層の知見が蓄積されて行くことが必要不可欠である．近年，シングルセルRNA-seq解析の発達や，単一細胞ラベリング，透明化技術の開発による細胞形態の三次元解析が可能になったことにより個々のニューロンの遺伝子発現変化や形態変化から神経ネットワークというマクロな視点をつなぎ合わせることが可能となり，「嗅覚回路のスクラップ＆ビルド」の理解がより一層深まることを確信している．

文献

1）Huttenlocher PR：Brain Res, 163：195-205, 1979
2）Niimura Y, et al：Genome Res, 24：1485-1496, 2014
3）Vassar R, et al：Cell, 79：981-991, 1994
4）Mombaerts P, et al：Cell, 87：675-686, 1996
5）Zapiec B & Mombaerts P：Proc Natl Acad Sci U S A, 112：E5873-E5882, 2015
6）Lledo PM, et al：Neuroscientist, 10：292-303, 2004
7）Blanchart A, et al：J Comp Neurol, 496：529-543, 2006
8）Muroyama Y, et al：PLoS Genet, 12：e1006514, 2016
9）Imamura F & Greer CA：PLoS One, 4：e6729, 2009
10）Kanamori T, et al：Science, 340：1475-1478, 2013

11) Kato HK, et al：Neuron, 80：1218-1231, 2013
12) Miyamichi K, et al：Neuron, 80：1232-1245, 2013
13) Kaplan MS, et al：J Comp Neurol, 239：117-125, 1985
14) Quast KB, et al：Nat Neurosci, 20：189-199, 2017
15) Petreanu L & Alvarez-Buylla A：J Neurosci, 22：6106-6113, 2002
16) Nagayama S, et al：Front Neural Circuits, 4：doi: 10.3389/fncir.2010.00120, 2010
17) Stettler DD & Axel R：Neuron, 63：854-864, 2009
18) Miyamichi K, et al：Nature, 472：191-196, 2011
19) Susaki EA, et al：Cell, 157：726-739, 2014
20) Hama H, et al：Nat Neurosci, 18：1518-1529, 2015
21) Ke MT, et al：Cell Rep, 14：2718-2732, 2016

＜筆頭著者プロフィール＞
竹内俊祐：2016年，東京大学理学部生物学科卒業．東京大学大学院理学系研究科生物科学専攻博士課程．生物がどのようなしくみを用いて「必要な情報・不要な情報」を判断しているのかに興味をもっている．

| 第2章 | 脳発達と回路再編により生み出される高次脳機能 |

1. スクラップ化した記憶はどこへ

奥山輝大

> 脳は「記憶する」という高次機能をもつ一方、柔軟に世界の変化に対応するため、同時に「忘れる」という機能を有している。本稿では、「スクラップ化した記憶はどこへ」と題して、シナプス・ニューロン・神経回路という多階層から、さまざまな忘却状態の神経メカニズムについて論じる。また、近年、記憶形成時に活動したニューロン集団のみを遺伝学的に修飾することが可能になり、記憶痕跡（エングラム）の所在が議論できるようになってきた。本稿では、記憶痕跡研究を俯瞰したうえで、記憶痕跡という観点で「忘れる」という状態について論じたい。

はじめに―図書館の中から一冊の本を探す

　他の神経回路の再編と同様、記憶も「スクラップ＆ビルド」をくり返すことで、われわれは柔軟に世界の変化へ対応することができる。さて、それでは記憶がスクラップとなり、その記憶を「思い出せない」とはどういう状態なのだろうか。われわれのもつそれぞれの記憶を「一冊ずつの本」、記憶を貯蔵する脳そのものを「図書館」として捉えてみよう。「記憶を思い出す」とは、その広い図書館の中から目的の一冊の本を探し出す作業だと言い換えることができる。しかし、どんなに探しても本が見つからないこともある。小さな区立図書館で誰かがすでに失くしてしまった本が見つからないときも、500万冊の書籍を収蔵するダブリン大学トリニティ・カレッジの迷宮図書館の中で、目当ての本を求めて何時間も彷徨うときも、われわれは同じく目的の本へと辿り着くことができない。すなわち、記憶そのものが脳から失われているのか、あるいは、

記憶はそこに依然存在しているにもかかわらずアクセスできないだけなのかを、われわれは自身の感覚のみで区別することはできず、いずれも「忘れた」と捉えているのである。しかしながら、近年、光遺伝学を用いて、特定の記憶を保持するニューロンそのものの活動を制御することにより、この両者を行動神経科学的に区別することが可能になってきた。本稿では、近年の記憶痕跡研究を俯瞰しつつ、記憶のスクラップ化に焦点を当てたい。

1 記憶はどこに貯蔵されているのか？

　カナダの脳外科のWilder Penfieldは癲癇患者の治療のために、患者の側頭葉の外科的な切除手術を執刀していたが、その開頭手術中に、露出した脳の表面に弱い電流を流し電気的に刺激したところ、患者はピアノ伴奏を伴うオーケストラの旋律やかつて勤務していた事務所の光景などの「記憶」が人工的に想起されるという現象を発見した。すなわち、Penfieldが刺激し

Where is the scrapped memory ?
Teruhiro Okuyama：Institute for Quantitative Biosciences, The University of Tokyo（東京大学定量生命科学研究所）

た神経細胞，あるいは回路には，過去の記憶情報が蓄えられていたと解釈することができる．「記憶はどこに貯蔵されているのか？」という問いは非常に根源的であり興味深く，この脳が保持する「記憶の痕跡」は，Richard Semonによってエングラム（engram）と名付けられた．Semonは，エングラムを，刺激に伴いつくられる永続的な潜在変化と定義した．さらに近年，神経科学の立場からエングラムの定義は更新された．エングラムは，記憶情報を保持している特定のニューロン集団において，記憶形成に伴って「物理化学的な持続的な変化」が生じることによって形成され，ある適切な記憶想起の状況において，そのニューロン集団が再興奮し，エングラムが再活性化した結果，記憶想起がもたらされると考えられている[1]〜[3]．過去の記憶が暗号化され貯蔵されているニューロン，さらに拡張するならば，その神経回路ネットワークこそを記憶痕跡と捉え，前述の問いは「記憶痕跡の探索」と姿を換え，近年のニューロサイエンスのホットトピックの1つとなってきている．

2 記憶痕跡そのものを操作する

齧歯類においては定型化した記憶学習テストによって，記憶を定量することができる．主に用いられるのは，恐怖刺激である電気ショックとコンテクスト（箱）とを連合させる恐怖文脈条件づけ課題，あるいは，電気ショックと音とを連合させる恐怖音条件づけ課題である．恐怖文脈条件づけ課題において，コンテクストAで恐怖記憶が形成されたテストマウスは，記憶形成24時間後に同じコンテクストAに入れられると，すくみ行動（freezing）を示す一方，異なるコンテクストBでは示さない．このすくみ行動を示している時間を定量することにより，記憶の程度をアッセイすることができる．これら一連の行動テストと数々の優れた遺伝学的手法を駆使することで，記憶痕跡の実態が近年解き明かされつつあるが，ここではその土台をつくったとも言える3つのマイルストーン的研究を紹介したい．

1つ目は，Mark Mayfordらによる，神経活動依存的な遺伝学的細胞標識手法の開発である[4]．具体的には，神経興奮によって発現上昇する初期応答遺伝子c-fosのプロモーターを用いて，下流につないだ機能タ

ンパク質の発現を誘導し，さらに，誘導時期を絞るためのTet-OFFシステムを組合わせている．その結果，ドキシサイクリン（Dox）非存在下で，活性化したニューロンのみが機能タンパク質で標識される，すなわち「特定の時期に特定の刺激に対して興奮したニューロン集団を標識できる」という遺伝学的トリックとなっている．この手法を用いて，記憶形成時に興奮したニューロン集団を特異的に標識することが可能になった．「記憶」という現象の本質であり，また記憶研究の難しさとは，脳が多様な情報を表現するため，均質な媒体（均質なニューロン集団）に，異質な情報（それぞれの異なる記憶）が組込まれている点である．Penfieldが「オーケストラの旋律」の記憶を担うニューロンだけを狙って電気刺激できないように，特定の記憶を保持するニューロンを脳内のニューロンの海の中から見つけ出すことはきわめて難しい．Mayfordの手法が画期的だったのは，「記憶形成時に活動したニューロン集団」という切り口で，記憶痕跡を保持するであろうニューロンへ集団の遺伝学的アプローチを可能にした点であった．

2つ目は，Sheena Josselynらによる記憶痕跡ニューロン集団の特異的な細胞死誘導実験である[5]．Josselynらのグループは，音と電気ショックを連合させる恐怖音条件づけ課題において，扁桃体外側核のCREB発現ニューロンを特異的にジフテリア毒素受容体で標識した．記憶形成後，コントロール群では音刺激によってすくみ行動が誘導される一方，ジフテリア毒素を注入し，CREB発現ニューロンの細胞死を誘導した群では，その記憶が喪失することが明らかになった．これは，記憶痕跡がニューロン集団レベルで保持されていることを示すはじめての研究となった．

3つ目は，利根川進らによる，チャネルロドプシン2（ChR2）を用いた，記憶痕跡ニューロンの興奮誘導実験である（**図3**の手法参照）[6]．Mayfordらによるc-fos:tTAマウス系統の海馬歯状回に，TRE-ChR2を発現するアデノ随伴ウイルス（AAV）を顕微注入し，光遺伝学的に「恐怖記憶形成時に活動したニューロン集団」のみを後で人為的に再興奮させた．その結果，マウスは恐怖記憶とは関係ないコンテクスト内においても，すくみ行動を示した．「必要性」を議論したJosselynの研究と対照的に，利根川らの研究は，光刺

激により元の恐怖記憶が想起されたと解釈することができ，記憶形成時に興奮した海馬歯状回のニューロン集団が記憶痕跡を有する「十分性」を示している．

3 「思い出せない」を紐解く

われわれの記憶は，何かを経験した直後に，一過的で不安定な「短期記憶」として記憶を貯蔵し，その記憶が固定化することにより，長期にわたって保存される「長期記憶」の状態へと推移する．その細胞内メカニズムへと目を向けると，確かにシナプス可塑性も経時的な多段階の分子メカニズムによって制御されている．長期増強（LTP）[※1]の初期段階ではE-LTPとよばれる，タンパク質合成を伴わないLTPがみられる[7]．神経興奮によりシナプス後膜側で，NMDA型グルタミン酸受容体依存的な細胞内Ca^{2+}濃度上昇が生じ，CaMK IIやPKCといったキナーゼの活性化を介し，AMPA型グルタミン酸受容体のシナプス後膜上への輸送が促され，シナプス強度の変化が生じる．続いて，後期段階ではL-LTPとよばれる，CREBの活性化を伴うタンパク質合成を必要とするLTPが観察され，記憶の固定化のためのさらなるAMPA型グルタミン酸受容体の発現誘導などが生じる．したがって，タンパク質合成阻害薬であるアニソマイシンの投与により，タンパク質合成を必要とするL-LTPが阻害され，記憶は長期化せず，記憶形成の24時間後には逆行性健忘状態となる．利根川らは，このアニソマイシン誘導性の健忘状態のマウスで，前述の記憶痕跡ニューロンの光遺伝学手法による再興奮を行ったところ，記憶想起が誘導できることを明らかにした[8]．すなわち，記憶を自然に思い出すことができない状況でも，「記憶そのものは海馬に保存されている」ことを意味している．

4 「もの忘れ」という病態

アルツハイマー病は，神経細胞死を伴って認知・記憶機能が低下する神経変性疾患であるが，細胞死を引き起こす前の初期症状では，エピソード記憶の障害，いわゆる「もの忘れ」に限定される．この健忘症状は，記憶の形成・固定化・想起のどの段階が障害された結果生じたのだろうか？ そこで，アルツハイマーモデルマウスを用いて，前述の記憶痕跡ニューロン集団を特異的に光遺伝学手法によって再興奮させたところ，初期アルツハイマー段階では記憶想起が可能であることが明らかになった[9]．すなわち，タンパク質合成阻害薬による健忘状態と同様に，「記憶そのものは海馬に保存されている」ことを意味する．しかし，この光刺激による記憶の回復は一過的であり，その後再度テストしても自然状態での記憶想起はできない．さらに，海馬歯状回の上流に位置する嗅内皮質の記憶痕跡ニューロンを活性化することで，歯状回の記憶痕跡ニューロンは有意に興奮誘導される．これらを併せると，記憶痕跡ニューロンの光遺伝学的活性化により記憶想起が誘導されるという事実は，「健忘状態であったとしても，ニューロン間のつながり（connectivity）自体は維持されている」ことを示唆するものであった（**図1**）[9][10]．

それでは，「つながりが維持」されているにもかかわらず，細胞メカニズムのいずれの過程が障害されたことで，自然な記憶想起が阻害されているのであろうか．海馬歯状回の記憶痕跡ニューロンのスパイン密度の低下が低下している点から「つながりの強度」が減じている可能性が考えられたため，嗅内皮質の記憶痕跡ニューロンをoChIEFタンパク質[※2]により高頻度光刺激し，光遺伝学による「人為的なLTP誘導[11]」を検証した．その結果，アルツハイマーモデルマウスにおいて，記憶痕跡ニューロンのスパイン密度が回復し，また，光刺激を行わない自然条件下においても記憶想起の有意な回復がみられた．薬理学的手法で誘導した健忘モデルと，アルツハイマーの病態による健忘モデルのいずれも，健忘という状態を考えたとき，記憶痕跡ニューロンの「つながり」そのものと，その「つなが

※1　長期増強（LTP）

同時刺激された神経細胞間で，シナプス伝達強度が増加することにより，信号伝達性が持続的に亢進する現象のこと．

※2　oChIEFタンパク質

人工的に変異を導入したチャネルロドプシンの1つ．脱感作を小さくできるかという視点をもって開発され，50〜100Hzという非常に高頻度の神経興奮誘導を可能にした．近年，100Hzの光遺伝学刺激でLTPが，1Hzの刺激で長期抑圧（LTD）が人為的に誘導できることが示され[11]，その高頻度刺激実験でoChIEFタンパク質が用いられた．

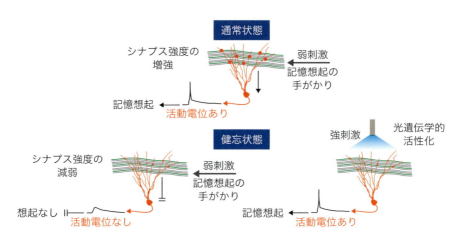

図1 通常状態と健忘状態における，ニューロン間のつながりとその強度
文献10を元に作成．

りの強度」とを分けて議論する必要性を示唆する．

5 生得的に弱い記憶：社会性記憶

さて，ここまで脳の異常状態である「健忘モデル」に焦点を当て，記憶痕跡の有無を論じてきた．一方，われわれの生活のなかでは，多くの物事や日々の出来事は「自然に」忘れられていく．そのような自然条件下で発生する「思い出せない」という状態において，記憶痕跡は海馬内でどうふるまっているのであろうか．齧歯類は空間に対してきわめて屈強な記憶能力を有する一方，同種他個体についての記憶，すなわち「社会性記憶（social memory）」は脆弱であり，生得的に記憶形成後2〜3時間程度で失われていく[12]．本稿の後半では，筆者がこれまで取り組んできた社会性記憶を題材として，「思い出せない」という現象の神経メカニズムについて論じたい．

エピソード記憶を構成する要素のなかで，社会性記憶は「誰（Who）」という情報に相当する．これまで場所（Where），物（What），時間（When）の海馬内での情報表現が精力的に研究されてきた一方，この「誰（Who）」の神経メカニズムは不明な点が非常に多かった．有名なH.M.氏をはじめとして，ヒトの海馬損傷患者の臨床事例や，マウスやラットなどの齧歯類を用いた海馬除去実験は，社会性記憶も空間記憶などの他要素と同様に，海馬に貯蔵されることを示唆していた[13]〜[15]．例えば，H.M.氏の場合では，海馬損傷前の1920年代から1930年代の友人の顔を記憶できている一方，損傷後の1950年代に友人の顔についての記憶パフォーマンスが有意に低いことが報告されている[14]．また，海馬損傷患者の顔記憶能力を調べた別の研究では，顔を見た直後では記憶が鮮明な一方，その24時間後にテストすると顔の記憶想起が障害されることがわかっている[13]．すなわち，海馬はヒトの顔認識そのものには関与しない一方で，その情報の蓄積には必要なのである．実際，ヒトの癲癇患者の内側側頭葉を標的とした電気生理学的実験の結果，海馬や嗅内皮質の中にはスター・ウォーズの登場人物であるルーク・スカイウォーカーや，バットウーマンを演じているハル・ベリーを被験者が見ているときに特異的に活動する細胞が存在することがわかっており，それらを総称して女優ジェニファー・アニストンに対応するニューロンもわれわれの脳にあるに違いないということから「ジェニファー・アニストン細胞」と名付けられている[16)17]．それでは，このジェニファー・アニストン細胞とは，具体的にはどの脳領域のどのようなニューロンで，どのような生理学的特徴を有しているのであろうか．

6 ジェニファー・アニストン細胞はどこにいるのか？

ラットを用いた電気生理学的実験によって，背側

CA1（dCA1）領域にはそれぞれの個体に対して特異的に反応するニューロンが存在しない，言い換えれば，ジェニファー・アニストン細胞様な機能をもつニューロンが検出されないことが報告されていた[18]．そこで，われわれは「腹側CA1（vCA1）ニューロンこそが社会性記憶の記憶痕跡を有しているのではないか？」という作業仮説を立てて研究を開始した．

マウスやラットには，未知個体と比較して既知個体との接触時間が短くなる生得的性質があり，接触時間減少の程度を調べることによって，社会性記憶を定量することができる[12)19]．そこでまず，光刺激依存的に神経興奮を阻害できる光遺伝学タンパク質eArchTをvCA1に発現させ，社会性記憶の想起時に興奮阻害を行ったところ，社会性記憶の記憶想起時，あるいは，記憶形成時のいずれの阻害においても，記憶想起が障害されることが明らかになった[20]．一方で，dCA1の特異的な興奮阻害は，社会性記憶の想起に影響を与えなかった．以上の点は，vCA1ニューロンが社会性記憶に強く関与するという仮説を強く支持していた．

それでは，社会性記憶はvCA1ニューロンにおいて，どのようにコードされているのだろうか？ また，それぞれの個体に対して特異的に反応するようなジェニファー・アニストン細胞はvCA1領域に存在するのであろうか？ この疑問にアプローチするために微小脳内内視鏡（マイクロエンドスコープ）を用いて，社会性行動中のvCA1ニューロンの神経活動を記録した．微小脳内内視鏡とは，2グラム程度の非常に軽量のLED内蔵カメラシステムであり，自由行動下のマウスにおいてCa^{2+}イメージングを可能にする[21]．すると，ある特定のマウスAに対しての社会性記憶を形成させることにより，テストマウスのvCA1に存在する10％前後の錐体ニューロンは「テストマウスがマウスAに接近したとき」特異的に有意な興奮を示すことがわかってきた．このようなニューロンは，電気生理学的手法を用いた先行研究と同様に，dCA1領域からは検出されなかった．このようなvCA1ニューロンを「マウスAニューロン」と定義すると，マウスAニューロン集団は，テストマウスがマウスAに遭遇したときに有意に再興奮しやすいことも示された．これらの結果は，vCA1の錐体ニューロンが「ニューロン集団」として，マウスAについての社会性記憶という情報をコードし

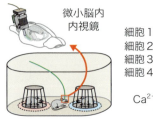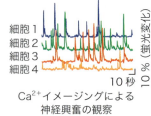

図2　「ニューロン集団」による社会性記憶の保持

ていることを示唆する．例えば，仮想的にvCA1領域が1～10番までのニューロンで構成されているとすると，マウスAを思い出しているときには3番，6番，9番が興奮し，マウスBを思い出しているときには2番，3番，8番が興奮するといった具合である（**図2**）[20)22]．

非常に興味深かったのは，マウスAについての記憶形成後24時間隔離し，マウスAを「忘れてしまった」後に，再度Ca^{2+}イメージング法でマウスAニューロンの神経興奮を調べたところ，マウスAニューロンは神経興奮の程度が低くなる一方で，いまだマウスAに対しての選択的反応性が残っていた点であった．すなわち，これまで社会性記憶はすばやく減衰すると考えられてきたが，実際には，その記憶痕跡は，記憶が行動レベルで検出できなくなった後だとしても，神経活動のレベルではvCA1に残存していることを意味していた．そこで前述の遺伝学的トリックを用いて，「マウスAについての社会性記憶を形成したときに興奮したニューロン集団」を再度，光遺伝学的に再興奮させたところ，記憶形成後24時間経過した後だったとしても，社会性記憶の想起が可能だということがわかった．つまり，「自然に」忘れている状態だったとしても，同様に記憶痕跡そのものはいまだそこに存在していることを意味していた[20]．

さらに，そのマウスAニューロン集団を人為的に興奮させながら，電気ショックによる恐怖刺激，あるい

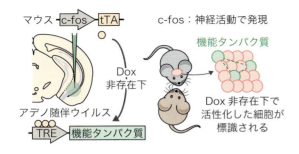

図3　記憶痕跡ニューロン特異的な遺伝学的標識

は，コカイン注入による快楽刺激を与えると，マウスAニューロンの社会性記憶と負，あるいは，正の感情情報が人為的に連合され（過誤記憶の挿入），テストマウスはマウスAに対して特異的に忌避行動や接近行動を示すようになった（**図3**）．以上の実験結果は，確かにvCA1領域の「ニューロン集団」が，マウスAについての社会性記憶を表現するのに十分な情報を保持していることを示している．

おわりに

記憶とは非常に「概念的」な高次機能である．正確さと柔軟さを兼ね備え，時にその柔軟さは「忘れる」という形で表出する．本稿ではさまざまな種の忘却を題材として，記憶痕跡の有無を論じた．記憶そのものは依然脳に格納されているにもかかわらず，それがベールで覆われている様は，あたかも，カズオ・イシグロの「忘れられた巨人」の「忘却の霧」のようですらある．利根川らは，この自然状態では想起できないにもかかわらず，光遺伝学による強力な興奮誘導ならば記憶想起が可能な状態を，「静かな記憶痕跡（Silent Engram）」と名付けている[23]．近年のニューロサイエンスは，Hebb則にはじまるニューロン間の情報伝達を足場に，徐々にニューロン集団のコードする情報，集団から集団への情報伝達の機構解明へと足を進めつつある．本稿で，記憶という情報をコードするニューロン集団としての，「スクラップ＆ビルド」研究の現在を実感していただければ幸甚である．

文献

1) Tonegawa S, et al：Neuron, 87：918-931, 2015
2) Josselyn SA, et al：Nat Rev Neurosci, 16：521-534, 2015
3) Poo MM, et al：BMC Biol, 14：40, 2016
4) Reijmers LG, et al：Science, 317：1230-1233, 2007
5) Han JH, et al：Science, 323：1492-1496, 2009
6) Liu X, et al：Nature, 484：381-385, 2012
7) Sweatt JD：Learn Mem, 6：399-416, 1999
8) Ryan TJ, et al：Science, 348：1007-1013, 2015
9) Roy DS, et al：Nature, 531：508-512, 2016
10) Tonegawa S, et al：Curr Opin Neurobiol, 35：101-109, 2015
11) Nabavi S, et al：Nature, 511：348-352, 2014
12) Bluthé RM, et al：Psychoneuroendocrinology, 18：323-335, 1993
13) Smith CN, et al：Proc Natl Acad Sci U S A, 111：9935-9940, 2014
14) Corkin S：Nat Rev Neurosci, 3：153-160, 2002
15) Kogan JH, et al：Hippocampus, 10：47-56, 2000
16) Quiroga RQ, et al：Nature, 435：1102-1107, 2005
17) Quiroga RQ：Nat Rev Neurosci, 13：587-597, 2012
18) von Heimendahl M, et al：J Neurosci, 32：2129-2141, 2012
19) Thor DH & Holloway WR：J Comp Physiol Psychol, 96：1000-1006, 1982
20) Okuyama T, et al：Science, 353：1536-1541, 2016
21) Ziv Y, et al：Nat Neurosci, 16：264-266, 2013
22) Okuyama T：Neurosci Res, 129：17-23, 2018
23) Roy DS, et al：Proc Natl Acad Sci U S A, 114：E9972-E9979, 2017

＜著者プロフィール＞
奥山輝大：2006年，東京大学理学部生物学科卒業．'11年，東京大学大学院理学系研究科生物科学専攻にて博士（理学）を取得．マサチューセッツ工科大学ピカワー学習記憶研究所博士研究員を経て，'17年より東京大学分子細胞生物学研究所准教授．'18年4月より，東京大学定量生命科学研究所准教授（現職）．社会性記憶が脳内でどのように形成され，どのように行動出力に至るのかという神経メカニズムを研究している．趣味は，釣りと肴料理と日本酒．

| 第2章 | 脳発達と回路再編により生み出される高次脳機能 |

2. 発声学習を決定する臨界期の聴覚経験依存的神経回路形成

杉山（矢崎）陽子

> 高等動物の脳内にある神経回路は生後発達の特定の時期「臨界期」に環境から受ける刺激に応じて形成，修飾される．この時期に受ける刺激が後の学習といった高次機能の発達にどのような影響を与えるのだろうか？ キンカチョウは幼少期に親の歌を聴いて覚え，後に自身の発声をこれに真似ることで歌を学習する．最近のわれわれの研究から，この幼少期の「親の歌を聴く」という経験によりキンカチョウヒナの高次聴覚野の神経回路が形成されることが示唆された．この高次聴覚野の神経回路が後にどのように発声や他の高次機能の発達を制御するのか明らかにすることで，幼少期の経験が後の高次機能発達に影響を与える神経メカニズムを理解できることが期待される．

はじめに

われわれが生まれたときにはすでにその頭には脳が存在し，機能している．しかし，生後すぐにすべての機能が備わっているわけでなく，高等動物では生まれた後にも脳内にある神経回路が発達することが知られている．この神経回路に支えられるわれわれの様々な機能も生後に発達するが，はじめに感覚，次に運動，といった基本的な機能が正常に発達することで高次機能が発達するというように，段階的に発達していく．例えばヒトの言語発達では1歳までに聞いた言語に依存して母音を聴き分ける能力が決定し，その能力によりその後の言語発達は大きく制限されることが知られている[1]．つまり，発達初期にどのような刺激を受けるかによって形成される神経回路が，後の高次機能発

達にまで影響を及ぼすと考えられる．最近の研究からはこの発達初期に正常に神経回路が形成されないことが後の自閉症，統合失調症といった神経疾患の発症の原因になるとも言われており[2]，幼少期の経験，環境が後の高次機能発達にどのように影響を及ぼすのか，その神経メカニズムを統合的に明らかにする研究の重要性は自明のことである．しかし生後まもなくの感覚経験に依存した神経回路発達から，この神経回路が制御する高次機能の獲得・発達まで一貫して行える研究モデルはあまり多くない．そのなかでわれわれの研究室では幼少期に聴いた親の歌を覚え，これを模倣して歌を学習するトリ，ソングバードの，なかでも発達期にのみ歌を学習するキンカチョウの歌学習に注目して幼少期の聴覚経験が後の音声発達を制御する神経メカニズムの研究を行っている．

Early auditory experiences shape neuronal circuits for vocal learning
Yoko Yazaki–Sugiyama[1][2]：Neuronal Mechanism for Critical Period Unit, Okinawa Institute of Science and Technology (OIST) Graduate University[1]／The International Research Center for Neurointelligence, The University of Tokyo Institutes for Advanced Study[2]（沖縄科学技術大学院大学臨界期の神経メカニズム研究ユニット[1]／東京大学国際高等研究所ニューロインテリジェンス国際研究機構[2]）

1 生後の経験に依存して発達する神経回路：臨界期可塑性

今から50年程前にHubelとWiselが子猫の片眼を閉じると閉じた方の眼の視力を失うこと，さらにおもしろいことに大人の猫の眼を閉じてもこの現象がみられないことを発見した．これは大脳視覚野の神経細胞が閉じている側の眼への光刺激に反応しなくなるという現象によるもので，高等動物では発達期の特定の時期，"臨界期"には神経細胞は高い可塑性（plasticity）をもち，環境要因や感覚入力による感覚経験に依存して形や機能が変化するため，環境要因や感覚入力に適応するように神経回路が形成，成熟することが明らかになった．この発見から，視覚野のみならず聴覚野，体性感覚野などさまざまな脳内の領域において，生後の発達期に刺激に依存してどのように神経回路が形成されるのか，またどのように臨界期が制御されるのか，その神経メカニズムの研究がさかんに行われてきている[3]．

聴覚野においてはマウスの第一次聴覚野に形成される周波数地図（tonotopy）が，臨界期に特定の周波数の音にのみ多く曝されることでその周波数地図の分布が曝された周波数の音に対応する部分が広がるように変化すること[4]，耳が聴こえなくなると第一次聴覚野の抑制性入力の発達が遅れることなど[5]，幼少期の経験が神経回路の発達に影響を及ぼすことが報告されている．さらに最近の研究では幼少期に耳が聴こえなくなると成鳥後の課題学習の習得が遅れるといった報告もある[6]．では幼少期に形成された神経回路はその後の高次機能にどのような影響があるのだろうか？われわれは歌を学習するトリ，ソングバードを用いてこの研究を行っている．

2 キンカチョウの歌学習

1）感覚学習と感覚–運動学習

ヒトの言語発達と同様，ソングバードは発声パターンである「歌」を幼少期の聴覚経験から学習する．そのなかでも多くの研究が行われてきたキンカチョウでは，オスのみが求愛歌として，その個体に特有の歌を唄う．しかしオスでも生まれたばかりのヒナは歌を唄えるわけではなく，生後に聴く成鳥の歌，主に親の歌を聴いて覚え，これを模倣することで自身の歌を発達させる．このキンカチョウの歌学習は2つの異なる過程からなる（**図1**）．オスのヒナはおよそ20日齢ごろになると正確に歌を聴分けられるようになり[7]，この時期に聴いた歌を記憶する．この「聴いて覚える」過程が感覚学習であり，およそ生後2カ月目までには終了してしまうことが，それ以降に新しい父親の歌を聴いてもこれを学習しないことから明らかになっている[8]．一方で，30日齢前後になるとオスのヒナは歌を唄いだす．しかし，はじめから上手な歌を唄えるわけではなく，はじめはサブソング（subsong）とよばれるヒトの赤ちゃんが「バブバブ」言っているような鳴き声であり，ヒナはこの自分の発声を聴き，覚えた父親の歌に摺り合わせるように何度も練習をくり返し唄い，自分の歌をつくり上げていく．この自身の発声を聴き，自身の発声を形成していく過程は感覚–運動学習であり，100日齢あたりまでくり返され，120日齢くらいになると歌は定型となり，オスはその個体特有の歌を一生涯唄い続ける．このようにキンカチョウの歌学習は親の歌を聴いて覚える「感覚学習」と，覚えた歌をもとに自身の発声を形成する「感覚–運動学習」からなる．この2つの学習過程は密接に係わり合い，親の歌を聴くという経験により形成された神経回路が，後の感覚–運動学習をも制御していることが考えられる．

2）歌学習のための神経回路

ⅰ）感覚学習神経回路

キンカチョウではこれまでに歌の発声，学習にかかわる脳内の神経回路が同定されてきた．先に述べたようにキンカチョウはオスのみが歌を唄い，メスは歌を唄わない．歌の発声にかかわる神経核も同様に性的二型を示すことから発見され，これらの神経核でつくられる歌の学習，発声を司る神経回路「ソングシステム」が同定されている（**図2**）[9]．そのなかでHVC核はその頂点に位置し，HVC核は聴覚経路から聴覚入力を受ける一方で，運動野であるRA核と皮質視床回路であるAreaXの2つの領域に出力している．この2つの経路はRA核で統合され，HVC–RAの経路は神経活動が歌の要素（シラブル）とその順序を制御し，歌の発声を制御していると考えられている一方で，皮質視床回路は歌の可塑性にかかわり，学習を制御していると考えられている．またHVC核は聴覚経路にあるNifから聴

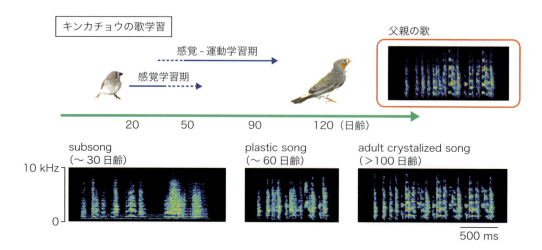

図1　キンカチョウの歌学習臨界期と歌の発達
キンカチョウのオスはそれぞれの個体に特有の歌を唄う．キンカチョウの歌は，いくつかの要素が同じ順番でくり返される構造をもつ．キンカチョウオスのヒナは生後20日前後になると親の歌を聴き，これを覚える（感覚学習期）．この時期は50日前後まで続くが，これ以降に新しい歌を聴いてもその歌は学習しない．一方で，30日前後になると自身で歌を唄うようになる．歌いはじめはsubsongと言われる未熟な歌であるが，自身の発声を聴き，覚えた父親の歌と摺り合わせるようにして歌の練習をくり返し（感覚‐運動学習期），plastic songと言われる要素の順番が不安定な歌を経て，安定した大人の歌（crystalized song）を唄うようになる．発達した歌は父親の歌とその音響学的構造がよく似ていることから親の歌を学習していることがわかる．

覚入力を受けており，このNifの活動を変化させることで歌学習が阻害されることから，HVC核が感覚（聴覚）と運動の統合を担っていると考えられている[10]．

ii）聴覚経路

一方で，歌を聴き分ける能力はメスにも存在する．一雄一雌の番をつくるキンカチョウのメスは，歌で番のオスを選ぶことが知られている[11]．音の情報を伝える聴覚経路は哺乳類のそれと相同であり，聴覚受容器から脳内に伝わった聴覚情報は7つの神経核を経て（大脳皮質と相同の）終脳の第一次聴覚野に伝えられる．哺乳類と違い，上丘（MLd核）までは周波数地図が存在し，神経細胞は特定の周波数の音に特異的な反応を示す[12]．一方で，第一次聴覚野（Field L）の視床からの入力を受ける領域（L2b）では神経細胞はノイズといった音にも聴覚応答を示すのに対し，高次領域に出力する領域（L3）では歌やcallといった音にのみ反応を示すことが知られ[13]，キンカチョウの歌に含まれる複雑で高速に変化する音の要素を検出していると考えられている[14]．そのなかでわれわれの最近の研究から，キンカチョウの歌のテンポ（リズム）は生得的に決まっており，歌の要素は学習しても，そのリズムは種の特

性として一定の範囲内に保たれていること，また第一次聴覚野にはこの歌のテンポと要素をそれぞれ検出する2つの独立の神経細胞群が存在することが明らかになった[15]．

3）臨界期の歌学習と臨界期の時期を制御する神経メカニズム

i）聴覚学習の神経メカニズム

このように，聴覚経路では歌のさまざまな音声情報が検出，処理され，この情報がソングシステムに伝わることで歌の感覚‐運動学習が制御されると考えられるが，一方で"親の歌を聴いて覚える"いう感覚学習には脳内のどの領域がかかわっているのか，つまり聴いて覚えた親の歌の記憶はキンカチョウヒナ脳内のどの領域に，どのように形成されるのか，最近の研究から高次聴覚野（NCM核）が注目されてきていた．キンカチョウの成鳥に親の歌，もしくははじめて聴くキンカチョウの歌を聴かせるとNCM核に神経活動のマーカーである初期遺伝子，ZENKが発現するが，覚えた親の歌を聴かせた個体群の方がより多くのZENKの発現がみられる[16]．また覚醒下のキンカチョウのNCM核の神経細胞から神経活動を記録し，キンカチョウの歌を聴かせると聴覚

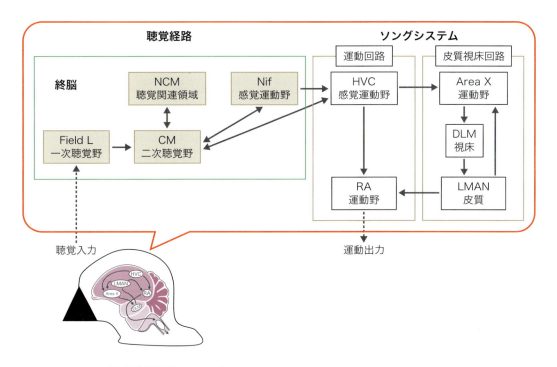

図2　キンカチョウの脳内聴覚経路とソングシステム
キンカチョウのオスの脳内には歌の学習・発声にかかわる神経回路，ソングシステムがある（メスには存在しない）．HVC核はその頂点に位置し，ここからRA核へ直接つながる運動回路とArea Xへつながる回路を介してRAに戻る皮質視床回路の2つの経路より構成されている．一方で，聴覚経路は雌雄に同様に存在する．脳幹，視床を介して終脳（哺乳類の大脳と相同）に伝わる．二次聴覚野，感覚運動野を通して聴覚情報はHVC核に伝わる．

応答がみられるが，くり返し同じ歌を聴かせるとその反応性は低下していく（habituation）．この反応性の低下の速度は親の歌を聴いているときと，はじめて聴くキンカチョウの歌を聴いているときでは親の歌を聴いているときの方が低下の速度が遅い[17]．また，歌を学習している時期のキンカチョウヒナのNCM核にERK（extracellular signal regulated kinase）阻害剤を投与すると学習が阻害される[18]．このような一連の報告から高次聴覚野であるNCM核に学習した歌の記憶が形成されると考えられたが，そのなかでわれわれはキンカチョウヒナのNCM核に慢性電極を植え込み，親の歌を学習する前後にわたってこの領域の神経細胞の活動を記録し，その聴覚応答が学習の前後でどのように変化するのか明らかにした（図3）[19]．慢性電極による神経活動の記録からNCM核の神経細胞には少なくとも発火頻度や発火の形が異なる少なくとも2種類の細胞群が存在するが，どちらも聴覚応答を示すことが明らかになった．またどちらの神経細胞群も親の歌を学習する前にはキン

カチョウの歌やcallなどに聴覚応答は示し，特定の歌に特異的な反応は示さなかった．しかし，親の歌を聴きはじめて数日後には，2種類の神経細胞群のうちBS（Brooder Spiking）細胞の一部の細胞群が聴いた親の歌にのみ特異的な反応を示すようになることを明らかにした．興味深いことにこの親の歌に特異的な聴覚応答を示す神経細胞は，BS細胞のなかでも15％程度に過ぎず，他の10％程度のBS細胞は自身の歌にのみ特異的な聴覚応答を示す，といったようにそれぞれの神経細胞群が異なる聴覚刺激に特異的な応答を示すことが明らかになった．さらにこの特異的な聴覚応答はNCM核内のGABA抑制性入力を阻害すると，その特異性が低くなることからNCM核内の抑制性入力によって制御されていることが示された．つまりわれわれの研究から聴覚学習期に親の歌を聴くという経験により，NCM核の神経回路，特に抑制性神経回路が修飾され，特定の細胞群が親の歌を特異的に検知することができるようになる，こうして聴覚記憶が形成されることが示唆された．この

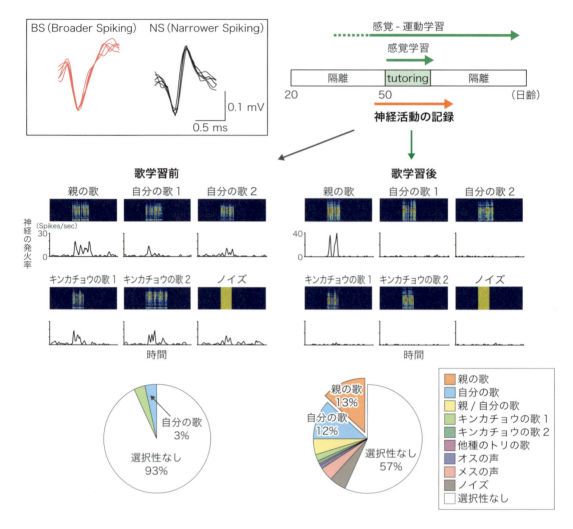

図3 キンカチョウヒナの親の歌の聴覚記憶を司る神経細胞群
キンカチョウヒナのオス,高次聴覚野に慢性電極を植え込み,その神経活動を記録し,聴覚応答を見ると,発火の形状の異なる2種類の神経細胞が見られる(左上).このうちBS細胞の聴覚応答を親の歌を聴く(tutoring)の前後で比較してみると,学習前はほとんどの細胞が,どの歌にも反応する選択性のない聴覚応答を示すのに対し(左),歌学習後には一定の割合のBS細胞群が親の歌にのみ反応する,という選択的な聴覚応答を示す.また,別の細胞群は自分の歌にのみというように,学習後には選択性のある聴覚応答を示す神経細胞群が見られるようになる(文献19を元に作成).

NCM核に形成される神経回路が,どのようにソングシステムを制御し歌の発声を制御するのか,今後の研究課題となっている.

ⅱ)歌学習臨界期の神経メカニズム

では,なぜキンカチョウのヒナはヒナのときにのみ親の歌を聴いて学習することができるのだろうか？ 臨界期の時期形成の神経メカニズムについては,哺乳類の大脳皮質において経験依存的可塑性の研究がさかんに行われている.なかでも大脳第一次視覚野における眼優位可塑性の研究においては,抑制性神経機構の発達により臨界期が開始すること,活動依存的に時期が決定すること,細胞外マトリクスなど臨界期を終了させる分子が経験依存的,時期依存的に発現し臨界期が終了すること,といった原理が提唱されている[3].では,キンカチョウの歌学習の臨界期も同様な神経メカニズムによって制御されているのだろうか.数は少な

いが，先に述べた原理のいくつかはキンカチョウの歌学習においても報告がある．GABA抑制性神経細胞は感覚運動学習期に歌を唄うオスでのみ運動神経核であるRA核においてその数が上昇し，その後減少することが報告されている[20]．また，生後間もなくから親の歌を聴かずに生育する聴覚隔離を行うと，通常の臨界期の時期を過ぎても学習が行えること，つまり活動依存的に感覚学習期の時期が決定することが明らかになっている[21]．さらに臨界期終了の時期に発現し，可塑性を抑止するとも言われる細胞外マトリクスが歌学習の終了期にソングシステムの神経核に発現すること，聴覚隔離によって臨界期の終了時期が遅れると，同様に細胞外マトリクスの発現も遅れることが明らかになっている[22]．このようにキンカチョウの歌学習臨界期も哺乳類の大脳皮質にみられる経験依存的可塑性の臨界期と同様の神経メカニズムで制御されていることが示唆されているが，キンカチョウの歌学習は感覚学習期と感覚運動学習期の2つの臨界期から形成されるにもかかわらず，この2つは統合的に考えられており，それぞれの臨界期がどのように制御されているのか，いまだに明らかになっていない．

4）トリの歌学習の研究の応用

このように，キンカチョウの歌学習は，発達臨界期の聴覚経験に依存した神経回路形成と，この形成された神経回路による発声運動学習の制御という，発達初期の環境からの刺激が後の高次機能の発達に与える影響を一貫して研究を行えるモデルであることを述べてきた．キンカチョウが歌を学習することは生得的に獲得している能力であり，報酬などによらず成立する確立した行動である．その確立された行動はわれわれに備わる，さまざまな高次機能の研究に用いることができる．例えばヒトの赤ちゃんは言語を生後発達のコミュニケーションから発達させるが，単なる音声を聴くのみでは学習が成立しない[1]．カクテルパーティー効果としても知られるように，個体の注意・覚醒といった内的要因によって多くの聴覚刺激のなかから必要な情報のみを知覚したり，学習できたりする．同様にキンカチョウも音声コミュニケーションを通して聴く歌はよく学習するが，スピーカーから流れる歌を聴いてもこの歌をほとんど学習しない[23]，しかし一方で自身の行動に対する報酬として提示されるとよく学習するこ

とが明らかになっている[24]．つまりキンカチョウの歌学習はこのような認知といった高次機能を研究するためのよいモデルともなっている．われわれの研究室では最近の研究から実際にキンカチョウヒナの高次聴覚野の神経細胞の聴覚応答が親の存在で変化することも明らかにしており[25]，これにより学習が制御されているのか明らかにすることが，今後の課題となっている．

おわりに

幼少期のさまざまな経験が，後の高次機能にまでどのような影響を及ぼすのかその神経メカニズムを明らかにすることは，子どもの健やかな発達を促す環境を考え，機能発達障害に対する治療法を考える意味でも重要である．キンカチョウは遺伝子改変動物が確立していないことから，分子生物学的，遺伝的研究が行いにくく研究人口も多くはない．しかし最近，ウイルスベクター，CRISPR/Cas9といった新しい手法が開発されてきている．これらの新しい手法を生物学的，行動学的に確立されたキンカチョウの歌学習の研究に取り入れることにより，新たに研究が発展することが期待される．

文献

1) Kuhl PK：Neuron, 67：713-727, 2010
2) Cohen S & Greenberg ME：Annu Rev Cell Dev Biol, 24：183-209, 2008
3) Hensch TK：Annu Rev Neurosci, 27：549-579, 2004
4) Barkat TR, et al：Nat Neurosci, 14：1189-1194, 2011
5) Kotak VC, et al：Cereb Cortex, 18：2098-2108, 2008
6) von Trapp G, et al：Hear Res, 347：3-10, 2017
7) Amin N, et al：J Neurophysiol, 97：3517-3531, 2007
8) Eales LA：Anim Behav, 33：1293-1300, 1985
9) Mooney R：Curr Opin Neurobiol, 19：654-660, 2009
10) Roberts TF, et al：Nat Neurosci, 15：1454-1459, 2012
11) Nowicki S, et al：Proc Biol Sci, 269：1949-1954, 2002
12) Woolley SM & Casseday JH：J Neurophysiol, 91：136-151, 2004
13) Shaevitz SS & Theunissen FE：J Neurophysiol, 98：2747-2764, 2007
14) Theunissen FE, et al：J Neurosci, 20：2315-2331, 2000
15) Araki M, et al：Science, 354：1282-1287, 2016
16) Bolhuis JJ, et al：Proc Natl Acad Sci U S A, 97：2282-2285, 2000
17) Phan ML, et al：Proc Natl Acad Sci U S A, 103：1088-1093, 2006
18) London SE & Clayton DF：Nat Neurosci, 11：579-586, 2008

19) Yanagihara S & Yazaki-Sugiyama Y：Nat Commun, 7：11946, 2016
20) Sakaguchi H：Exp Brain Res, 108：62-68, 1996
21) Livingston FS, et al：Nat Neurosci, 3：482-488, 2000
22) Balmer TS, et al：J Neurosci, 29：12878-12885, 2009
23) Eales LA：Anim Behav, 37：507-520, 1989
24) Tchernichovski O, et al：Science, 291：2564-2569, 2001
25) Yanagihara S & Yazaki-Sugiyama Y：Behav Processes, doi: 10.1016/j.beproc.2018.04.003, 2018

<著者プロフィール>

杉山（矢崎）陽子：上智大学大学院にて青木清教授の指導の下，博士号（理学）を取得．その後，Duke大学，Richard Mooney教授の下でトリの歌学習の研究を，理化学研究所脳科学総合研究センター・ヘンシュ貴雄チームにおいてマウスの眼優位可塑性を用い臨界期の研究を行う．2011年より独立して沖縄科学技術大学院大学にて2つの研究を統合し，トリの歌学習の臨界期可塑性と，その時期の決定の解明に向けて研究を行っている．

第2章 脳発達と回路再編により生み出される高次脳機能

3. 睡眠の制御メカニズムと その破綻に伴う行動異常

大石　陽，林　悠，柳沢正史

> われわれは人生の3分の1を睡眠に費やすにもかかわらず，なぜ眠る必要があるのか，そして睡眠前後に脳内で何が変化するのかは明らかでない．近年，神経活動操作・観察技術やゲノム編集技術の急速な発展に伴い，新しい睡眠の制御メカニズムが次々と報告されている．本稿では，われわれが2012年に設立した睡眠研究に特化した研究拠点（IIIS）の最新の業績を中心に，主にマウスの睡眠制御メカニズムについて概説する．さらに，睡眠障害に伴って現れる行動異常の例を示し，その治療に向けた取り組みなども紹介する．

はじめに

　睡眠は脳をもつ動物が毎日数時間を費やす行動で，脊椎動物，無脊椎動物を問わずほぼユビキタスにその存在が確認されている．睡眠不足は作業効率や判断機能の低下を引き起こし，また長期の強制断眠は動物を死に至らしめる[1]．このため，生命活動における睡眠の重要性は強く信じられているが，現在，その具体的な意義は十分な説明がなされていない．その原因の

【略語】
A$_{2A}$R：アデノシンA$_{2A}$受容体
CRL：cerebellar rhombic lip
dDpMe：deep mesencephalic nucleus dorsal area
NALCN：Na$^+$ leak channel
OX1R：オレキシン1受容体
OX2R：オレキシン2受容体
Sik3：salt inducible kinase 3
subLDT：sublaterodorsal tegmentum

1つとして，睡眠制御メカニズムの全容が明らかでないために機能の解析が容易でない点があげられる．われわれは2012年に睡眠研究に特化した世界でもユニークな研究拠点，国際統合睡眠医科学研究機構（International Institute for Integrative Sleep Medicine：IIIS）を設立し，ヒト・マウス・線虫などを対象として睡眠の基礎および応用研究に精力的に取り組んでいる．本稿では，ヒトとマウスの睡眠構造を概説した後，主にマウスを用いて明らかにされた睡眠覚醒制御メカニズムに関して，ごく最近IIISから発表された成果とともに関連分野の動向を紹介する．

1 ヒト・マウスの睡眠構造

1）ヒトの睡眠

　哺乳類の睡眠状態を現在最も客観的かつ信頼性をもって判別できる方法は，脳波の分析である．ヒトの睡眠は大きく分けてノンレム睡眠とレム睡眠に分類さ

Sleep-regulatory mechanisms and behavioral abnormalities associated with its dysregulation
Yo Oishi/Yu Hayashi/Masashi Yanagisawa：International Institute for Integrative Sleep Medicine, University of Tsukuba
（筑波大学国際統合睡眠医科学研究機構）

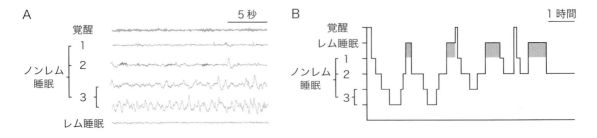

図1　ヒトの睡眠
A) 覚醒時および各睡眠ステージにおけるヒトの脳波．脳波のデータは筑波大学IIIS佐藤誠先生より提供．B) 一晩の睡眠における典型的な睡眠構造．■はレム睡眠をあらわす．睡眠ステージのデータは秋田大学神林崇先生より提供．

れ，ノンレム睡眠は睡眠の深さに応じてさらにステージN1〜N3に分類される（**図1A**）．各ステージにおいて特徴的な脳波が出現し，最も深い睡眠であるステージN3では睡眠の深さの指標である低周波高振幅の徐波とよばれる脳波が観察されるため，このステージは特に徐波睡眠ともよばれる．レム睡眠はノンレム睡眠に続いて起こる睡眠ステージで，覚醒時に類似した脳波が観察されることから，逆説睡眠ともよばれる．レム睡眠時の特徴としては，その名前の由来となった急速眼球運動（Rapid Eye Movement）や呼吸筋・眼筋などを除く全身の骨格筋の弛緩がある．**図1B**に典型的な一晩の睡眠パターンを示した．睡眠の大部分はノンレム睡眠で占められており，夜の前半に徐波睡眠が多く出現し，ノンレム睡眠−レム睡眠のくり返しが約90分周期で現れるのが一般的である．また，ヒトは1日1回の長く深い睡眠を特徴とする単相性睡眠の形をとる．

2）マウスの睡眠

マウスの睡眠も脳波により判別でき（**図2A**），ヒトと同様にノンレム睡眠およびレム睡眠の2種類で構成される．一般的にノンレム睡眠は単一ステージとして表示され，徐波睡眠とよばれることもある．ヒトと同様にレム睡眠はノンレム睡眠の後に生じる．レム睡眠時の脳波はヒトの場合と違って特徴的であり，6〜10ヘルツのシータ波が多くみられる．これはシータ波を生み出す海馬領域が電極を設置する脳表に比較的近いことから，シータ波の検出が容易であるためと考えられる．マウスの睡眠は多相性であり，数分程度の睡眠を1日に何十回もくり返すのが一般的である（**図2B**）．

2　ノンレム睡眠の制御機構

ノンレム睡眠を調節する主要な因子として，睡眠の恒常性，体内時計，モチベーションの3つのプロセスが考えられている．それぞれが関与する睡眠制御メカニズムについて最近の知見を交えて紹介する．

1）恒常性制御

われわれは徹夜などの長期覚醒後に普段以上の眠気を感じる．また，一定時間眠ると自然に目が覚め，その後の入眠は困難となる．このように過不足した睡眠を調整する性質は"睡眠の恒常性"とよばれる．長期覚醒後の眠気の正体については，じつに100年以上前から研究されており，日本の生理学者石森とフランスの神経科学者ピエロンが20世紀初頭のほぼ同時期に独立に発表した論文により，いわゆる「睡眠物質」の存在がはじめて予言された[2)〜4)]．彼らは長期覚醒後の犬の脳脊髄液を採取し，それを別の犬の脳に注入した結果，その犬が眠りはじめることを発見した．すなわち，長期覚醒中に蓄積し，睡眠を誘導するような「睡眠物質」が脳内に存在すると推測された．その後，さまざまな方法で睡眠物質の探索が行われ，数十種類にも及ぶ睡眠誘発可能な物質が発見された．しかし，各物質について生理学的・薬理学的手法や遺伝子操作マウスなどを用いた解析が行われたが，睡眠の恒常性調節において中心的な役割を果たす物質や関連メカニズムを示す決定的かつ十分な証拠は，現在までに提示されていない．

われわれは最近，前述の手法とは異なる全く新しいアプローチ，すなわちゲノム上にランダムに突然変異を導入したマウス約8,000匹を対象とした大規模睡眠

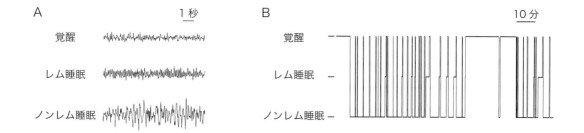

図2 マウスの睡眠
A) 覚醒時,レム睡眠時およびノンレム睡眠時における典型的な脳波.B) 明期(休息期)におけるマウスの睡眠構造の例.

解析を行い,睡眠制御にかかわる遺伝子を探索した.その結果,睡眠の恒常性に異常がある変異家系を発見した[5]ので紹介する.この家系は野生型よりもノンレム睡眠が顕著に増加していたので,*Sleepy*と名付けた(**図3A**).睡眠異常の原因変異を探るために連鎖解析および全エキソームシークエンス解析を行った結果,9番染色体のSik3(salt inducible kinase 3)遺伝子に点変異が同定された.ゲノム編集によって同様の点変異を野生型マウスに導入したところ,やはり顕著なノンレム睡眠増加を示したため,Sik3の点変異がノンレム睡眠増加の直接的な原因であると考えられた.

*Sleepy*マウスのノンレム睡眠増加の理由を探るため,新規環境(新しい飼育ケージ)への移動もしくはカフェインやモダフィニルなど薬理作用を利用した覚醒刺激を与えたが,野生型マウスと同様に覚醒の延長が観察された.すなわち,*Sleepy*マウスの睡眠増加(覚醒減少)は覚醒促進機構の異常が原因ではないと推察された.*Sleepy*マウスは概日リズム行動も正常であった.一方,睡眠の深さと睡眠要求の指標であるノンレム睡眠中の脳波徐波成分を分析したところ,*Sleepy*マウスでは徐波成分が野生型マウスよりも有意に多かった.したがって*Sleepy*マウスでは睡眠要求量が何らかの原因で高く,そのためにノンレム睡眠量が増加すると考えられる.さらなる解析の結果,断眠後の脳組織サンプルではSIK3のリン酸化酵素活性を担うとされるT221アミノ酸のリン酸化が選択的に亢進されていることが判明し,SIK3のリン酸化状態と睡眠恒常性の関連性が示唆された.このように,SIK3は恒常性制御の分子メカニズム解明に際して非常に重要な分子である

ことが示された.また,今後はタンパク質のリン酸化といった新しい観点から恒常性制御のしくみが解かれていくと推察される.

2) 概日時計による制御

海外に行って時差ぼけが起こるのは,体内にある概日時計が睡眠覚醒リズムを制御するためである.哺乳類においては視床下部の視交叉上核が時計中枢として知られるが,概日時計が睡眠を制御するメカニズムは現在不明である.概日時計のリズムを感知し,さらに睡眠覚醒を調節する何らかのシステムが想定されるが,その解明は今後の研究に期待したい.

3) モチベーションによる制御

われわれは車の運転中や試験勉強中などの眠りたくない状況で,自分の意志により眠気に抵抗できる.一方,例えば映画や授業が退屈なとき,眠気に襲われる場合がある.このように,"モチベーション"は睡眠覚醒の制御因子の1つである.また,モチベーション行動に重要である神経伝達物質ドパミンはその関連遺伝子の欠損マウスの表現型や薬理実験の結果から,覚醒誘導に関与するとされてきた.しかしながらモチベーションやドパミンが睡眠覚醒を制御する神経メカニズムは明らかでなく,ここ数年でようやくいくつかの神経核について報告が出はじめたので紹介する.

i) 側坐核

大脳基底核の一部である側坐核は,ドパミン受容体を発現し,報酬行動や嗜癖に重要である.さらに睡眠誘発物質であるアデノシンの受容体も発現し,特にアデノシンA_{2A}受容体($A_{2A}R$)はコーヒーに含まれるカフェインによる覚醒効果に必須である.われわれは最

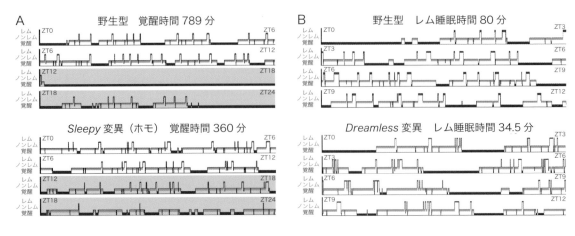

図3 遺伝子変異による睡眠異常マウスの睡眠構造
A) ノンレム睡眠量が多く，覚醒時間が少ない*Sleepy*マウス．B) レム睡眠量が顕著に少ない*Dreamless*マウス．

近，光遺伝学※1・化学遺伝学※2ツールを用いて$A_{2A}R$発現神経の活動操作が睡眠覚醒に与える影響を調べた．その結果，$A_{2A}R$神経の選択的活性化による非常に強力なノンレム睡眠誘発作用，また抑制によるノンレム睡眠の顕著な抑制効果を発見した．さらに側坐核を構成するコアおよびシェル領域のうち，コア領域が主に睡眠誘発を担うこと，また側坐核の下流領域のうち，腹側淡蒼球を介して睡眠誘発が生じることを明らかにした．すなわち，側坐核$A_{2A}R$神経の活性が睡眠制御に必要十分であり，かつコア領域から腹側淡蒼球への投射が重要であると示唆された．

続いて$A_{2A}R$神経の神経活性を免疫組織化学的に解析したところ，モチベーションを上昇させる刺激（チョコレート・玩具・異性マウスなど）によって活性が低下し，それに伴い睡眠量が減少した．一方，強制覚醒中に活性は変化せず，また同神経の抑制は強制覚醒後のリバウンド睡眠に影響を与えなかった．これらの結果により，側坐核は，睡眠の恒常性機能ではなくモチベーション刺激を感知する，モチベーションによる睡眠覚醒制御において非常に重要な役割を果たす脳部位であると考えられる[6]．

ii）腹側被蓋野

側坐核へのドパミン入力は，主に中脳の腹側被蓋野を起点としている．腹側被蓋野ドパミン神経も同様に報酬行動に重要であるが，睡眠覚醒調節における機能は定かではなかった．興味深いことに，われわれも含めた複数のグループによって，腹側被蓋野ドパミン神経の覚醒調節機能が最近立て続けに報告された[7)～9)]．すなわち，同神経は非常に強い覚醒促進機能をもち[7) 9)]，麻酔下であったとしても，その活性化は蘇生までの時間を短縮する[8)]．さらに同神経のカルシウム活性は高嗜好性食物・異性マウス・天敵の臭いなどの提示により上昇する[7)]ことから，それらの刺激に応じて神経活性が増加し，覚醒を促進すると考えられる．

iii）背側縫線核（腹側中脳水道周囲灰白質）

脳幹に位置する背側縫線核はセロトニン神経の局在でよく知られるが，ドパミンを合成・放出する別の神経も含んでいる．このドパミン神経は覚醒時に活性化し，その欠損がラットの覚醒量を減少させる[10)]ことから，覚醒調節への関与が示唆されていたが，技術的な問題からその機能は明らかでなかった．昨年（2017年），光遺伝学手法およびカルシウム活性測定により，

※1 光遺伝学
特定の波長の光に反応するイオンチャネルや受容体を目的の神経に発現させ，神経活動を操作する実験手法．青色光により開口する陽イオンチャネル・チャネルロドプシン2が神経興奮を目的として汎用される（4章-4も参照）．

※2 化学遺伝学
特定の化合物に反応する人工受容体を目的の神経に発現させ，神経活動を操作する実験手法．ムスカリン受容体を利用したDREADDシステムが汎用され，神経の興奮にhM3Dqが，抑制にhM4Diが用いられる．

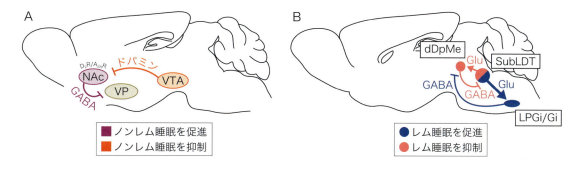

図4 最新の知見に基づく睡眠制御モデルの例
A）モチベーションによるノンレム睡眠制御モデル．モチベーション刺激により腹側被蓋野（VTA）ドパミン神経が活性化し，側坐核（NAc）$A_{2A}R$神経が抑制され，覚醒が促進される（ノンレム睡眠の抑制）．逆に刺激がない場合，NAcの活性が高く，腹側淡蒼球（VP）を介してノンレム睡眠が誘導されると考えられる．B）レム睡眠制御神経回路モデル．橋のsubLDTにはレム睡眠を促進する神経と抑制する神経がある．それぞれ，延髄のLPGi/Gi（lateral paragigantocellular nucleus/gigantocellular nucleus）および中脳のdDpMeへと投射し，これらの領域からも相互への抑制性の出力がある．

このドパミン神経が腹側被蓋野ドパミン神経と非常に類似した覚醒調節能をもつことが報告された．すなわち，その活性化は直ちに覚醒を誘導し，またチョコレート・異性マウス・電気ショックなどの刺激により同神経は活性化される[11]．

以上のようにモチベーション刺激と睡眠覚醒制御の関係は，ドパミン神経系の解析を軸として近年急速に明らかになりつつある（**図4A**）．しかしながらその全体像はまだ不明であり，他のドパミン神経群との比較・解析が期待される．また，ドパミンが覚醒を促進する詳細なメカニズムや生理的意義も明らかでなく，今後の課題である．

3 レム睡眠の制御機構

レム睡眠は急速眼球運動を伴い，かつ覚醒時に類似した脳波を示す特徴的な睡眠状態として1953年に発見された[12]．鳥類や哺乳類などの大脳が発達した脊椎動物でみられるため，脳の高次機能にかかわると推察されるが，発見以来60年以上経つ今日においてもレム睡眠の生理的意義や制御メカニズムは不明な点が多い．本項では，レム睡眠の制御機構についてIIISの最近の成果を紹介する．

1）脳幹による制御

Jouvetらによって1960年代に行われたネコのさまざまな脳部位の切除実験の結果によって，レム睡眠は脳幹の橋に制御されることが示された[13]．この領域の中の青斑下核α〔またはsubLDT（sublaterodorsal tegmentum）〕とよばれる部位には，レム睡眠を強く誘導するニューロンが存在する．しかし多数の機能的神経集団が混在することから，レム睡眠を制御する神経集団のみの解析はこれまで技術的に困難であった．われわれは最近，脳の発生段階に一時的に発現する遺伝子を用いるというユニークな方法により，レム睡眠を制御する神経群を新たに同定した[14]．具体的には，後に橋被蓋野の興奮性神経へと分化し，マウス胎仔期に一時的に現れる小脳菱脳唇（cerebellar rhombic lip：CRL）に着目した．そしてCRLのマーカーであるAtoh1を発現する細胞を遺伝学的に成体まで追跡し，橋のsubLDTのごく限られた領域に局在するグルタミン酸作動性神経の標識に成功した．睡眠覚醒における機能を調べるため，化学遺伝学的にこの神経群を活性化したところ，レム睡眠の顕著な減少およびそれに伴うノンレム睡眠の増加が観察された．したがってsubLDTは，レム睡眠の正負の制御双方にかかわることが判明した．またこの神経群の軸索の投射先を調べたところ，中脳深部核背側部（deep mesencephalic nucleus dorsal area：dDpMe）への投射が判明した．dDpMeは過去の薬理学的な実験から，レム睡眠制御への関与が強く疑われていたものの，細胞種などの詳細は明らかでなかった．そこでdDpMeのGABA作動性神経を化学遺伝学的に活性化したところ，CRL由来

神経を活性したときと同様に，レム睡眠の減少およびノンレム睡眠の増加が起こった．一方，同神経の活動を抑制したところ，レム睡眠が誘導された．以上により，新たに同定したCRL由来グルタミン酸作動性神経は，dDpMeのGABA作動性神経を介してレム睡眠を制御していることが強く示唆された（**図4B**）．

2）単一チャネルによる制御

われわれは前述したランダム変異マウスの大規模スクリーニングにおいて，ノンレム睡眠に異常がある*Sleepy*マウスに加えて，レム睡眠時間が野生型マウスの半分ほどである*Dreamless*マウスを見出した（**図3B**）[5]．連鎖解析および全エキソームシークエンス解析の結果，14番染色体の*Nalcn*（Na$^+$ leak channel）遺伝子に点変異が見出された．NALCNは陽イオンを非選択的に透過させる電位非依存的チャネルであり，神経細胞の興奮性を制御すると考えられる．変異型NALCNでは315番目のアスパラギンがリジンに置換されていたため，同様の変異をCRISPR/Cas9システムによって野生型マウスのゲノムに挿入したところ，このマウスもレム睡眠の顕著な減少を示した．

NALCNは脳の非常に広範囲の神経細胞に発現する．われわれはdDpMeにおけるNALCNの発現に注目し，*Dreamless*マウスの脳スライスを用いて，dDpMe領域の電気生理学的特性を解析した．その結果，*Dreamless*マウスのdDpMe神経は恒常的に静止膜電位が浅く，自発発火頻度が顕著に高かった．したがって，dDpMeのレム睡眠抑制神経細胞の活性化により*Dreamless*マウスのレム睡眠が減少している可能性が示唆された．

4 睡眠制御破綻に伴う行動異常

われわれは20年前にオーファンGPCRのリガンドとして神経ペプチドオレキシンを同定した[15]．当初は摂食行動にかかわるとして報告したが，その欠損マウスの解析などから，後に睡眠覚醒調節に重要な役割を果たす制御因子であることが判明した[16]．すなわち，オレキシンシグナルが欠損すると，覚醒維持が困難となり，覚醒の断片化が起こる．本項では，オレキシン系破綻に伴う行動異常やその治療へ向けた近年の取り組みを紹介する．

1）ナルコレプシー／カタプレキシー

ナルコレプシーは日中の過度の眠気を主症状とし，覚醒の維持が困難となる睡眠障害である．外側視床下部のオレキシン神経の脱落を原因とすることが臨床研究や動物モデルの解析より明らかにされている．多くのナルコレプシー患者はカタプレキシーという脱力発作を示し，笑い・喜びなどの強い感情に応じて突然の全身の脱力に襲われる症状に悩まされている．カタプレキシーは，オレキシンやその受容体（オレキシン2受容体；OX2R）の欠損マウスもしくはオレキシン神経脱落マウスなどのナルコレプシー動物モデルにおいても生じ，チョコレートなどの高嗜好食物を与えると高頻度で観察される[16][17]．現在ナルコレプシー患者には興奮剤や抗鬱剤などが処方されるが，メカニズムに根ざした治療ではないため，しばしば服薬を困難にする副作用を招く現状となっている．

われわれは最近，非ペプチド性の選択的OX2R作動薬YNT–185を開発した[18]．さらにYNT–185の腹腔内あるいは脳室内投与による，オレキシン欠損マウスおよびオレキシン神経脱落マウスのカタプレキシー様行動の抑制を見出した[19]．また，YNT–185の投与は覚醒を促進したが，その後の睡眠増加は観察されず，体温変化もみられなかった．さらにYNT–185のくり返し投与により，カタプレキシー様行動が持続的に抑制された．したがって，OX2R作動薬はナルコレプシーの効果的な病因治療薬となる可能性がある．われわれは現在，YNT–185の効力をさらに強めた薬剤を開発中であり，将来的な臨床応用をめざしている．

2）恐怖反応

ナルコレプシー患者は嫌悪刺激に対する反応が弱い[20][21]．これはすなわち，オレキシンシグナルの感情のプロセスへの関与を示唆する．最近，オレキシンによる青斑核を介した恐怖反応の調節機能が明らかにされた[22]のでここで紹介する．

征矢，櫻井らは，オレキシン1受容体（OX1R）欠損マウスにおいて条件付け学習による恐怖反応（すくみ反応，フリージング）が起こりにくいことを報告してきた[23]．彼らは最近，恐怖反応に重要で，かつOX1Rを強く発現する青斑核，および青斑核が神経投射し，かつ情動反応に重要である扁桃体に注目し，それら脳領域をつなぐ神経経路とその恐怖反応との関係をさま

ざまな神経科学手法を用いて詳細に解析した.

　まず彼らは，青斑核選択的なOX1R欠損マウスにおける条件付け学習による恐怖反応の減弱を示し，青斑核のOX1Rが正常な恐怖反応を示すのに必須であることを発見した．興味深いことに，この恐怖反応は学習に使われたコンテクストとは似て非なるコンテクストによって惹起されていた．すなわち恐怖の汎化〔心的外傷後ストレス障害（PTSD）などにみられる，恐怖記憶への不適切かつ過剰な応答〕におけるオレキシンシグナルの重要性が示された．彼らは次に，狂犬病ウイルスによる経シナプス逆行性標識法などを用いて，外側扁桃体に投射し，かつオレキシン神経からシナプス入力を受ける青斑核ノルアドレナリン神経の存在を証明した．さらに，青斑核のノルアドレナリン神経の化学遺伝学的抑制および外側視床下部‐青斑核経路の光遺伝学的抑制による恐怖反応の減弱を示し，各神経システムの重要性を明らかにした．一方，青斑核に投射するオレキシン神経もしくは外側扁桃体に投射する青斑核ノルアドレナリン神経の光遺伝学的活性化は恐怖反応を増強し，各神経活動操作が恐怖の汎化に寄与することが判明した．さらに，OX1R拮抗薬の投与は恐怖反応を減弱させたため，薬理的なOX1Rシグナルの阻害は，PTSDや不安を伴う不眠への有効な治療法となる可能性が示唆された.

おわりに

　マウス実験によって最近明らかにされた，ノンレム・レム睡眠制御メカニズムやその破綻に伴う行動異常などを紹介した．遺伝子から神経システムに至るまで多方面からのアプローチによって，これまで決定的な証拠が少なく不明瞭であった制御メカニズムが，徐々に実体をもち出した印象がある．特に特定の神経群の機能に関しては，光遺伝学／化学遺伝学による神経活性操作やファイバフォトメトリ／イメージングによる活性観察などの実験手法の発達によって急速に明らかになりつつあり，誌面の都合上多くを紹介できなかったが，世界的に見て非常に多数の睡眠覚醒制御にかかわる神経群が同定されてきている．今後の数年間で同様の解析はさらに進み，神経ネットワークによる睡眠制御の全体像が見えてくる可能性は高い．その進展とともに，眠気の実体や体内時計による睡眠制御などの重要課題が明らかになることを期待したい.

文献

1）Rechtschaffen A, et al：Science, 221：182-184, 1983
2）Ishimori K：Tokyo Igakkai Zasshi, 23：429-457, 1909
3）Legendre R & Pieron H：C R Soc Biol, 68：1108-1109, 1910
4）Kubota K：Neurosci Res, 6：497-518, 1989
5）Funato H, et al：Nature, 539：378-383, 2016
6）Oishi Y, et al：Nat Commun, 8：734, 2017
7）Eban-Rothschild A, et al：Nat Neurosci, 19：1356-1366, 2016
8）Taylor NE, et al：Proc Natl Acad Sci U S A：pii：201614340, 2016
9）Oishi Y, et al：Brain Struct Funct, 222：2907-2915, 2017
10）Lu J, et al：J Neurosci, 26：193-202, 2006
11）Cho JR, et al：Neuron, 94：1205-1219.e8, 2017
12）ASERINSKY E & KLEITMAN N：Science, 118：273-274, 1953
13）JOUVET M, et al：C R Seances Soc Biol Fil, 157：845-849, 1963
14）Hayashi Y, et al：Science, 350：957-961, 2015
15）Sakurai T, et al：Cell, 92：573-585, 1998
16）Chemelli RM, et al：Cell, 98：437-451, 1999
17）Oishi Y, et al：J Neurosci, 33：9743-9751, 2013
18）Nagahara T, et al：J Med Chem, 58：7931-7937, 2015
19）Irukayama-Tomobe Y, et al：Proc Natl Acad Sci U S A, 114：5731-5736, 2017
20）Khatami R, et al：J Sleep Res, 16：226-229, 2007
21）Ponz A, et al：Ann Neurol, 67：394-398, 2010
22）Soya S, et al：Nat Commun, 8：1606, 2017
23）Soya S, et al：J Neurosci, 33：14549-14557, 2013

＜著者プロフィール＞

大石　陽：大阪大学で学位取得．米国ハーバード大学に留学．現在はIIISにてモチベーション関連睡眠調節を研究中．将来的には，われわれは果たして眠る必要があるのだろうか？　という問いを追及していきたい.

林　悠：東京大学で学位取得．理化学研究所の研究員を経て，筑波大学IIISで研究室を主宰．睡眠の生理的役割の解明に取り組んでいる.

柳沢正史：テキサス大学・ハワードヒューズ医学研究所にて24年間研究室主宰後，現筑波大学IIIS機構長．血管収縮因子エンドセリンおよび睡眠制御因子オレキシンを発見．現在は「眠気」の神経科学的実体の解明に挑んでいる.

第2章　脳発達と回路再編により生み出される高次脳機能

4. 手綱核による危険予知と絶望

岡本　仁，天羽龍之介

迫りくる危険に応じて最適の回避方法を習得するには，手綱核・モノアミン神経回路が重要な役割を果たしている．情動機構が進化的に保存されていることを利用して，脊椎動物のなかで，最も単純な魚（ゼブラフィッシュ）に最新の技術を適用することによって，危険回避のための行動プログラムが，脳の中でどのようにつくられるのかが明らかにされようとしている．この研究成果は，危険予知回路の暴走によって起きると考えられる，ヒトの絶望や抑うつの治療にも役立つと期待される．

はじめに

　われわれは，日常生活のなかでさまざまな行動の選択を行っている．例えば信号待ちでは，赤なら「止まれ」，青なら「進め」と判断する．これは，過去に同じような状況でどのように行動し問題を解決したかを記憶し，それを正しく読み出して行動を選択しているから可能となる．こうした状況に応じた行動プログラムの選択（意思決定）に際しては，大脳皮質・基底核ループとよばれる神経回路に行動プログラムが書き込まれ，保存され，読み出されていると考えられている．

1 大脳皮質・基底核ループの進化的保存

　大脳皮質・基底核ループ回路は，哺乳類では終脳とよばれる脳の前方の領域に存在する．今まで小型熱帯魚であるゼブラフィッシュの脳は哺乳類の脳との類似性はほとんどなく，魚類には大脳皮質・基底核回路そ

のものが存在しないと思われていた．ところが，すでに述べたように，胎児期での脳の発達様式が魚類と哺乳類では異なることから脳の外観が異なるように見えるだけで，実際は大脳皮質・基底核ループのある哺乳類の終脳と魚類の終脳は，これまで思われていたよりもずっと似ていることが，近年明らかになってきた．すなわち，硬骨魚類の終脳も，哺乳類で記憶に深くかかわっている海馬と扁桃体に相当する部位をもっていることが示された[1][2]．実際，ゼブラフィッシュを2つの部屋に分かれた水槽に入れ，赤色ランプが点灯している15秒間に反対側の部屋に回避しなければ，魚にとって好ましくない刺激（嫌悪刺激）である軽い電気ショックを与えるという試行をくり返すと，魚は赤色ランプが点灯するとすぐに，反対側の部屋へ回避行動をとるようになった．このような学習は，能動的回避学習とよばれ，大脳皮質・基底核ループが関与する意思決定行動の1つであることが知られている．

How does the habenula regulate anticipation of danger and despair ?
Hitoshi Okamoto[1] /Ryunosuke Amo[2]：Laboratory for Neural Circuit Dynamics of Decision Making, RIKEN Center for Brain Science[1] /Dept. of Molecular and Cellular Biology, Harvard University[2]（理化学研究所脳神経科学研究センター意思決定回路動態研究チーム[1] /ハーバード大学[2]）

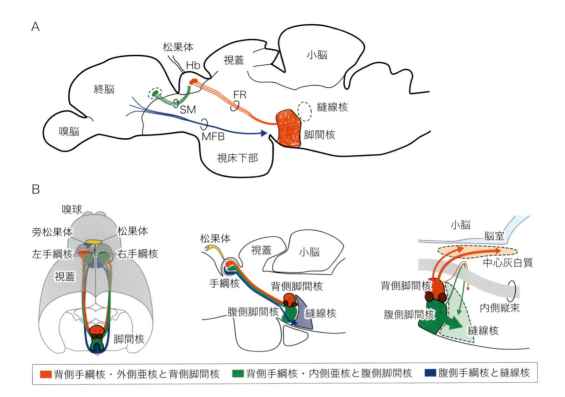

図1　手綱核に関連する神経回路
A）哺乳類での手綱核（Hb）への入出力系．SM：髄条，FR：反屈束，MFB：内側前脳束．文献5より引用．B）ゼブラフィッシュの手綱核からの出力神経回路．文献6より引用．

2 罰の予感（負の報酬予測値）をコードする（危険予知）神経回路は，危険回避行動の強化学習に必須である

1）手綱核とそれに関連する神経回路

　手綱核（habenula）は間脳の最背側部に両側性に存在し，終脳と髄条（stria medullaris）によって結ばれる様子が手綱のように見えることから名付けられた．この核は，両側性に存在する大脳の情動系神経核群〔いわゆる大脳辺縁系（limbic system）の一部を含む〕と，中脳と後脳の境界部に接する腹側正中線上に存在する中脳脚間核（interpeduncular nucleus）を中継する神経回路を構成しており，この神経回路は魚類からヒトまで共通して存在する（図1A）[3)4)]．哺乳類では，手綱核は内側核と外側核からなる[5)6)]．内側手綱核から伸び出る神経は，反屈束（fasciculus retroflexus）を介して脚間核とつながっている．一方外側手綱核から伸びる神経軸索は，脚間核を介さずに，直接あるいは中継核を介して，中脳の腹側被蓋部（ventral tegmental area：VTA），黒質緻密部（substantia nigra pars compacta）や縫線核（raphe nucleus）に投射している．

　われわれは，ゼブラフィッシュでは背側手綱核と腹側手綱核が，マウスの内側手綱核と外側手綱核に相当することを発見した[6)]．さらにわれわれは，ゼブラフィッシュの背側手綱核が，さらに外側と内側の亜核に分かれており，外側亜核は脚間核の背側半分に，内側亜核は脚間核の腹側半分に選択的に投射すること，左側の手綱核では外側亜核が内側亜核よりも有意に大きく，右側の手綱核ではその反対であることを発見した（図1B）[6)7)]．

　われわれはゼブラフィッシュの成魚で，正中縫線核から逆行性の染色をすることによって，腹側手綱核の神経細胞が正中縫線核に直接投射することを確認できた．このように，正中縫線核に直接結合する神経細胞が，哺乳類の外側手綱核にも存在することが知られている[8)]．

われわれは，手綱核特異的に発現する遺伝子を，gene chip解析することによって，dao（diamine oxidase）遺伝子が，全脳の中で，腹側手綱核だけに特異的に発現することを発見した[6]．腹側手綱核神経細胞の興奮性を特異的に操作するために，dao遺伝子を含むBACクローンの遺伝子コード領域を，大腸菌内での遺伝子組換えによって，人工的転写因子Gal4-VP16や組換え酵素Creに置換した後，この組換えBACでトランスジェニック系統Tg（dao:GAL4VP16）とTg（dao:cre）を作製した．さらにTg（dao:GAL4VP16）をTg（UAS:GFP）系統と掛け合わせて，腹側手綱核だけでGFPを発現する系統を作製した（**図2**）[9]．

2）恐怖条件付け学習と危険回避行動

この系統に神経筋神経伝達阻害薬を注入して麻痺させた後，顕微鏡下で赤ランプの照射と電気ショックを与えるという古典的恐怖条件付け学習を行った．学習の前，間，後に，赤ランプの提示に対するGFP陽性細胞の応答を，loose patch法によって計測したところ（**図3A～C**），学習の後半と成立後に，計測された神経細胞の約20％で，赤ランプの提示の全期間を通じた興奮頻度の著しい上昇がみられた．われわれは，この持続的興奮頻度上昇が，赤ランプによって誘発された負の報酬期待値に対応するのではないかと考えた（**図3D**）．

そこで逆に，能動的回避行動のトレーニングを行っているときに負の報酬の期待値が，条件刺激の提示に対してどのように反応するのかを考えた（**図4**）．能動的回避学習のはじめは，赤ランプが何を予言しているのか魚は知らないので，報酬期待値は0である．学習の初期には，試行期間中に魚は自分がいる区画にとどまり続ける．その結果電気ショックを受ける．このような試行をくり返している間は，報酬期待値は負の方向に変化し続けると考えられる．しかし，偶然反対の区画に泳ぎ出して，ショックを受けないことを体験すると，これまではショックを受けるだろうという負の報酬期待値をもっていたのに，何もショック（罰）を受けないということから，正の報酬予測誤差が生じる．これによって，報酬期待値が，0に近づく方向へ修正される．これをくり返すと，報酬期待値は再び0に戻ると考えられる．

実際に能動的回避学習の最中に，腹側手綱核の神経

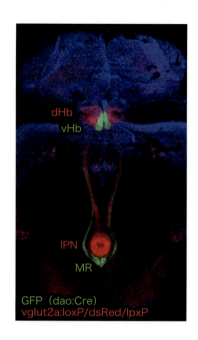

図2 腹側手綱核にGFPを発現する系統の作出
腹側手綱核（vHb）から正中縫線核（MR）への神経回路だけで破傷風毒素・GFP融合タンパク質（緑色）を発現するトランスジェニック・ゼブラフィッシュ．背側手綱核（dHb）から脚間核（IPN）への経路を，別のトランスジーンによって赤く染めている．文献9より引用．

細胞の活動性にこのような変化が起きるのかを調べた（**図5**）．学習の初期の10回の試行を行った後，筋弛緩させて顕微鏡下に固定し，赤ランプの提示に対する腹側手綱核神経細胞群の応答を，Multi-unit activityの計測によって調べた．その結果，総興奮頻度に，約20％の上昇がみられた．一方この学習を完了した魚で，同様の計測を行ったところ，このような頻度上昇はみられなかった．この興奮頻度が一度上昇してからもとに戻るという，能動的回避学習における変化は，前述した負の報酬期待値の理論的変化とよく一致し，腹側手綱核の神経細胞の活動頻度が，負の報酬期待値を表出しているという可能性を強く示唆した．

そこでこの可能性をさらに追求するために，Tg（dao:GAL4VP16）系統をTg（UAS:TeNT）系統に掛け合わせて，腹側手綱核から正中縫線核への神経伝達だけを特異的に遮断し系統を作製した（**図6A**）．この系統の魚は，何度試行をくり返しても，能動的回避行動を修得できなかった（**図6B**）．興味深いことに，同

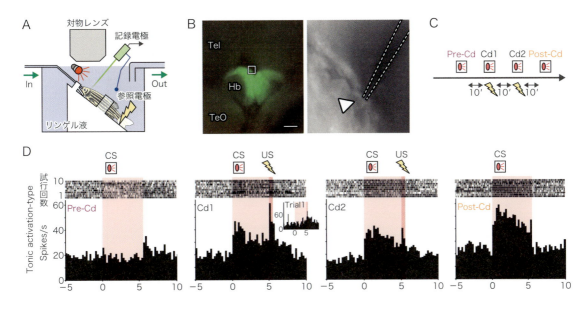

図3 古典的恐怖学習における腹側手綱核の応答
A）顕微鏡下で，腹側手綱核の神経活動を計測しながら，古典的恐怖学習を行うシステム．B）腹側手綱核神経細胞への電極の装着．C）古典的恐怖学習の行程．D）恐怖条件付け学習に伴って，条件刺激（CS）の提示に対して，腹側手綱核の神経細胞の発火頻度が持続的に上昇する様子．A〜Dは文献9より引用．

じ魚を，逃げ道のない水槽に入れて，赤ランプの提示を条件刺激として，電気ショックを非条件刺激とする，古典的恐怖条件付けを行うと，野生型の魚と同じく，赤ランプの提示に対して動揺行動を示すことを学習できた．したがって，この魚は，おそらく終脳の扁桃体に相当する部位で，条件刺激と本能的回避行動である動揺行動とを，連合学習することはできるが，強化学習によって成立する適応的目的指向行動である能動的回避学習を正しく行えないことが明らかになった．

さらに，Tg（dao:GAL4VP16）系統をTg（UAS:ChR2）系統に掛け合わせて，腹側手綱核の神経細胞だけでChannelrhodopsinを発現する系統を作製した．われわれは，この系統の頭部に，独自に開発したマイクロサージャリー技術を使って，極細の光ファイバーを接続し，自由に泳がせる技術を世界ではじめて開発した（図7A，B）．このような魚を，底の色が緑と赤に塗り分けられた水槽に入れて，魚が緑の区画にいるときに，底の色の赤と緑を交換したときのみ，光ファイバーを通して青色光を魚に照射して（図7C，D），腹側手綱核の神経細胞を興奮させた．照射は，魚が赤から緑の区画に移ると停止した．このような試行の1回目から，魚は赤から緑の区画に移動する傾向を示し，試行の回を重ねるごとに，照射後短時間で移動できるようになった（図7E）．この実験結果は，光照射によって，魚に負の報酬期待値を人為的に植え付けたと考えられる．

以上の結果から，腹側手綱核から，正中縫線核のセロトニン神経細胞への神経経路は，持続的興奮頻度の上昇というかたちで負の報酬期待値を表出し，能動的回避学習における強化学習にこの信号が必須であることが明らかになった．

強化学習の成立には，報酬の期待値と，報酬予測誤差を，試行ごとに得られる報酬に基づいて，刻々と改訂する必要がある．腹側被蓋野のドーパミン神経細胞の，一過性興奮が，予測誤差を表出している可能性が高まっている[10]．外側手綱核の一部の神経細胞は，吻内側被蓋核（rostromedial tegmental nucleus：RMTg）を介して腹側被蓋野や黒質緻密部とつながり，これらの神経核のドーパミン神経細胞に対しては抑制性に作用する．サルでは，報酬が期待される作業を行い，報酬を得られなかった場合に，外側手綱核のこれらの神経細胞の興奮が高まり，ドーパミン神経細胞の

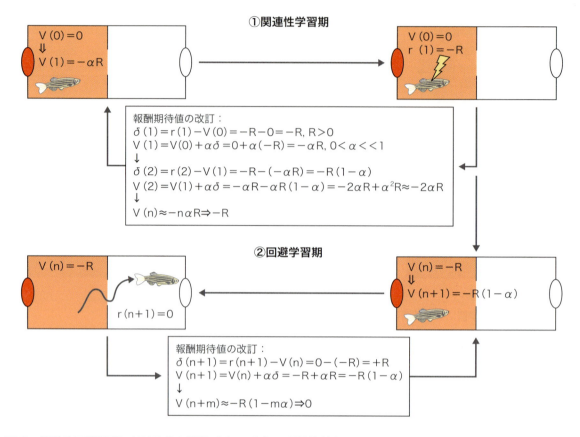

図4　能動的回避学習における負の報酬（V）の変化の理論的考察
V：負の報酬予測値，R：実際の報酬，α：学習効率，δ：報酬予測誤差，n：試行回数．●：条件刺激（赤ランプの点灯），⚡：非条件刺激（電気ショック）．文献9より引用．

興奮を抑制することがわかった[11]．ドーパミン神経細胞は，強化学習において，予測される報酬の値と実際に得られた報酬の値の誤差に応じて反応することによって，目的達成のために神経回路の改変に重要な役割を果たすと考えられている[12]．外側手綱核神経細胞は，ドーパミン神経細胞の興奮を制御することによって，強化学習過程と深くかかわっている可能性が指摘された．

一方，われわれの研究は，手綱核には，正中縫線核と直接つながり，その活動が，負の報酬予測を表出する神経細胞群が存在することを示した．この神経回路は，いわば"危険予知の神経回路"だといえる．マウスの外側手綱核でも，正中縫線核と直接つながる神経細胞が存在することが知られており[8]，同様の機能が期待される．

今後，哺乳類の外側手綱核のこれら2種類の外側手綱核神経細胞によって制御される，予測誤差を表出す

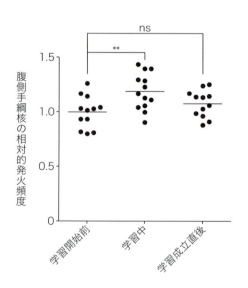

図5　能動的回避学習の経過に伴う腹側手綱核神経細胞の，条件刺激提示に対する応答性の変化
文献9より引用．

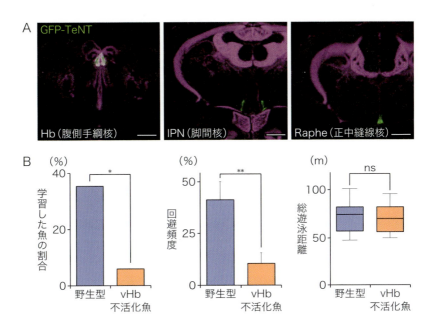

図6 腹側手綱核特異的に破傷風毒素を発現するトランスジェニック・ゼブラフィッシュ（A）における，能動的回避学習の障害（B）
文献9より引用．

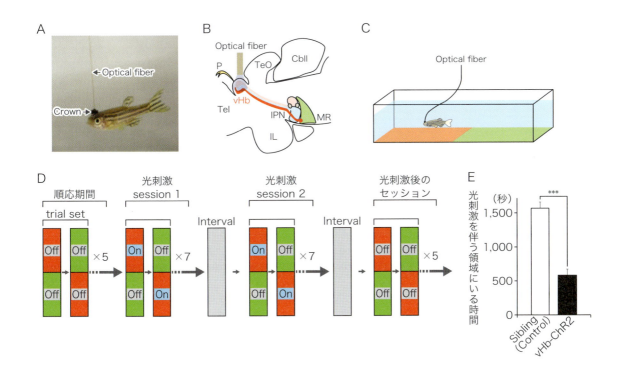

図7 オプトジェネティクスを用いて強制的に腹側手綱核を興奮させることによって，回避行動を誘発するための実験システム
Tel：終脳，vHb：腹側手綱核，IPN：脚間核，MR：正中縫線核，P：松果体，TeO：視蓋，Cbll：小脳，IL：視床下部．文献9より引用．

るドーパミン神経細胞と，負の報酬期待値を表出する
セロトニン神経細胞とがどのように相互作用し，報酬
期待値と報酬予測誤差の改訂のための演算が，どのよ
うな神経回路で行われているのかを知ることが，強化
学習の神経機構の解明にきわめて重要である．

❸ 危険予知と絶望，抑うつ，不安

　これまで述べてきたように，腹側手綱核の神経細胞
から正中縫線核につながる神経回路は，危険の予知に
かかわり，危険の能動的回避学習に重要な役割を果た
している．

　不安の神経科学的定義は，いまだ定まっていないが，
危険が予知される状況で，危険回避のメドが立ってい
ないときの心理状態に近いのではないだろうか．この
とき，腹側手綱核の神経細胞から正中縫線核につなが
る神経回路の発火頻度は，上昇していると考えられる．

　ネズミは，逃げることができない危機的状態にくり返
しおかれると，学習性無力状態 (learned helplessness)
に陥る．このときに，外側手綱核の活動が，恒常的に上
昇していることが知られている[13]．したがって，学習性
無力状態の動物は，危険の予知がいつまでも取り除けな
い状態になっているといえるだろう．

　最近 Hu らのグループによって，学習性無力状態に
陥ったマウスでは，NMDA受容体を介した入力によっ
て，外側手綱核の神経細胞で，正常状態では一回の脱
分極で一度のスパイクの発生で終わるはずの活動電位
が，頻回のスパイク（バースト性の発火）を引き起こ
すことが示された[14]．さらに学習性無力状態では，こ
の神経細胞の静止膜電位が正常状態より過分極を起こ
しており，そのために通常であれば脱分極後にすぐ閉
じるという性質をもつ一過性膜電位感受性カルシウム
チャネル（T-VDCC）の閉鎖が遅延することが原因で
あることが示された．さらに Hu らは，このような外
側手綱核の神経細胞の静止膜電位の過分極は，これら
の神経細胞を取り巻くグリア細胞（アストロサイト）
の細胞膜の表面に，カリウムイオンチャネル（Kir4.1）
が過剰発現し，神経細胞を取り巻く細胞間液のカリウ

ムイオン濃度が異常に低下したために起きることを示
した[12]．学習性無力状態で，グリア細胞の表面でこの
ようなイオンチャネルの表出の変化が，どのようなし
くみで起きるのかは示されていない．

おわりに

　学習性無力状態は，ヒトにおける絶望状態や，抑う
つ状態のモデルとして扱われる．

　絶望や抑うつ，取り除けない不安の神経科学的正体
を明らかにするためには，手綱核の生理的機能の解明
と，その機能がどのような状況で暴走をはじめるのか
を知ることが欠かせない．また，そのしくみを詳細に
明らかにするためには，単純な神経系をもつゼブラ
フィッシュを使った研究は，これからも重要な貢献を
するに違いない．

文献

1) Wullimann MF & Rink E：Brain Res Bull, 57：363-370, 2002
2) Aoki T, et al：Neuron, 78：881-894, 2013
3) Sutherland RJ：Neurosci Biobehav Rev, 6：1-13, 1982
4) Klemm WR：Med Sci Monit, 10：RA261-RA273, 2004
5) Okamoto H, et al：Dev Neurobiol, 72：386-394, 2012
6) Amo R, et al：J Neurosci, 30：1566-1574, 2010
7) Aizawa H, et al：Curr Biol, 15：238-243, 2005
8) Quina LA, et al：J Comp Neurol, 523：32-60, 2015
9) Amo R, et al：Neuron, 84：1034-1048, 2014
10) Schultz W, et al：Science, 275：1593-1599, 1997
11) Matsumoto M & Hikosaka O：Nature, 447：1111-1115, 2007
12) Cui Y, et al：Nature, 554：323-327, 2018
13) Li B, et al：Nature, 470：535-539, 2011
14) Yang Y, et al：Nature, 554：317-322, 2018

＜筆頭著者プロフィール＞
岡本　仁：国立研究開発法人・理化学研究所・脳神経科
学研究センター意思決定回路動態研究チーム，チームリー
ダー．1983年，東京大学医学部医学科卒業，医師免許取
得．'88年，東京大学大学院理学系研究科，理学博士．東京
大学，早稲田大学，慶應義塾大学，客員教授．神経細胞の
特異化の研究に従事した後，現在は，意思決定や社会的闘
争行動を制御する神経回路の作動機構を，ゼブラフィッシュ
とマウスを使って研究している．

第2章 脳発達と回路再編により生み出される高次脳機能

5. 相手を知り，理解し，適切な行動を生み出す神経回路

菊水健史

> 動物は進化の過程で「相手を知り，理解し，適切な行動を生み出す神経回路」を獲得した．個々が適切な社会行動を発現することで，個体間の関係性が生まれ，やがてそれは集団の形成へとつながる．適切な社会行動を生み出す神経回路の基本原理はマウスなどの実験動物からヒトに至るまで共通に認められるといえる．それは遺伝的な制御を受けつつも，環境とのかかわり，すなわち経験により洗練化され，再構築されていく．つまり「脳」がもつ可塑性の機能発現の1つである．本稿では，母仔間，雌雄間における適切な行動発現にかかわる神経回路と，さらに絆形成や共感性といった，これまでヒトに特異的と思われてきた高次社会機能の源泉的機能に関与する神経回路を紹介する．

はじめに

　動物は有性生殖を獲得したときから，自分一人では生きられなくなった．別の言い方をすると，適切な相手と交配し，子孫をもうけ，育て上げることで，生息数を増やす戦略が成功したことになる．動物は，この進化の過程で「相手を知り，理解し，適切な行動を生み出す神経回路」を獲得した．この適切な社会行動を生み出す神経回路の基本原理は，おそらくマウスなどの実験動物からヒトに至るまで共通に認められるものである．有性生殖の獲得の初期段階においては，化学物質，フェロモンや体表に発現する分子群を介して，情報のやりとりがなされ，その刺激に応じた生体機能の変化が誘導されてきただろう．そしてそれは哺乳類のような巨大な中枢神経系をもつ動物でも同様で，化学受容にかかわる受容体の多様性からもうかがい知る

ことができる．そして中枢神経系が多くの機能を獲得することで，多様な行動の制御がなされるようになった．その1つが脳の可塑性を介した記憶学習といえる．すなわち，社会行動を制御する神経回路は，遺伝的な制御を受けつつ，環境とのかかわり，すなわち経験により洗練化された回路が再構築されていく．本稿では，母仔間，雌雄間における適切な行動発現にかかわる神経回路とその内分泌制御，さらに絆形成や共感性といった，これまでヒトに特異的と思われてきた高次社会機能の起源的な機能に関与する神経回路を紹介する．

1 性認知，性的嗜好性にかかわる神経回路

　動物が繁殖し，子孫を増やすためには，異性を適切に認知しなければならない．鳥類や魚類では視覚情報に

Neural mechanisms for understanding others, and decision for adaptive behaviors
Takefumi Kikusui：School of Veterinary Medicine, Azabu University（麻布大学獣医学部）

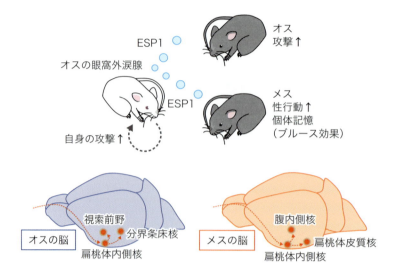

図1 ESP1のオスとメスに対する作用と，その性差を司る神経回路
ESP1はオスマウスの眼窩外涙腺で産生され，涙とともに放出される．ESP1はフェロモン受容器である鋤鼻器で受容され，オスでは攻撃性が，メスでは性行動が上昇する．またESP1を分泌するオスでは，自分自身でそれを受容し，攻撃性を高める．これらの性差は脳内の扁桃体内側核から視床下部の，オスでは視索前野と分界条床核，メスでは扁桃体皮質核と腹内側核に伝達され，それぞれの行動が誘起されていることがわかった．

より，多くの哺乳類では匂いを手掛かりに性認知を行う．特に性フェロモンによる適切な性認知，性行動の誘発に関しての研究は著しい．フェロモンの多くは主に鋤鼻器という嗅覚器にて受容され，その情報は副嗅球へと中継される．その後，大脳皮質で処理されることなく，情動を司る辺縁系，さらには生命中枢である視床下部へと伝達される．ヤギやヒツジなどの季節繁殖動物では，オスフェロモンによってメスの発情を司る視床下部の性腺刺激ホルモン放出因子（GnRH）が刺激されることが知られており，オス効果とよばれる．メスの性行動もオスのフェロモンの制御を受ける．アンドロステノンはオスブタの顎下腺から，発情期の雌がロードシス姿勢をとるように誘引する効果を指標に見つけられたフェロモンで，畜産領域で活用されている．

われわれは，オスマウスの涙腺から分泌させるペプチドフェロモンESP1がメスのロードシス反射を特異的に上昇させることを見出した（**図1**）[1]．このフェロモンは鋤鼻器のV2Rp5受容体に結合し，扁桃体を経由して最終的に交尾を受け入れるための姿勢をとるロードシス反射の制御中枢である視床下部腹内側核に情報を送っていた．またESP1はオスにも作用し，見知らぬオスの尿と同時に提示されることで，縄張りオスに激しい攻撃行動を誘起した[2]．単一化学物質がオスとメスで全く異なる行動反応を示したことから，ESP1の中枢伝達系には明瞭な性差が存在するだろう．ESP1によって活性化する神経細胞の分布を調べると，オスでは視床下部視索前野や分界条床核が，メスでは扁桃体皮質核や腹内側核で多くみられた．この活性化した神経細胞を，遺伝薬理学的手法を用いて，人為的に再活性化させたところ，ESP1と同様の行動，すなわちオスで攻撃行動が，メスではロードシス反射が上昇し，これらの活性に性差を示した神経核が性特異的な行動を司っていることを実証した[2]．特にその情報伝達の分岐点となる扁桃体内側核に性シグナル伝達を担う神経細胞の明瞭な性差も見出された[3]．これらの性差は発達初期のアンドロゲンによって形成される．

また，ESP1は行動だけでなく，生殖機能をも変化させていた．メスマウスは妊娠初期に交尾したオスとは異なる系統のオスのフェロモンに遭遇すると流産する．これはブルース効果とよばれる現象で，50年間，その責任分子は見出されていなかった．ESP1の分泌の多少の差によって，メスは交尾オスとそうでないオスを弁別し，妊娠を維持するか，それとも流産するかを決定していた[4]．ESP1は，化学物質の構造からその受容体，

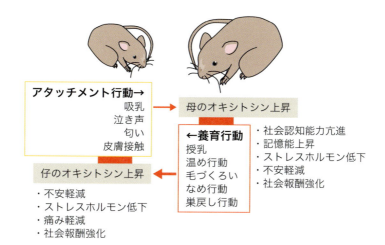

図2　母仔間のオキシトシンを介したポジティブループ
オキシトシンは分娩や養育行動に必須のホルモンであると同時に，仲間やパートナーの認識や絆の形成にも関与する．齧歯類の研究から，仔からの吸入や皮膚接触などのアタッチメント行動が母親のオキシトシン分泌を促すことで，養育行動が発現することがわかった．母親からの養育行動は仔のオキシトシン分泌を促し，さらにアタッチメント行動を増加させる．オキシトシンはこのように，互いを特別な存在として認識しながら相互関係を深める過程に深くかかわっている．このオキシトシン神経系を介したポジティブループは哺乳類共通の母仔間で存在すると考えられる．

神経活性経路，さらには性行動の一連のカスケードが明らかにされた哺乳類で最初のフェロモンである．

2 養育行動にかかわる神経回路

哺乳類においては，母仔間で強い絆が形成される．それは読んで字のごとく「哺乳」という，栄養学的に仔が母に依存していることに由来する．ただし，哺乳類の母仔の関係が強固であるからといって，メス動物が生まれながらに養育を行うわけではない．そこには適切な内分泌制御と経験が必要である．性経験や養育経験をもたない未経産のマウスでは，例えば仔マウスが呈する分離時の超音波音声（pup ultrasonic vocalizations：pup USV）に対して接近行動を示すことはないが，母マウスではpup USVに接近し，仔を探す行動を示す[5]．未経産の動物が母親になるためには，適切な妊娠出産に伴う内分泌変化と仔マウスとの触れ合いの経験が必要である．この仔からの刺激として最も重要なものが授乳刺激であり，仔が乳頭に吸い付くと，母の脳内では射乳ホルモンであるオキシトシンが分泌される．

オキシトシンは末梢血中に分泌されて射乳を促すだけでなく，中枢神経系にも作用し，母性行動の発動にかかわる．われわれは未経産のメスマウスでも，見知らぬ仔マウスとの触れ合いによって中枢神経系でオキシトシン分泌が刺激され，それが内側視索前野に作用することで，母性行動が誘起されることを見出した（図2）[6]．またオキシトシンはメスマウスの聴覚野にも作用し，pup USVに対する応答を変化させる．未経産のマウスではpup USVに対する選択的応答がみられないものの，オキシトシンの分泌により，抑制性の介在ニューロンが可塑的に変化し，ノイズを低下させるような役割が獲得され，pup USVに対するより選択的な応答が認められるようになる[7]．これは，「仔からの刺激（アタッチメント行動）が，母親を育む」という神経可塑性のメカニズムの1つといえよう．

ほとんどの哺乳類では，母親が主に養育を行うが，プレーリーハタネズミやコモンマーモセット，オオカミなど一夫一婦制をとるものでは，父親も養育に関与する．それ以外の動物のオスでは積極的な養育が観察されない．この性差も性ホルモン，特にテストステロンがかかわる．われわれは，オスマウスでも精巣除去により積極的な養育行動が観察され，逆にテストステロン投与により，雌雄ともに仔マウスに対して攻撃的

になることを見出した[8]．また，テストステロンの作用点は視床下部のオキシトシン神経細胞で，テストステロンにより機能が低下し，養育行動が阻害されることを見出した．ヒトでも，養育にかかわる父ではテストステロンが低くなること[9]，精巣の容積が小さい父親ほど，子どもにかかわる際の脳内報酬回路の脳活動が高くなることが明らかとなった[10]．これらのことから，テストステロンが高い状態では，いわゆる"男らしさ"を表に出して交配相手を積極的に見つけるモードが，父親になることでテストステロンが低下し，オキシトシンが上昇することで子育てモードへと，男性のモードのスイッチを入れ替えると考えられた．

3 社会性の発達

哺乳類における母仔間の相互作用は，仔の発達を促すだけでなく，仔の社会性の獲得に大きな影響を与える．古典的には，Harlowのアカゲザルの母仔分離実験による社会性の障害，ヒトではBowlbyが提唱したアタッチメント仮説など，ヒトや霊長類における重要な発見がある．齧歯類でも母仔間で強固な関係性が形成されるが，これを障害すると不安やうつ傾向が強まることが観察された．生後間もない時期の仔ラットが母仔分離を経験する，あるいは低い母性行動しか受けることができないと，海馬におけるグルココルチコイド受容体（GR）プロモーター領域のDNAメチル化が進み，GRの発現量が低下する[11]．このGRの低下により，ストレス経験後のグルココルチコイドのネガティブフィードバックが弱化し，結果的にストレスに対して脆弱になることが示された．幼少期に低い母性しか受けられなかったメスラットでは成長後に自身が母親になった際に，母性行動が低下するが，これも母性行動を司る視床下部視索前野のオキシトシン神経細胞に発現するエストロゲン受容体のDNAメチル化が関与することが示されている[12]．

われわれも，ラットやマウスを通常よりも1週間早く離乳する早期離乳モデルを確立し，行動神経内分泌学的変化を追跡してきた．早期離乳された動物では不安の上昇，社会性の低下，ストレス応答性の亢進が認められた[13]．またこの行動変化を起こすメカニズムとして，早期離乳後に分泌されるグルココルチコイドが，

前頭葉の脳由来神経栄養因子（BDNF）に作用し，BDNFのプロモーター3領域の転写活性を低下させることを明らかにした（**図3**）[14]．早期離乳マウスでは前頭葉から不安を司る扁桃体基底外側核への神経連絡が脆弱化していたことから[15]，幼少期の母仔分離が前頭葉から扁桃体への制御を変化させていることで不安行動が上昇したと考えられた．このように，幼少期の経験により，脳内，特に情動を司る部位の遺伝子発現や神経回路形成が変化し，永続的な不安の上昇と社会性の低下が生じることが示唆された．

興味深いことに，前述の母仔間において，適切な母性行動は中枢オキシトシンによる制御を受けるが，同時に仔マウスの脳内でもオキシトシンが分泌されていた[16]．母と仔は，アタッチメント行動と養育行動，さらには，その背景にある中枢オキシトシン分泌，という相互的な刺激応答を形成することになる．すなわち，親和行動とオキシトシンのポジティブループによって，母仔間関係性が形成されるといえよう[16]．仔マウスの脳内で分泌されたオキシトシンは，特に社会性や情動を司る脳部位に作用し，仔マウスの社会性の発達に影響する．われわれもオキシトシン欠損マウスに対してオキシトシンを補充することで，成長後の社会認知機能や社会記憶が正常化することを見出した[17]．母仔間に認められる親和行動とオキシトシンのポジティブループは，母仔間の関係形成だけでなく，仔の成長後の社会性の獲得にも重要な役割を担うことになる．

4 絆形成や共感にかかわる神経回路

自然選択や性選択は，チャールズ・ダーウィンが提唱した進化の原動力であり，より優秀な個体は多くの繁殖の機会を得ることができる．これが最も強い進化における原動力になったことは疑いようがない．しかし，動物，特に哺乳類は同時に，群れのメンバーが弱者を守り，仲間の存在によってストレスが軽減するような，親和的な神経・行動システムも発達させた．これは血縁関係にある個体を守り育てるための力，そしてそれを支える愛情や絆として観察することができる．絆や共感などは高次の心理的な機能と考えられ，そのため直接的に観察することが難しい概念上の関係性といえる．しかし，そのような機能がヒトに特異的に進化したわけではな

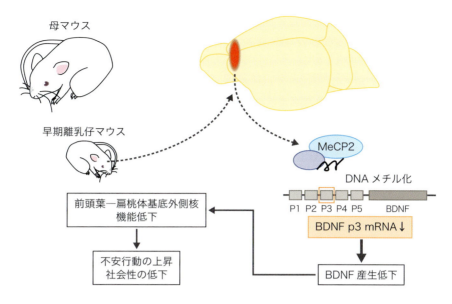

図3　早期離乳されたマウスの脳内変化
早期離乳されると，過剰なグルココルチコイドが分泌される．分泌されたグルココルチコイドは前頭葉に作用し，BDNFのプロモーター3の領域（P3）の転写活性を抑制し，BDNFの発現量が低下する．BDNFの低下は扁桃体基底外側核への連絡を弱化させ，結果として不安行動が上昇し，社会性が低下する．

く，動物においても行動学的あるいは生理学的な指標を用いて，その存在を調べられるはずである．例えば絆が形成された個体同士を物理的に隔離すると，ストレス指標である血中のグルココルチコイドの濃度が上昇し，絆が形成された個体同士を分離後に再会させることでストレス応答が軽減する．仲間といることでストレス応答が軽減されることを社会的緩衝作用とよばれるが，社会的緩衝作用の強さは個体同士の親和性の強さに依存するため，母仔間のような絆のある個体間で最も強い効果をもつ．このような母仔間の結びつきの重要性はBowlbyによる"アタッチメント理論（attachment theory）"として提唱されてきた．

母仔間の絆形成に関してはこれまでヒツジの母仔を用いた研究が行われてきた．季節繁殖をするヒツジでは，群れ内で多くの仔ヒツジが同時に生まれているので，わが仔以外に大切な母乳を略奪されないように，分娩後すぐに母仔間の絆を形成し，わが仔に対してだけ授乳をしなければならない．母ヒツジは分娩に伴い多量のオキシトシンを分泌するが，これはオキシトシンが子宮平滑筋に作用し，分泌を促すためである．同時にこのオキシトシンは嗅球に作用し，出産後間もない仔ヒツジの匂いを記憶する[18]．この記憶は出産後8時間以内に限られており，このタイミングを逃すと，わが仔に対しても授乳を拒否するようになる．オキシトシンが「これがわが仔」という記憶を司り，そして個体をつないでいる．

絆形成は母仔間に限らず，数は少ないものの，オスメスのつがい形成でも観察可能である．アメリカイリノイ平原に暮らすプレーリーハタネズミは，その代表例といえる．このネズミは交尾後24時間，一緒にいることで絆が形成されるが，このときにもオキシトシンが機能する．脳内報酬回路の一部である側坐核に多量に存在するオキシトシン受容体が刺激を受けると「この相手が自分のパートナーである」と記憶が形成され，常に一緒にいるようになる[19]．オスではオキシトシンの代わりに同じ9つのアミノ酸で構成され，うち2つだけが異なるバソプレシンが絆形成にかかわる．絆形成されたオスはたとえ相手がメスであっても，自分のパートナーでなければ，攻撃的にふるまうようになる．そして生涯添い遂げ，育児にも積極的に参加する[19]．プレーリーハタネズミのオキシトシンやバソプレシンの受容体の遺伝子には多型が存在し，その遺伝子型で，絆形成の強弱が調整されている[20]．興味深いことに，ヒトにおいても，オキシトシン受容体とバソプレシン

受容体に多型が認められ，いずれもが安定したパートナー関係性と強い相関をもつことが示された．ネズミもヒトも基本原理は似ているようである．

このように深い関係性の構築が可能となるに伴い，共感性の原始的機能である情動伝染が観察される．情動伝染とは，相手の情動状態を認知し，自身も同じような情動が喚起されることで，例えば平原に暮らすプレーリードッグのうち，一個体が天敵を見つけると，その危険が群れ全体に広がることがあげられる．この情動伝染はマウスでも観察される．親和的な関係性にある他個体が痛み情動を呈していると，それに並行して痛みの閾値が変化し，あるいは恐怖反応を示すようになる．この情動伝染には，受け手側の前帯状回がかかわっているようで，前帯状回の機能を抑制することで，情動伝染が抑制される[21]．前帯状回から扁桃体基底外側核ならびに，中脳水道灰白質に情報が送られ，適切な行動が処理されていることが示されつつある．じつはこの神経回路は，ヒトの情動伝染でも活性化することが知られており，マウスとヒトで同じ回路が制御するという，興味深い結果である．

ラットでは他個体の苦痛を受容し，情動伝染が起こると，仲間を助けるようになる．例えば仲間のラットが筒に閉じ込められると，それを察知したパートナーは，筒を開けて仲間を救助する行動を示し，これが学習され，簡単にドア開け行動を示すようになる[22]．また一度自分自身も筒に閉じ込められた経験をすると，仲間の救助行動が促進される．ヒトの協力行動にも似た特徴を示すが，おそらく高い認知機能を介したものではなく，情動伝染と負の強化学習の結果であろうと推察されている．また先に紹介したプレーリーハタネズミでは，パートナーがストレスを経験すると，さかんに毛づくろい行動を示す．この毛づくろい行動は，仲間のストレスを軽減させることがわかり，ネズミの慰め行動，として発表された[23]．ネズミの慰め行動の制御機構は，前帯状回のオキシトシン作用を阻害すると，慰め行動が発現しなくなることから，前帯状回のオキシトシン神経系によるものであることもわかった．

おわりに

本稿では，雌雄間，親子間の関係性にかかわる神経

機構や内分泌制御をまとめた．また後半では，これまでヒト特異的と言われた社会機能のうち，情動伝染や援助行動，さらには慰め行動に関して，齧歯類での最近の研究を紹介した．その中枢神経系の解明が相次いでいる．動作原理の解明に向けた研究はさらに発展すると思われる．これらの研究により，ヒト社会性疾患の原因解明や治療法の確立，さらにはヒト社会のあり方，の提言がなされることを期待したい．

文献

1）Haga S, et al：Nature, 466：118-122, 2010
2）Hattori T, et al：Curr Biol, 26：1229-1234, 2016
3）Kikusui T, et al：Behav Brain Res, 346：96-104, 2018
4）Hattori T, et al：Curr Biol, 27：3197-3201.e3, 2017
5）Okabe S, et al：Zoolog Sci, 27：790-795, 2010
6）Okabe S, et al：Psychoneuroendocrinology, 79：20-30, 2017
7）Marlin BJ, et al：Nature, 520：499-504, 2015
8）Okabe S, et al：Physiol Behav, 118：159-164, 2013
9）Gettler LT, et al：Proc Natl Acad Sci U S A, 108：16194-16199, 2011
10）Mascaro JS, et al：Proc Natl Acad Sci U S A, 110：15746-15751, 2013
11）Weaver IC, et al：Nat Neurosci, 7：847-854, 2004
12）Champagne F, et al：Proc Natl Acad Sci U S A, 98：12736-12741, 2001
13）Kikusui T & Mori Y：J Neuroendocrinol, 21：427-431, 2009
14）Mogi K, et al：Dev Psychobiol, 58：1034-1042, 2016
15）Takita M & Kikusui T：Neurosci Res, 103：48-53, 2016
16）Nagasawa M, et al：Front Hum Neurosci, 6：31, 2012
17）Mogi K, et al：Physiol Behav, 133：68-75, 2014
18）Kendrick KM：J Neuroendocrinol, 16：1007-1008, 2004
19）Young LJ：Biol Psychiatry, 51：18-26, 2002
20）Young LJ & Wang Z：Nat Neurosci, 7：1048-1054, 2004
21）Jeon D, et al：Nat Neurosci, 13：482-488, 2010
22）Ben-Ami Bartal I, et al：Science, 334：1427-1430, 2011
23）Burkett JP, et al：Science, 351：375-378, 2016

＜著者プロフィール＞

菊水健史：麻布大学獣医学部教授．1970年，鹿児島生まれ．東京大学獣医学科卒業．獣医学博士．三共（株）神経科学研究所研究員，東京大学大学院農学生命科学研究科助手を経て，2007年4月より麻布大学獣医学部准教授，'09年10月より同教授．専門は行動神経科学．齧歯類における社会コミュニケーションと生殖機能，母仔間とその中枢発達に及ぼす影響に関する研究に従事．主な著書は『犬のココロをよむ―伴侶動物学からわかること』（岩波科学ライブラリ），『愛と分子』（東京化学同人），『日本の犬』（東京大学出版会）など．

第2章 脳発達と回路再編により生み出される高次脳機能

6. 知覚が発生する神経基盤

福田めぐみ，村山正宜

> われわれが日々体験している知覚現象は，感覚受容器で受けた物理的刺激がそのまま意識に上ったものではない．周囲の環境に最適で，矛盾が少なくなるように，外界情報を脳が適切に処理した結果の一部が，意識に上り知覚体験になると考えられている．この神経メカニズムを解明することは，われわれの意識体験の成り立ちを解明するうえで欠かせない．ヒトの実験により，知覚が生まれる脳内メカニズムが検討されてきたが，その詳細はいまだ不明である．本稿では，マウスの触知覚にかかわる運動－感覚野回路におけるトップダウン入力の神経生理学的な機能と知覚に対する役割を中心に，知覚研究にまつわる諸問題を紹介したい．

はじめに

「われわれの知覚がどこから，どうやって生まれているのか？」という問いは，人類の歴史のなかで，おそらく最も多くの人たちを虜にしてきた問いの1つだろう．

知覚や意識の問題は，古くから哲学・心理学分野において扱われてきた．ヴィルヘルム・ヴントらによって拓かれた実験心理学は，その後の認知神経科学・脳科学でも扱われるような知覚に関する生理学的メカニズムを実証的に検証するものであった．現在でも，知覚とそのメカニズムは心理学における主要なトピックである．とりわけ，核磁気共鳴画像法（functional magnetic resonance imaging：fMRI）により，非侵襲的に脳活動が記録できるようになってから，ヒトを対象に，知覚を生み出す脳活動の計測が行われるようになった．特に，Crick F & Koch C（2003）[1] において提唱された，"意識に相関する脳活動（neural correlates of consciousness：NCC）"を見つけ出そうという考え方は，多くの研究者に影響を与え，認知神経科学者や神経生理学者らを中心に意識（意識的知覚）とかかわる脳活動を特定する試みが精力的に行われている．

[略語]
CNQX：6-cyano-7-nitroquinoxaline-2,3-dione（6-シアノ-7-ニトロキノキサリン-2,3-ジオン）
M2：secondary motor cortex（第二運動野）
S1：primary sensory cortex（第一体性感覚野）
TTX：Tetrodotoxin（テトロドトキシン）

1 感覚情報と知覚の乖離

「知覚」はどこで，どのように生じるのか．生物学の教科書には，感覚受容器で受けた刺激が，脳で処理さ

Neural substrates of sensory perception
Megumi Fukuda[1] [2] /Masanori Murayama[1]：Laboratory for Haptic Perception and Cognitive Physiology,RIKEN Center for Brain Science[1] /Department of Intermedia Art and Science, School of Fundamental Science and Engineering, Waseda University[2]（理化学研究所脳神経科学研究センター触知覚生理学研究チーム[1] / 早稲田大学理工学術院表現工学科[2]）

れて知覚が生じるとある．ここで疑問に思うのだが，「脳で処理される」とはどういうことか．例えば，虫歯で歯が痛いという状況を考えてみる．虫歯がひどくなると，常に歯がズキズキと痛む状態になる．歯が痛くてなかなか眠れず辛い，という経験をしたことがある人は多いだろう．しかし，「寝ている間，常に歯に痛みを感じていた」という人はいない．寝ている間だけ，虫歯がなくなってしまったという状況も考えづらい．痛みの原因である虫歯が存在するなら，そのまま痛みを知覚するはずである．睡眠の例だけではなく，運動時には痛みが弱まる場合もある．このような体験から，われわれは，「痛みの知覚はその人の意識状態によって内容が変わってくる」ことを実感できるはずだ．痛み知覚が脳で処理された結果であることに疑いはないが，こうも内容が連続的・断続的に変容すると，それに対応する脳領域や情報処理方式もダイナミックに変化するのではないかと疑問が生じる．

　上の例はわかりやすいように虫歯をあげたが，他の感覚に関しても同様に，わたしたちは，感覚受容器が受けた刺激（感覚情報）を常にそのまま「感じている（知覚している）」のではない．視覚ならば網膜，触覚なら皮膚，聴覚ならば内耳といった受容器が感覚情報を受けとり，これを脳へ送る．脳内では感覚情報の処理が行われ，感覚野における神経活動（感覚応答）が惹起される．重要なことは，睡眠時・こん睡状態などの意識レベルが低下している場合でも，感覚応答は生じうるが，睡眠時に歯が痛くないことからわかるように，このとき知覚は発生しないことである．本稿では，われわれが意識的に感じられる感覚体験を「知覚」とし，知覚が発生する神経基盤メカニズムについて考察したい．

　知覚とは何か？知覚はどこで生じるのか？という問いに答えるため，主にヒトを用いて研究が行われてきた．ここでは，知覚研究の醍醐味である「受容器が受けとった感覚情報が，必ずしもわたしたちの知覚とは一致しない」という点について，研究例をいくつか紹介したい．

2 トップダウン入力と錯覚

　われわれの知覚は，大きく分けて，適合的知覚（veridical perception）と錯覚（illusion）に分類でき

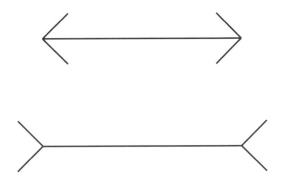

図1　ミュラーリヤー錯視
上下ともに主軸の長さは同じだが，矢羽の角度によって長さが異なって見える．

る．適合的知覚とは，感覚情報と知覚の内容が一致している状態であり，錯覚とはこの2つが一致していない現象である．わかりやすい例として，錯視がある．矢羽の角度によって，線（主軸）の長さが異なって見えるミュラーリヤー錯視（図1）など，有名な錯覚（錯視）を目にしたことがある人は多いだろう．錯覚は，生存環境において最適かつ矛盾の少ない知覚体験を実現するために必要不可欠である．例えば，われわれの視野に存在するはずの穴（盲点）や，雑音でとぎれとぎれのはずの会話も，自動的に脳が埋め合わせをしてくれる．ミュラーリヤー錯視を含む幾何学的錯視は，奥行き知覚を形成するための補正の結果であるとする説もある[2]．実際に，角がある建物が少ない場所で暮らすアフリカの部族（ズールー人など）は，町で暮らす欧米人に比べてこの錯視の効果量が弱まることが知られている[3]．

　他の感覚系同様，皮膚感覚の知覚（触知覚）においても錯覚現象は数多く報告されている．有名な現象の1つに，皮膚ウサギ錯覚（cutaneous rabbit illusion）[4]がある．ある体部位（例：腕）のうちの離れた2点（仮にA，C）を連続的に刺激されると，皮膚刺激をされていない，AとCの間の一直線上の空間Bにおいても，実験参加者は刺激を知覚する．Blankenburgら[5]は，fMRIを用いてヒトにおける皮膚ウサギ錯覚にかかわる神経基盤を調べた．実験では，Aに2度の皮膚刺激（刺激1，2）を与え，Cに3度目の刺激3を与えた．すると，刺激2はAとCの間のBに与えられたように実験参加者は感じると報告した．第一体性感覚野（S1）に

は体部位機能局在（somatotopy），つまり身体の空間地図と対応する脳地図が存在する．皮膚ウサギ錯覚中に実験参加者のS1の脳活動を記録したところ，皮膚刺激されていないにもかかわらず，体のBに対応するS1領域において脳活動が観察された．つまり脳は，錯覚の際に，皮膚刺激がないにもかかわらず，感覚応答を発生させていたのだ．またBlankenburgらは，皮膚ウサギ錯覚中にS1以外にも，補足運動野（マウスのM2野に相当）が賦活化することを見出した．fMRIによる時間解像度は十数秒であるためBlankenburgらの実験では感覚野と補足運動野のどちらが先に応答したかは不明であるが，これらの活動は，われわれがマウスの研究で見出した運動−感覚野回路（後述の**4**参照）と関連しているのではないかと推測する．Blankenburgらも同様に，補足運動野などの上位に位置する脳部位から，第一体性感覚野へのトップダウン入力※1により錯覚が生じたのではないかと考察している．

3 運動意図と主体感の神経基盤

いわゆる五感における知覚とは少し異なるが，運動意図とその知覚（運動主体感）に関して，興味深い研究例がDesmurgetら（2009）[6]による頭蓋内電気刺激実験である．Desmurgetらは，てんかん治療のための開頭手術を行った患者に対し，頭頂葉の下部と，運動前野を電気刺激し，何を感じたかを報告させた．その結果，頭頂葉を電気刺激した場合は，（体の一部を）動かしたいという欲求，または動かしたという幻覚が生まれたが，その体部位の筋電位は発生しなかった．一方，運動前野を刺激すると，実際に刺激に対応した体部位は動き，筋電位が生じたものの，患者は自身の体を動かした，という運動主体感はないと主張した．運動主体感の発生には，頭頂葉の活動が十分条件となっており，筋電位の発生が必要条件ではないことはたい

へんに興味深い．われわれは，運動野から頭頂葉への入力により運動主体感が形成されていると推測する．統合失調症に現れる幻覚の1つに，行動主体感の欠如があるが，これは頭頂葉にかかわる脳回路に異常をきたした結果かもしれない．

4 齧歯類を用いた触覚メカニズムの研究

前章では，ヒトを対象とした知覚の研究について述べた．

知覚・認知の神経メカニズムを詳細に明らかにするためには，齧歯類を用いた神経活動記録・光遺伝学実験が有用である．近年，頭部固定条件における実験技術の改良により，齧歯類を用いた行動実験が急激に増えている．もちろん，動物がわたしたち同様の知覚体験を得ていることを証明するのは難しいが，動物が感覚情報を処理し，これに基づいて適切な行動を選択できるか調べることで，動物に「知覚」が生じたと見なすことができる．

本章では，われわれの研究室で行った触知覚にかかわる神経回路の解明[7]を紹介したい．

1）第二運動野と第一体性感覚野とで形成される反響回路を発見

皮膚にはマイスナー小体，パチニ小体，メルケル細胞などの受容器が存在しており，これらが圧力などの機械刺激を受けとると，それを電気信号に変換する．この電気信号は脊髄や延髄を介して脳の視床に到達し，神経細胞を乗り継いで第一体性感覚野（S1）（**図2A**）に達する．その情報が他の皮質領域へ伝わる過程で知覚が生じると考えられる．脳に到達する感覚入力はボトムアップ入力とよばれ，各感覚に対応した大脳新皮質の感覚野に到達する．ここで感覚入力は処理されるのだが，高次脳領域から感覚野へのトップダウン入力がこの処理過程に大きな役割を果たすと考えられている[8)9]．しかし，このトップダウン入力による感覚情報処理の詳細なメカニズムは不明であった．

そこでまずわれわれは，皮膚感覚の知覚に関与する脳領域を特定するために，マウスの後肢を刺激したときの大脳新皮質活動の時空間特性を調べた．この実験でわれわれは新皮質の神経活動を広範囲に捉える膜電位イメージング法を利用した．神経細胞の膜電位の変

※1　トップダウン入力（top-down input）

より"上位"に位置する脳部位から，下位の脳部位に対して送られる信号．活動の時系列しだいではフィードバック入力ともよばれることもある（ただし，この場合は上位・下位の関係は関係ない）．脳神経回路は階層構造を成しており[10]，感覚入力に近い部分が下位，前頭葉など意思決定にかかわる部位が上位とされているが，異論も存在する．

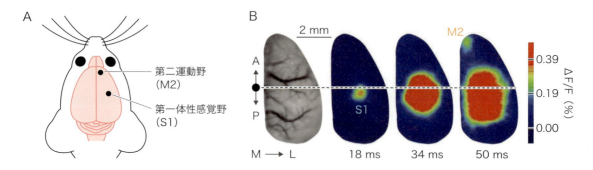

図2 M2-S1反響回路
A）マウスにおけるM2とS1の位置．B）膜電位イメージングによる，後肢刺激時の新皮質神経活動の時空間パターン．

化に応じて蛍光強度が変化する色素で新皮質をあらかじめ染色しておくと，神経細胞の集合活動を蛍光強度変化として広範囲の脳領域から記録することができる．マウスの後肢を刺激すると，まず後肢に対応したS1の領域が活動し，その後，第二運動野（M2）が活動した（**図2B**）．続いて，神経活動阻害剤であるTTX[※2]をS1に投与すると，後肢を刺激してもS1は活動せず，M2における活動もみられなかった．この結果は，M2の活動には，S1の活動が必要であることを示す．これまでS1とM2を結ぶ神経回路が存在することは解剖学的に知られていたが，機能的にもつながっていることが，この実験で明らかになった．興味深いことに，神経活動阻害剤をM2に投与して後肢を刺激すると，S1活動における遅い成分が有意に減少した．これらの結果は，後肢刺激により神経活動がS1→M2→S1の順に伝播することを示唆する．

2）M2トップダウン入力によるS1の5層神経細胞の持続的な活動

われわれは，M2-S1回路活動をさらに詳しく調べた．大脳皮質は層構造（表面が1層，一番深い層が6層）になっており，各層は異なる役割を担っていると考えられている．16点の記録部位が垂直一列にならんだ電極によるマルチユニット記録法を用いて，S1の全層から神経活動を記録した．この手法により，1つの記録部位から複数の単一神経細胞の活動電位を記録することができる（**図3A**）．

まず，S1における神経活動を全層から記録したところ，すべての層において早発性神経活動と遅発性神経活動の2つのピークが観察された（**図3A**）．また，遅発性神経活動は，5層で顕著であった（5層での神経活動の議論に関しては，後述**5**を参照）．一方，M2における神経活動の記録では，S1のような2つのピークではなく1つのピークが観察された．このピークは，S1で観察された早発性神経活動と遅発性神経活動の間で観察された（**図3B**）．

S1における1回目の活動（早発性神経活動）と2回目の活動（遅発性神経活動），またM2活動との因果関係を調べた．この目的で，神経活動阻害剤（TTXまたはCNQX[※3]）の投与によりM2を阻害し，S1神経活動を記録した．その結果，阻害剤投与前に比べてS1における早発性活動は変化しなかったが，遅発性活動は有意に減少した．この結果は，S1の遅発性活動にはM2活動が必要であることを示す．

以上の結果から，後肢からの情報がS1からM2に伝わり，M2からの入力として再びS1に入力するような反響回路（S1→M2→S1）が存在することが明らかとなった（**図3C**）．M2からS1への投射パターンを解剖学的に調べると，M2神経細胞はS1の下層（主に6層）と表層（主に1層）に軸索を投射しており，典型的なトップダウン投射パターンであった[10]．このことより，われわれはM2からS1への入力をトップダウン入力とよぶ．これらの結果は，S1の早発性神経活動はボトム

※2 TTX
電位依存性Naチャネルのアンタゴニスト．

※3 CNQX
非NMDA型グルタミン酸受容体（AMPA受容体，カイニン酸受容体）のアンタゴニスト．

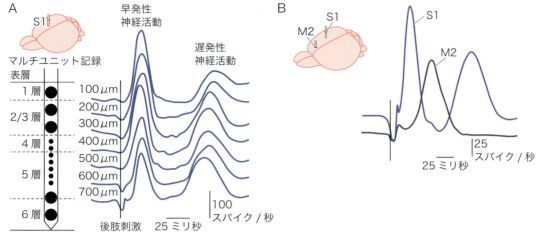

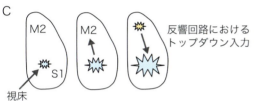

図3 マルチユニット電極を用いた神経活動の記録
A）S1における神経活動．B）M2とS1における神経活動．C）M2-S1反響回路におけるトップダウン入力の模式図．文献7を元に作成．

アップ入力により誘起され，一方，遅発性神経活動はM2からのトップダウン入力で誘起されることを示す．

3）反響回路は皮膚感覚の知覚に必須である

最後にわれわれは，知覚に対してこのM2-S1の反響回路は，どのような生理的役割を担っているのかを調べた．この目的で，触知覚にもとづくマウスの行動課題中にM2からS1へのトップダウン入力を，光遺伝学的手法によって抑制した．具体的には，M2神経細胞に光感受性の陰イオンポンプ（アーキロドプシン※4）を発現させたマウスを用い，S1領域において，M2から投射される軸索を任意のタイミングで光照射し，M2トップダウン入力を経路選択的に抑制した（**図4A**）．

自発性場所選好テストでは，四角い箱の床面に紙やすり（ザラザラ床）とそれを裏返した面（ツルツル床）

※4　アーキロドプシン（archaerhodopsin）
光遺伝学実験により用いられる光活性化イオンポンプの1つで，緑色光を照射されることで，発現部位に細胞膜電位の過分極（脳活動の抑制）を引き起こす．特に，当研究室では，アーキロドプシンを利用し，光照射により軸索終末部の活動を抑制するという手法を用いて，特定の回路が知覚に及ぼす影響を調べている（e.g. 文献7）．

を半分ずつ敷き，その箱の中にマウスを置いた．マウスの脳にはワイヤレスの小型光照射装置を設置し，M2からS1に対するトップダウン入力を光照射で抑制できるようにした．マウスは元来，ザラザラ床かツルツル床のどちらかを好む傾向（選好性）を示すので，各床面に滞在した時間を測定し，これを選好性の尺度とした．光抑制をしないマウス群では，ザラザラ床，ツルツル床のどちらかに長く滞在した．一方で，光抑制をしたマウス群では，その偏りが減少した（**図4B**）．Y字迷路を用いた床面弁別課題では，Y字迷路の分岐点の手前の床面でザラザラまたはツルツル床をランダムに提示し，ザラザラ床なら右方向，ツルツル床なら左方向に進むように訓練した後，光抑制の有無が正解率に与える影響を調べた（**図4C**）．光抑制をしないマウス群は約80％の正解率を示したが，光抑制をしたマウス群の正解率は約65％まで減少した．以上の結果から，M2からS1へのトップダウン入力が，正常な皮膚感覚知覚（適合的知覚）に必須であるとわかった．これらの結果は，これまで，存在すると推測されてきた反響回路の実体とその機能的役割をはじめて明らかにしたといえる．

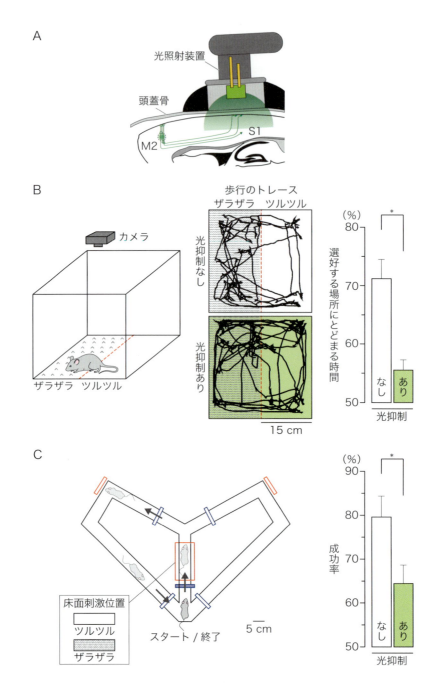

図4 反響回路の機能的役割を明らかにするための行動実験
A) 光照射装置と軸索終末部での光刺激による抑制の模式図. B) 自発性場所選好テストの概略図と結果. C) 床面弁別課題の概略図と結果. 文献7を元に作成.

5 知覚はどこの脳領域で起こるのか？

Manita S, et al（2015）[7]において，M2-S1反響回路が正確な触知覚（適合的知覚）に不可欠であることが示された．反響回路の中でも，どの神経活動が知覚に重要なのかという疑問が出てくる．Manita S, et al（2015）[7]において，トップダウン入力の受け手であるS1領域の5層神経細胞活動が知覚に関連することが明らかになっ

た．そこでManita S, et al（2017）[11] において，われわれは，「感覚野における樹状突起スパイク※5 が知覚の必要条件となる」という仮説を提唱した．S1の5層の神経細胞は，1～6層にわたる長い樹状突起を伸ばしており，トップダウン入力を受けることが可能である．実際に，単一の5層神経細胞において，基底樹状突起（5, 6層）と遠位樹状突起（1層）に，ある短い時間（約30 ms）以内に同時入力が生じると，遠位樹状突起で大きな活動（樹状突起スパイク）が発生することが知られている[12]．この仮説を支持する結果としてすでにわれわれは，S1の5層の神経細胞がM2トップダウン入力を下層と上層で同時に受ける可能性を見出している．またM2トップダウン入力によって樹状突起スパイクが誘起されることを確認している[7]．われわれは，このトップダウン同時入力により，樹状突起スパイクが発生し，細胞体の持続的な活動（連続的な発火活動）が引き起こされ，最終的に皮膚感覚が知覚（触知覚）されると推測している[11]．われわれの研究に続き，Takahashiらは光遺伝学的手法・薬理学的手法を用いて，マウスの知覚行動と体性感覚野における5層神経細胞の樹状突起活動との因果関係を示した[13]．

一方，M2-S1回路以外にも，触知覚にかかわる脳回路とその神経メカニズムが提唱されている．Kwonら（2017）は，ヒゲ刺激を利用した意思決定課題中のマウスの脳活動を二光子顕微鏡イメージングにより観察した．S1活動は触覚刺激の物理パラメータを反映しており，S2（secondary somatosensory cortex）活動はマウスの意思決定の結果を反映することを報告している[14]．また，S2からS1へのフィードバック回路が存在することを見出した．われわれが見出したM2-S1回路とこのS2-S1回路は異なるものの，フィードバック入力が感覚情報を強化し，知覚の成立に寄与することを示したという点は一致している．今回紹介した研究や他の膨大な先行研究を俯瞰すると，触知覚の表出

> ### ※5　樹状突起スパイク（dendritic spike）
> 神経細胞の樹状突起において悉無的（all-or-none）に発生する神経活動（スパイク）．従来，樹状突起は情報を受けとる受動的な役割をもつ器官であると考えられてきたが，動的にスパイクを発生させていることが明らかになってきた．近年では，樹状突起スパイクのもつ機能的役割が明らかにされつつある（詳細は本文参照のこと．より詳しくは文献11参照のこと）．

には，単一の回路のみが関連するということではなく，複数の経路がかかわっていると考えられる．われわれが示してきたように，回路間の相互作用により，知覚の内容が適合的知覚になるか，錯覚になるのかが決まるのだろう．高次運動野，感覚野だけでなく，他の複数の回路が知覚の内容や，知覚の表出そのものに関連するのであれば，それらの活動の時間軸は，逐次的であるのか，並列的であるのかを追究する必要がある．今後の知覚研究において，どの回路のどの神経細胞が，どのタイミングで，どのような活動を起こすことで，知覚の表出に関連しているか（これをわれわれは知覚のセントラルドグマとよんでいる）を網羅的に調べる必要があるだろう．観察視野を拡大した二光子顕微鏡が開発されれば，知覚課題遂行中に単一神経細胞レベルで広領域大規模観察が可能となる．実際に，二光子顕微鏡を用いて広い範囲で脳活動を観測することで，知覚現象や行動を最もよく説明する脳部位や回路が明らかになりつつあり（e.g. 文献15），広視野二光子顕微鏡は知覚のセントラルドグマの解明のための強力な手法となるだろう．

おわりに―知覚研究の難しさと動物実験による知覚研究の意義・今後の展開

本稿では，①"感覚受容器からの情報"が，そのまま"知覚"とはならないこと，②トップダウン入力が知覚に影響を及ぼすメカニズムの2点に関して，これまでの知見を紹介した．

最後に，これまでの議論を振り出しに戻すような，知覚研究そのものがもつ難しさを示した研究を紹介したい．

ほぼすべての知覚研究において，実験参加者の「報告」によって，実験参加者の知覚を評価している．近年，実験参加者の報告（ボタンを押すなど）の行為自体が脳活動に強く影響を与えることが示された（e.g. 文献16，図5）．この研究では，両眼視野闘争という実験パラダイムを用いて，見えにかかわる脳活動を調べた．両眼視野闘争とは，左右の目に異なる画像を呈示すると，どちらか一方の画像のみが知覚され，この知覚される画像が（眼球運動・脳の内部状態等の要因で）突発的に切り替わる現象である．物理的な刺激は

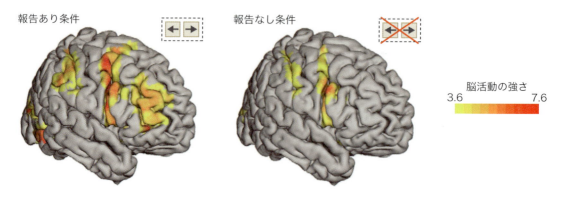

図5 Frässle S, et al(2014)における,報告あり条件となし条件の脳活動の違い
文献16より引用.

同じであっても,見え方が異なるというのがおもしろいところで,NCCを調べる目的で頻繁に用いられる課題である.Frässleらは,眼球運動データ(視覚運動性眼振,optokinetic nystagmus)から,「ボタン押し」などの報告なしに,実験参加者が見ているものの知覚内容を推定するパラダイムを開発した.実験参加者が「見えているものをボタン押しで報告しているとき」の脳活動と,「見えていても報告しないとき」の脳活動との差異を明らかにした.その結果,報告なし条件の場合,頭頂葉・前頭葉部分の脳活動が大きく減少していた.つまり,これまで「視知覚と相関する脳活動は,頭頂葉・前頭葉にある」と考えられていたものが,ボタン押しなどの「視知覚の内容を報告することと相関する脳活動」である可能性を示唆している.

一方,「知覚そのもの」は客観的に観測・定義することが不可能であるため,科学の俎上にのせることが難しいという考え方もある[17].結局のところ,現時点でのNCCや知覚研究においては,「知覚そのもの」と「知覚に関する報告」の違いという,単純な問題の切り分けもできていないのだ.知覚研究がいかに複雑で,取り組むのが難しい問題であるのかを端的に示す一例だろう.

知覚とは厳密な議論の下で扱うことが難しく,取り組むのを避けるべき問題なのだろうか? 知覚の秘密を切り崩す緒となりうるのが,神経回路の詳細なメカニズムや機能を明らかにできる動物実験であると筆者は考えている.近年ではヒトと齧歯類の実験を組合わせた認知神経科学研究が行われるようになってきた.例えば,Akrami A, et al(2018)[18]では,ラットとヒトで類似の知覚的意思決定課題を行い,意思決定課題遂行時におけるバイアス(contraction bias)に共通した傾向がみられることを明らかにしたうえで,ラットを用いた神経活動の記録・操作実験を行い,神経活動と知覚との因果関係を議論している.また,視覚情報と体性感覚情報のマルチモーダル錯覚であるラバーハンドイリュージョン[19]という現象がヒトで起こることが知られているが,マウスでも「ラバーテイルイリュージョン」が起きることを示した研究も出てきた[20].Groschnerらは,ハエにおいて,知覚をもとにした意思決定に関連する樹状突起活動を報告している[21].これらの例から,齧歯類や小動物が,知覚の研究を行うのに十分なモデルとなりうることがわかる.

実験動物として霊長類は知覚研究においても幅広く用いられてきた歴史がある.近年では,霊長類を対象とした光遺伝学実験の手法も開発され,実際に知覚や運動のメカニズムに関する研究が進められてきている(e.g. 文献22, 23).また,霊長類のなかでは遺伝子操作が比較的容易なマーモセットを用いた二光子イメージング法の開発[24]や,精神疾患モデルマーモセットなども,知覚のメカニズムを明らかにするのに有益になるだろう[25].

感覚情報そのものが知覚体験にならないということは,すべての知覚体験は主観的なものであるとも言える.主観や知覚という現象を扱う以上,科学的に研究を行うことには常に困難が伴う.だからといって,脳を理解するうえで,知覚のセントラルドグマは,決し

て避けては通れない研究トピックの1つである．知覚
や意識の問題は，紀元前から問われ続けてきた難問で
ある．難問だからこそ，これを解くためには，さまざ
まな分野の研究者が集結し，各分野（分子生物学，神
経生理学，計算論的神経科学，認知心理学，心理物理
学，臨床医学，哲学や工学などなど）の技術や別角度
からのアプローチを有機的に統合した分野横断的な取
り組みが必要かもしれない．また，脳などの中枢神経
系だけではなく，末梢神経系も知覚・意識の成立に貢
献している可能性もあり，あらゆる視点から知覚・意
識研究を行う必要があるだろう．

人類史のはじまり以降，一貫して解かれていない難
問の1つは，宇宙の謎と同様に，知覚・意識問題といっ
てもよいだろう．知覚のメカニズムを明らかにするこ
とは，われわれが取り組まなければならない課題な
のだ．

文献

1) Crick F & Koch C：Nat Neurosci, 6：119–126, 2003
2) Gregory RL：Nature, 199：678–680, 1963
3) Segall MH, et al：Science, 139：769–771, 1963
4) Geldard FA & Sherrick CE：Science, 178：178–179, 1972
5) Blankenburg F, et al：PLoS Biol, 4：e69, 2006
6) Desmurget M, et al：Science, 324：811–813, 2009
7) Manita S, et al：Neuron, 86：1304–1316, 2015
8) Dehaene S, et al：Trends Cogn Sci, 10：204–211, 2006
9) Gilbert CD & Sigman M：Neuron, 54：677–696, 2007
10) Felleman DJ & Van Essen DC：Cereb Cortex, 1：1–47, 1991
11) Manita S, et al：Front Cell Neurosci, 11：29, 2017
12) Ledergerber D & Larkum ME：PLoS One, 7：e33146, 2012
13) Takahashi N, et al：Science, 354：1587–1590, 2016
14) Kwon SE, et al：Nat Neurosci, 19：1243–1249, 2016
15) Chen TW, et al：Neuron, 94：866–879.e4, 2017
16) Frässle S, et al：J Neurosci, 34：1738–1747, 2014
17) Cohen MA & Dennett DC：Trends Cogn Sci, 15：358–364, 2011
18) Akrami A, et al：Nature, 554：368–372, 2018
19) Botvinick M & Cohen J：Nature, 391：756, 1998
20) Wada M, et al：J Neurosci, 36：11133–11137, 2016
21) Groschner LN, et al：Cell, 173：894–905.e13, 2018
22) Sawada M, et al：Science, 350：98–101, 2015
23) Tamura K, et al：Science, 357：687–692, 2017
24) Sadakane O, et al：Cell Rep, 13：1989–1999, 2015
25) Okano H, et al：Neuron, 92：582–590, 2016

＜著者プロフィール＞

福田めぐみ：2016年，Institute of Cognitive Neuroscience, University College Londonにて博士課程修了（PhD in Cognitive Neuroscience）．研究分野は知覚・主観体験の神経基盤．

村山正宜：2006年，東京薬科大学大学院博士課程修了，博士（生命科学）．ベルン大学生理学部研究員を経て，'10年より現職（理化学研究所チームリーダー）．研究分野は体性感覚・皮膚感覚（触知覚）の脳内メカニズムであり，"知覚のセントラルドグマ"を明らかにすることをめざしている．

第3章 脳発達・再編と病気・障害

1. 発達障害
―自閉症の病態とシナプス動態を中心に

内匠 透

自閉症は脳の機能障害として社会性とコミュニケーションの障害および興味や行動の偏りなどの主症状の他，睡眠障害や胃腸障害などのさまざまな症状を示す発達障害の一種である．主にヒト遺伝学的解析から多くの危険遺伝子のレア変異やゲノムのコピー数多型がその原因として報告され，シナプス障害説はその主な病因仮説である．シナプスの刈り込みにかかわる「スクラップ＆ビルド」現象は自閉症の病態を理解するうえで重要な研究対象領域である．自閉症発症そのものには，単純なシナプス説のみならず，小脳，視床網様核も含めた脳幹障害説を提唱する．

はじめに

　1943年Leo Kannerによって見出された自閉症は，今，自閉スペクトラム症（autism spectrum disorder：ASD，以下一般にわかりやすくするためあえて自閉症と称す）とその疾患カテゴリー自体が広くなり，最新のレポートでは有病率が2％を超えるという驚くべき数字が出ている．少子化に悩む日本をはじめとする国々にとっても社会問題の1つである．自閉症は発達障害の一種で，小児の代表的な精神疾患であるが，精神疾患自体にスペクトラムという考え方が導入され，自閉症は広く精神疾患の1つとしてスペクトラムの一端を担うだけでなく，正常人とも連続的スペクトラムを形成していると言える．ヒトゲノム計画が達成されるまでは，自閉症は精神疾患のなかで最も生物学からかけ離れた存在であった．統合失調症や気分障害などの代表的な精神疾患は精神行動療法などが採用されるなど一般の疾患とは異なる面を有する一方，薬物療法も存在していたが，自閉症に関しては，その治療は療育のみである．これまでのわが国における大学での自閉症研究は，主に教育心理学的なものが中心で，障がい児にいかに対応していくかが中心である．もちろん，今自閉症に悩む保護者や社会にとって，これらは緊急の問題であり，なくてはならぬものではあるが，この方向性だけではいつまでたっても対処療法しかもたない前近代医学のままである．医学生物学分野の技術の急速な発展を利用できる今，自閉症研究を生物学の対象として捉えることができるようになった[1]．

[略語]
ASD：autism spectrum disorder
　　（自閉スペクトラム症）
CNV：copy number variation（コピー数多型）
SCN：suprachiasmatic nucleus（視交叉上核）

Developmental disorders
Toru Takumi：RIKEN Center for Brain Science（理化学研究所脳神経科学研究センター）

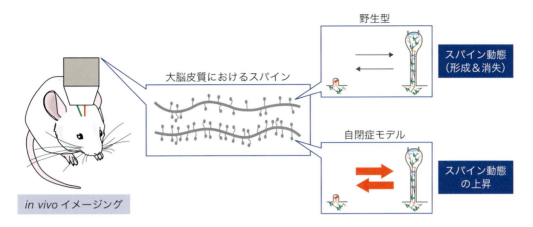

図　二光子顕微鏡を用いたスパインのin vivoイメージング
二光子顕微鏡を用いてマウス大脳皮質を観察すると，時間経過とともにスパインの形成や消失が起こっていることがわかる．自閉症モデルマウスのスパイン動態は，野生型マウスに比べて亢進していた．

1 自閉症への遺伝的寄与とモデル動物

　自閉症は他の精神疾患に比べて，遺伝的寄与率が高い．よって自閉症の生物学的研究を可能にしている最大の推進力は遺伝学である．自閉症は精神疾患のなかでも最も遺伝的寄与が大きな疾患と考えられている．特にヒト遺伝学の貢献は非常に大きく，百から千のオーダーの膨大な関連遺伝子，百を超えるコピー数多型（copy number variation：CNV）の同定に加え[2]，シナプス分子であるNeuroligin3 R541Cをはじめとするレア変異が同定された[3]．このシナプス分子の変異は，その後統合失調症での変異，さらには気分障害においてもシナプスの異常が見出され，今や精神疾患は「シナプス病」といっても過言ではない認識になっている[4]．シナプスと精神疾患の関係に関しては，総説も数多く出版されている[5]〜[7]．このことは，自閉症を含む精神疾患を生物学的対象にすることを可能にした重要な知見であり，自閉症研究が今や精神疾患研究をリードしていると述べている理由の1つである．

　ヒト遺伝学にマウス発生工学を組合わせることにより，さまざまな動物モデルが可能になった．当初は，いわゆる遺伝子改変マウス，例えばある遺伝子のノックアウトマウスの行動異常が社会性の障害があり，いわゆる表面的妥当性を示すモデルマウスが中心であった．その後発生工学を用いたヒト変異体を有するノックインマウス[8]や染色体工学によるCNVモデルマウス[9]が作製され，構成的妥当性を備えたヒト型モデルマウスが登場した．さらに，最近ではゲノム編集技術（CRISPR/Cas9）を用いることによりヒト型モデルマウスの作製がより簡便になってきた．例えば，Neuroligin1の自閉症変異に基づくノックインマウスが作製され，社会性行動の異常が報告されている[10]．

2 自閉症モデルマウスにおけるシナプス動態

　二光子顕微鏡を用いたシナプスのin vivoイメージング法により，マウスの大脳皮質を観察すると，本特集のテーマである「スクラップ＆ビルド」現象が見出された．すなわち，シナプスを構成するスパイン（神経細胞樹状突起棘）は固定された静的なものではなく，生成・消失をくり返す動的なものである．in vivoイメージング法により，自閉症モデルマウスを解析すると，原因の異なるモデルマウスで共通の表現型が見つけられた．すなわち，前述CNVモデルマウスとしてのDup15qマウス（ヒト染色体15q11-q13重複は自閉症の原因として知られているが，マウス染色体7番の相同領域を重複させたマウス），レア変異体モデルマウスとしてのNeuroligin3 R541Cマウス，さらにはBTBRマウスとよばれる一近交系で行動的に自閉症様行動を示すといわれているもので，いずれのモデルマウスもスパインの生成・消失のターンオーバー率が上昇していた（**図**）[11]．

次のステップとしてはスパイン動態の詳細なメカニズムの解明が待たれ，まさに「スクラップ＆ビルド」現象解明の本質である．

３ 自閉症の病因はどこにあるのか？

スパインを含むシナプスの異常が神経回路の異常につながるということでは，精神疾患が神経回路の病気だと考えると前述のシナプス説は合理的である．実際に生後のシナプスの刈り込みの異常が自閉症を引き起こすのではないかという仮説もあるが，実際に生後のシナプスの刈り込みの時期は，多くの自閉症が半年頃から異常が見えはじめ3歳までには診断がつくという臨床経過と合わない．むしろ，本当の原因はもっと早い段階，すなわち大脳におけるシナプスの発達ができる前，胎児期にあるのではないかと考えられる．

また，自閉症では，社会性とコミュニケーションの障害および興味や行動の偏りなどの主症状の他，睡眠障害や胃腸障害をきたす[12]．睡眠リズムを整えることにより社会性異常の回復がみられる．乳児の睡眠・覚醒リズムの獲得は1～1歳半までに終わる．レム睡眠は新生児で多く成長とともに減少する．さらに，自閉症CNVモデルマウスであるDup15qマウスは，中脳縫線核のセロトニン神経活動が低下しており，セロトニン量にも異常がみられるが，新生仔，乳仔期のセロトニン補充療法で発達後のセロトニン量や電気生理学的性質だけでなく，社会性行動異常が寛解する[13]．これは発達期のセロトニンの重要性を示すものである．

これらのことから筆者は，自閉症の脳幹説を提唱する．すなわち，①妊娠胎児期に例えば炎症などの環境要因により脳幹（中脳・橋・延髄）の発達に時空間的障害が加えられる，②脳幹部の障害は例えばセロトニンに代表されるモノアミン系神経の発達に影響を与える（セロトニンおよびそれから合成されるメラトニン分泌は概日リズムを示す），③この影響が例えば視交叉上核（suprachiasmatic nucleus：SCN，哺乳類概日時計中枢）をはじめとする視床下部の発達に影響を与え，概日リズムの障害をきたし，睡眠・覚醒リズムおよび全身の代謝の障害をもたらす，④乳児期の睡眠障害は神経回路形成に重要なシナプス，そして神経回路ネットワークの異常を経て後の行動・発達異常を引き起こす，というものである．個体発生的に脳幹から大脳皮質に向けて脳の発達が進むことを考えると，脳幹での障害が後に上位の脳での障害を生み，さまざまな表現型を示すことが説明できる．自閉症病因に関する説としては，他にも小脳障害説があり[14]，小脳が外部からの感覚情報や内部情報を処理して発達臨界期の新皮質回路構築に影響を与えるというもので，発生的には脳幹，小脳は同じロンボメア（後脳）由来であり，脳幹障害説に矛盾するものではない．また，最近，視床網様核障害説が提唱されたが[15]，視床網様核は，大脳皮質に直接投射しないことで，視床の他の髄板内核群とは区別されるが，かつては延髄網様体による上行性網様体賦活系の一部とされていたとすると脳幹障害説とも合致する．

いずれにせよ，直接的病因は下位脳にあると予想されるが，結果として，社会性の問題等の自閉症の症状は大脳皮質を中心とする上位脳の神経回路の異常と考えられ，まさにシナプスの「スクラップ＆ビルド」現象が中心的課題である．また，脳幹網様体にしても縫線核などの一部の神経核を除いては神経細胞が集まっているわけではないが，実態はさまざまな形態をした神経細胞が散在して複雑な神経ネットワークを形成しているので，やはり発達の段階での「スクラップ＆ビルド」現象は重要である．「スクラップ＆ビルド」現象の理解に向けて，脳全体の一般的概念の発見のみならず，脳部位特異的な特徴の解明が期待される．

おわりに

「スクラップ＆ビルド」現象の分子や細胞レベルの知見がわかった後，進むべき研究の方向性は，現在の脳科学の流れがそうであるように，神経回路の理解である．自閉症にみられる社会性の異常がどの脳部位の異常なのか，またどの神経回路の異常なのか？いろいろ言われているものの，そもそも社会性行動の脳領域，神経回路は不明なままである．脳科学の標準技術になりつつある光遺伝学を用いた回路遺伝学的研究は，自閉症研究においても今後ますますさかんになることが予想される．また，ヒトでのデータはMRIもしくはfMRI（機能的核磁気共鳴）のデータが中心であり，これらのデータを直接的に比較できる動物モデルでの

fMRIの確立も望まれるところである．今後多くの研究者が自閉症研究に参入し，さらに領域が進展すること，そして子ども達に明るい未来を与えられることを祈念している．

文献

1）内匠 透：細胞工学, 34：450-452, 2015
2）Takumi T & Tamada K：Curr Opin Neurobiol, 48：183-192, 2018
3）Jamain S, et al：Nat Genet, 34：27-29, 2003
4）内匠 透：蛋白質核酸酵素, 51：2328-2333, 2006
5）Bourgeron T：Nat Rev Neurosci, 16：551-563, 2015
6）Kaizuka T & Takumi T：J Biochem, 163：447-455, 2018
7）Forrest MP, et al：Nat Rev Neurosci, 19：215-234, 2018
8）Tabuchi K, et al：Science, 318：71-76, 2007
9）Nakatani J, et al：Cell, 137：1235-1246, 2009
10）Nakanishi M, et al：PLoS Genet, 13：e1006940, 2017
11）Isshiki M, et al：Nat Commun, 5：4742, 2014
12）内匠 透：実験医学, 30：2018-2021, 2012
13）Nakai N, et al：Sci Adv, 3：e1603001, 2017
14）Wang SS, et al：Neuron, 83：518-532, 2014
15）Krol A, et al：Neuron, 98：282-295, 2018

＜著者プロフィール＞
内匠 透：理化学研究所脳神経科学研究センターチームリーダー．京都大学大学院医学研究科修了．京都大学医学部，米国MIT，大阪大学医学部，神戸大学医学部を経て，大阪バイオサイエンス研究所にて研究室主宰，その後広島大学医学部教授を経て理化学研究所脳科学総合研究センターシニアチームリーダー，2018年4月より現職．また現在，東京大学大学院総合文化研究科客員教授，埼玉大学理工学研究科連携教授，広島大学大学院医歯薬保健学研究科客員教授を兼任．ラボの研究テーマは「精神疾患の統合的研究」「生物リズムの統合的研究」，意欲のある若い人からの連絡を歓迎します．
E-mail：toru.takumi@riken.jp

第3章 脳発達・再編と病気・障害

2. 思春期の発達脳科学と発達精神病理学の統合にもとづく統合失調症の脳病態研究

笠井清登

近年，神経画像計測技術と統合失調症の早期介入研究の高まりにより，統合失調症の前駆状態〜初発期にかけて前・側頭皮質外側面の進行性脳病態の存在が明らかとなった．この進行性脳病態の背景にグルタミン酸・GABA神経伝達系の異常が関与していることが示唆されている．今後のさらなる病態解明・治療法開発には，①統合失調症の早期介入研究・思春期定型発達のpopulation-neuroscience・効果の大きいゲノム変異を伴う症候群から出発するリバーストランスレーショナルリサーチを統合的に進める体制，②ヒト—非ヒト霊長類—齧歯類で共通に計測できるトランスレータブル脳指標の確立，③非ヒト霊長類における疾患モデルの開発，④主体的症候やアウトカムと脳・行動科学の連結，が鍵である．

はじめに

　統合失調症は，幻聴，妄想，思考形式の障害などの陽性症状，感情の平板化，意欲減退，社会的ひきこもりなどの陰性症状，実行機能，言語性記憶学習などの認知機能の障害を主徴とする症候群である．E. Kraepelinが早発性痴呆（Dementia Praecox）と記述した時代から，臨床的な病態進行に対応する脳病態の存在が想定されてきたものの，患者死後脳を用いた研究では神経変性疾患でみられるような明確なグリオーシス所見はみられなかった[1]．また，幻聴や妄想といった人間に特有の言語を基盤とする症候や高度な前頭葉機能を基盤とする認知・社会機能の障害が疾患の本態であるため，表現型の妥当な齧歯類モデルを確立することも本質的に困難であった．その後，双生児による遺伝学的研究や産科合併症・周産期ウイルス感染などが統合

[略語]

ARMS: at risk mental state
（アットリスク精神状態）
DUP: duration of untreated psychosis
（精神病未治療期間）
MMN: mismatch negativity
（ミスマッチ陰性電位）

MRI: magnetic resonance imaging
（核磁気共鳴画像法）
PLEs: psychotic-like experiences
（精神病様体験）
STG: superior temporal gyrus（上側頭回）
UHR: ultra-high risk（超ハイリスク状態）

Future direction in schizophrenia research through the integration of developmental neuroscience and psychopathology in adolescence
Kiyoto Kasai[1][2]：Department of Neuropsychiatry, Graduate School of Medicine, The University of Tokyo[1]/The International Research Center for Neurointelligence (WPI-IRCN) at The University of Tokyo Institutes for Advanced Study (UTIAS)[2]（東京大学大学院医学系研究科精神医学分野[1]/東京大学国際高等研究所ニューロインテリジェンス国際研究機構[2]）

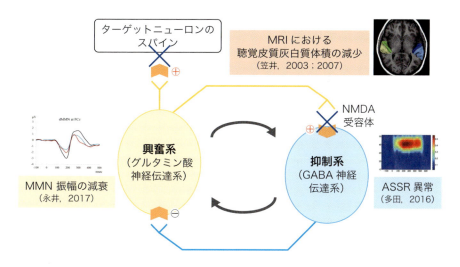

図　精神病早期におけるグルタミン酸/GABA神経伝達系の異常

失調症の発症オッズ比をわずかながら有意に上昇させるとの疫学研究がなされ，1990年代までに「神経発達障害仮説」が確立した．すなわち，遺伝的素因や周産期の環境因子による神経発達障害という脳発達過程の初期の異常により，その後の脳発達trajectoryに変化が生じ，思春期以降に発症に至るが，発症後の臨床的進行に対応する分子病態は不明とされた．このことは，統合失調症のややもすると悲観的なイメージや治療観の形成にもつながった．

1 統合失調症の進行性脳病態仮説と早期介入

しかしその後，精神病未治療期間（duration of untreated psychosis：DUP）が統合失調症の予後不良因子であること，思春期の大麻（cannabinoids）への曝露が統合失調症の発症オッズ比を上昇させるとの報告などから，統合失調症の発症早期の脳病態進行を再検討する機運が国際的に高まった．折しも，1.5テスラ以上のMRI（magnetic resonance imaging）構造画像による3D再構成技術が進歩したことで，統合失調症初回エピソード患者（first-episode schizophrenia）を縦断的にフォローし局所脳体積の変化を検出しようとする研究プロジェクトが2000年代に行われるようになった．その結果，初回エピソード患者において幻聴などの発生に重要とされる上側頭回（superior temporal gyrus：STG）などの灰白質体積に進行性減少を認め[2]，その異常は同部位を発生源とする事象関連電位（event-related potentials）である，聴覚ミスマッチ陰性電位（mismatch negativity：MMN）の進行性振幅減衰と対応していた[3]．MMNの発生にNMDA受容体が関与していること，健常者へのケタミン投与にてMMNが減衰すること，初回エピソード患者における血液中グルタミン酸濃度の上昇とMMN振幅減衰が有意に相関すること[4]などから，この進行性脳病態にグルタミン酸神経伝達系の関与が示唆されている．このような初回エピソード研究により，神経発達障害仮説に修正が加えられ，初回エピソードに先行する前駆期（prodromal stage）における早期介入の可能性に注目が集まった．

そこで2000年代後半からMcGorryにより統合失調症の臨床病期概念（clinical staging model）が提唱されるとともに，アットリスク精神状態（at risk mental state：ARMS）とよばれる超ハイリスク状態（ultra-high risk：UHR）を定義し，生物学的な研究が行われるに至った[5]．その結果，2010年前後から，ARMSの段階から初回エピソード患者と同様に上側頭回等における灰白質体積減少，MMN振幅減衰[6]やGABA神経伝達系が発生に関与するとされるauditory steady state gamma-band oscillatory responses（40 Hz ASSR）[7]の異常が明らかとなった（**図**）．

2 トランスレータブル脳指標の開発

これらの臨床研究の結果を踏まえ，部位・時期特異的な進行性脳病態をもたらす分子回路異常を同定できれば，新たな治療戦略の開発に大きく資すると期待されたが，前述のように齧歯類を用いた研究では限界があった．そこで，ヒトに近い高次機能をもつ非ヒト霊長類モデルを用いて，動物とヒトとの異種間において共通の技術・手法により計測が可能な脳科学的指標の異常を検討する研究パラダイムが生まれてきた．

この「異種間でトランスレーション可能な」脳画像や生理指標を，われわれは「トランスレータブル脳指標」（translatable brain markers）と名づけ，その開発に取り組んでいる[8]．トランスレータブル脳指標には，統合失調症の脳病態解明のブレークスルーとなることが期待されると同時に，動物の前臨床試験およびヒト臨床試験のサロゲートマーカーとして，従来の症状・行動評価に比べ創薬プロセスにおける効率・成功率を高めることも期待される．

現在われわれは，①患者の脳画像・生理・認知行動データを用いた病態関連神経回路の同定，②ヒト・非ヒト霊長類で共通に計測可能なトランスレータブル脳指標の開発，③疾患モデルマーモセットを用いての神経回路と行動異常との因果関係解明，④精神疾患の再分類や診断・治療法の開発に役立つバイオマーカーとしてのトランスレータブル脳指標の確立をめざしている．MRI大規模メタ解析プロジェクトにおいて，皮質下領域構造の体積測定を行った結果，統合失調症では淡蒼球体積に左側優位の増大があること[9]，視床体積の減少と社会機能障害が関連していること[10]を見出した．また，前述のMMN，ASSRやそれらと並び統合失調症のバイオマーカーとして最もロバストである眼球運動異常[11]をヒトと非ヒト霊長類で共通に計測できるトランスレータブル脳指標として確立する作業を進めている．

3 稀なゲノム変異を出発点とした研究

統合失調症を含む精神疾患・発達障害は生物学的異種性が高く，大規模なゲノムワイド関連研究を行っても，有意なcommon variantの発症オッズ比は1をわずかに上回る程度である．このため，精神疾患多発家系から見出された稀な遺伝子変異を起点とする研究や，特定の染色体部分にゲノム重複・欠失を伴う先天性疾患をモデルとした研究がさかんとなってきている．

22q11.2欠失症候群（22q11.2DS）は第22番染色体長腕の微細欠失を原因とする奇形症候群である[12]．幼少期より先天性心疾患，内分泌系障害，口・鼻・耳の障害をはじめとした身体障害や知的障害を有するだけでなく，実に3割の患者で幻覚・妄想など，統合失調症様の難治性精神病症状を思春期以降に併発することが知られている．22q11.2欠失症候群を対象とし，精神病症状の有無による生物学的背景の違いを明らかにできれば，精神病症状発症基盤の解明，ひいては創薬候補分子の発見につながることが期待される．前述した統合失調症患者研究でみられた淡蒼球体積の増大やガンマオシレーションの異常が22q11.2欠失症候群のモデルマウスにおいて認められていることは興味深い[13][14]．今後22q11.2欠失症候群のモデル霊長類の作製も待たれるところである．

4 思春期精神病理学と思春期科学の統合

統合失調症をはじめとする精神疾患は，思春期がその発症好発年齢である．したがって，統合失調症の早期病態の解明には，思春期の発達脳科学の基礎研究が欠かせない．しかしながら，思春期は身体面での健康度が高いとの社会通念があること，反抗期等の時期で研究へのリクルートが困難となりがちなこと，思春期はヒトに特有に長くなっており，齧歯類での検討が難しいこと，などの複合的な要因により，これまで小児や高齢者の研究のはざまでほとんど脳科学の対象とされてこなかった．しかし改めて思春期というライフステージは何だろうかと問うてみると，ヒトの思春期は非ヒト霊長類と比べてヒトで際立って長く，大脳新皮質の成熟の最終段階である．同時に，児童期までの親子関係から，仲間とのより多様な経験で結ばれた社会関係へと発展する決定的な時期である．

われわれは東京都世田谷区，三鷹市，調布市の一般住民基本台帳から無作為抽出した約3,000名の10歳の児童とその親を対象とした，日本ではじめての大規

模思春期コホートを2012年から開始している[15] [16]. その一部のサンプル（N＝300）からは，脳画像，ホルモン，ゲノム・エピゲノム情報なども取得している.

一般の思春期児童の約15％に精神病様体験（psychotic-like experiences：PLEs）があり，後の精神病発症のハイリスクとなることが知られている．思春期コホートのPLEs研究は，統合失調症の早期介入研究と相補的に進めることによって，精神病脆弱性の形成過程の理解につながるものと思われる．

5 主体的症候やアウトカムと脳・行動科学的実体の連結

統合失調症研究の歴史を振り返ると，これまで早期性痴呆概念（Kraepelin, 1899），神経発達障害仮説（Weinberger, 1987），臨床病期モデル（McGorry, 2006）が順次提唱されてきた．臨床病期モデルでは，前述のようにARMSを定義して絞り込みを行い，発症の有無をアウトカムとした研究が行われた．しかしながらARMSと絞り込んだ対象が数年以内に統合失調症圏に移行する割合は高々10〜30％程度であり，その他の多くは不安障害・気分障害圏にとどまったり，幸いにも寛解に向かう．臨床的には，発症の有無によらず，不安・抑うつ・希死念慮などの苦痛（distress）が高いまま推移するケースへの対応が重要であるが，前述の絞り込み戦略では，偽陽性群という扱いとなってしまう．こうした事態が生じる背景として，統合失調症という既存の診断ラベルの生物学的異種性や，異なる既存診断ラベルの生物学的連続性も大きく影響している．このように，ARMS同定・統合失調症早期介入という従来のパラダイムには反省が生まれてきており，発症の有無だけではなく，社会的機能の回復をアウトカムとして重視する流れに変わりつつある．

また，2010年代に入ったころから，英米を中心にパーソナルリカバリー（personal recovery）という新しい概念が主に当事者の側から提出されてきている．パーソナルリカバリーとは，当事者自身が疾患に支配されることなく主体的なウェルビーイング（well-being）というべきものを獲得し，自身の手に人生の主導権をとり戻すことであり，結果よりも過程を重視した概念である[17]．英国NHSなどでも狭義の医療とは異なる枠組みで，リカバリー支援を強化している（リカバリーカレッジ）．当事者の主観・主体性の重視や当事者中心の保健医療[18]については，精神医学領域に限らず，医療全体で最重視の潮流が出てきている．

パーソナルリカバリーやウェルビーイングといった主体的アウトカムと脳機能との対応関係は，環境因子も含めたきわめて複雑なものであろうことは言うまでもない．しかし，脳科学の対象が知覚・認知，情動，社会性と進展し，近年ではメタ認知や自己制御（self-regulation）の脳機構など，「自我脳」ともいえるステージに来ていることを考えると，その解明は荒唐無稽な命題ではなくなりつつある．われわれは，パーソナルリカバリーやウェルビーイングを脳科学的に検討するための作業概念を「主体価値」（personalized value）と名付けて検討を進めている[19]．すなわち，「毎日の生活を暮らし，自分の人生を生きる」という人間にとっての最も基本を支えている精神の機能としての「主体価値」が思春期にどのように形つくられ，それにより人間のウェルビーイングがどう実現されているかを解明しようとしている．児童期までの親子関係にもとづく継承価値の伝達から，思春期では，仲間とのより多様な経験で結ばれた社会関係にもとづき，実生活のなかでの長期的行動を無意識的・意識的に選択する動因である価値（value）は，内在化・個別化され，一人ひとりに個人化（personalized）された主体価値へと発展する，とモデル化している．統合失調症の発症は，思春期における価値の主体化に大きな生物学的・心理社会的影響をもたらすと考えられる．当事者のリカバリーを支援するうえで，主体価値形成の混乱をひもとき，アプローチしていくことが求められる．

精神的不調や困難にあって治療や支援を希求するのは，主体的症候にもとづいており，これは保健・医療・福祉の根本的枠組みである．したがって今後神経科学の進歩とともに精神疾患の生物学的指標にもとづく再分類がなされても，主体的症候にもとづく診断分類が不要となることはないであろう．必要なのは，主体的症候の生物の生存にとっての適応的意味と脳・行動科学的実体との対応関係を丁寧にひも解いていくことである[20]．

おわりに

　ヒトと霊長類を結ぶ「トランスレータブル脳指標」は，統合失調症の脳病態解明と治療薬開発をめざすうえで，また「主体価値–リカバリー」概念は，統合失調症の支援法開発を思春期の発達科学に照らしながら進めるうえでの鍵概念となるだろう．思春期の脳科学や保健学の重要性は国際的にも認識が高まりつつあり，今年度に入ってNature誌[21]やLancet姉妹誌[22]などに総説が発表されたことはその動向を象徴している．

　しかし，第二次性徴を含む思春期ステージにおいて，どのように分子・回路レベルで脳機能の再編が起きて主体価値が形成されていくのか，精神疾患からのパーソナルリカバリーの過程でどのような脳機能の再編が起こるのか，それらは類似のプロセスなのか，数理科学的記述は可能なのか，といった問題は，国際的にもほとんど手付かずである．これからの統合失調症の病態解明と治療法・支援法開発は，思春期の発達脳科学（developmental neuroscience in adolescence）と思春期の発達精神病理学（developmental psychopathology in adolescence）を両輪にして進めるべきであろう．

文献

1) Kasai K：Neurosci Res, 75：89–93, 2013
2) Kasai K, et al：Arch Gen Psychiatry, 60：1069–1077, 2003
3) Salisbury DF, et al：Arch Gen Psychiatry, 64：521–529, 2007
4) Nagai T, et al：Sci Rep, 7：2258, 2017
5) Koike S, et al：Schizophr Res, 143：116–124, 2013
6) Nagai T, et al：Schizophr Res, 150：547–554, 2013
7) Tada M, et al：Cereb Cortex, 26：1027–1035, 2016
8) Okano H, et al：Neuron, 92：582–590, 2016
9) Okada N, et al：Mol Psychiatry, 21：1460–1466, 2016
10) Koshiyama D, et al：Sci Rep, 8：1183, 2018
11) Morita K, et al：Psychiatry Clin Neurosci, 71：104–114, 2017
12) 田宗秀隆，他：医学のあゆみ，261：981–987, 2017
13) Ellegood J, et al：Mol Psychiatry, 19：99–107, 2014
14) Hamm JP, et al：Neuron, 94：153–167.e8, 2017
15) Ando S, et al：J Affect Disord, 238：359–365, 2018
16) 安藤俊太郎，他：日本社会精神医学会雑誌，27：181–187, 2018
17) Kanehara A, et al：BMC Psychiatry, 17：360, 2017
18) Kasai K, et al：Lancet Psychiatry, 4：268–270, 2017
19) Kasai K & Fukuda M：NPJ Schizophr, 3：14, 2017
20) LeDoux J & Daw ND：Nat Rev Neurosci, 19：269–282, 2018
21) Patton GC, et al：Nature, 554：458–466, 2018
22) Sawyer SM, et al：Lancet Child Adolesc Health, 2：223–228, 2018

＜著者プロフィール＞

笠井清登：1995年，東京大学医学部卒業，東京大学医学部附属病院，国立精神神経センター等で精神科臨床の研鑽を積む．2000〜'02年，ハーバード大学医学部精神科客員助手，'08年〜，現職（東京大学大学院医学系研究科精神医学分野教授）．統合失調症の早期介入研究と思春期科学を統合的に進めている．22q11.2欠失症候群の子どもと親の会である22 Heart Clubアドバイザー．

| 第3章 | 脳発達・再編と病気・障害 |

3. 哺乳類における老化・寿命を制御する視床下部神経細胞およびその分子機序

佐藤亜希子

老化・寿命の制御機序には，組織・臓器間において階層的な制御形態がある．特に哺乳類では，視床下部がその上位中枢としての役割を担い全身性の老化現象を規定していることが，次第に明らかになりつつある．老化・寿命を制御する視床下部神経細胞や分子・シグナル伝達系を同定し，さらにその生理学的役割を解明することは，老化現象のみならず個体寿命制御メカニズムの解明につながることが期待される．

はじめに

　脳は，学習・思考などの高次機能や自律機能，本能行動の中枢制御器官であることに加え，近年，哺乳類の老化・寿命を制御するうえで重要な役割を果たしている臓器として注目されている．脳機能は，老化に伴い低下する．その結果，処理速度，推論力，記憶力の低下（認知機能低下），うつや不安（情動障害），身体活動量低下や睡眠障害（概日周期行動異常），そして，自律機能低下などが引き起こされる．また，老化は神経変性疾患（アルツハイマー病など）の主なリスクファクターとしても知られている．したがって，加齢過程において脳機能を維持することは，生活の質的向上をもたらし，健康寿命延長へとつながるのではないかと考えられる．加えて，これまでに，マウスにおいて脳特異的に単一遺伝子を改変すると個体寿命が変化することが報告されている（**表**）．これらの結果もまた，脳が老化・寿命を制御するうえで重要な役割を果たしていることを示している．

　本稿では，これまでに報告されている老化・個体寿命を制御する視床下部神経細胞を総括する．また，視床下部が全身の老化現象を調節し，個体寿命を制御する分子・シグナル伝達機構について紹介したい．

1 老化・寿命制御による視床下部神経細胞の役割

　視床下部は，脳基底部に位置する最も進化的に古い領域で，マウスではほんの数mg程度の重量である（マウスの脳重量は5g程度）．この小さな領域に，細分化されたいくつもの核が存在し，摂食行動，内分泌，概日周期行動，情動制御，性行動など，さまざまな生理学的機能が調節されている．視床下部が老化・寿命を制御する可能性は古くから指摘されていた[1]が，近年の研究成果は，その可能性をより強く支持している（**図1**）．

1）視床下部弓状核（arcuate nucleus：Arc）神経細胞

　Arcに局在するNPY（neuropeptide Y）は，摂食行

Hypothalamic neurons that control aging and longevity in mammals
Akiko Satoh：Sleep and Aging Regulation Research Project Team, National Center for Geriatrics and Gerontology（国立長寿医療研究センター中枢性老化・睡眠制御研究プロジェクトチーム）

表　脳特異的遺伝子改変マウスモデルを用いた寿命研究

マウス系統	プロモーター	マウスバックグラウンド	性別※5：個体数（対照/変異）	中間寿命（日）		最大寿命	文献
				対照群	変異群		
αMUPA	αA-crystallin	FVB/N	F：33/33	—※3	延長（16%）	延長	22)
UCP2 Tg brain	Hypocretin	C57BL/6	M：36/53 F：31/26	716 550	805 662	延長[21] 延長[21]	9)
blrs2-KO	Nestin	C57BL/6	Combined：93/65 Combined：93/47	791 791	936（Het）（18%） 901（Homo）（14%）	延長[21] 延長[21]	18)
bIGF1RKO	Nestin	C57BL/6	Combined：42/27 M：—※3 F：—※3	836±28※1 853±43※1 821±36※1	914±21※1 966±28※1 888±27※1	変化なし 変化なし 変化なし	23)
N/Ikbkb$^{lox/lox}$	Nestin	C57BL/6	Combined[24]：20/25	—※3	延長（23%）	延長※2	16)
MBH-IκB-α MBH-IKK-β	Synapsin promoter-directed lentiviral	C57BL/6 C57BL/6	M[24]：23〜31 each M[24]：23〜31 each	—※3 —※3	延長（p＞0.0001） 延長（p＞0.05）	延長[24] 短縮[24]	16) 16)
BRASTO	Prion	C57BL/6	Combined：88/70 M：45/33 F：43/37	835 849 799	926（11%） 926（9%） 930（16%）	延長[21] 延長傾向[21] 延長[21]	10)
HSV-TK1	Bmi1 promoter-directed lentiviral	C57BL/6	M：19/20	—※3	短縮（p＞0.01）	—※3	17)
IκBα-htNSCs	—※4	C57BL/6	M：23/21	—※3	延長（p＞0.01）	—※3	17)

※1：平均寿命のみ．※2：雄のみ．※3：報告なし．※4：細胞移植．※5：F：female（雌），M：male（雄）．文献21を改訂．

動を制御する視床下部神経回路において，摂食促進因子としての役割を担っている．これまでに，視床下部特異的 *Npy* 高発現トランスジェニックラットでは，個体寿命が有意に延長されることが報告されている[2]．一方，視床下部特異的 *Npy* 高発現マウスの寿命研究はまだ報告されていない．ただし，*Npy* ノックアウトマウスではカロリー制限による寿命延長効果が認められないことから[3]，NPY がカロリー制限による寿命延長効果を発揮するうえで重要な役割を果たしていることが示唆される．NPY 神経細胞が全身性の老化現象をどのように制御し個体寿命制御へとつながるのか，ラットとマウス脳での NPY 局在の相違などを考慮し，さらに検討する必要がある．

　また哺乳類では，長寿を示す小人症マウスを用いた研究から，成長ホルモン（growth hormone：GH）/インスリン様成長因子1（insulin-like growth factor-1：IGF-1）系が老化・寿命の制御に重要であることが知られている[4,5]．脳下垂体前葉からの GH 分泌を刺激する成長ホルモン放出ホルモン（GH-releasing hormone：GHRH）は，主に Arc に存在する神経細胞から分泌される．GHRH の receptor に突然変異をもつマウスは長寿になることが報告されている[6]．

2）視床下部背内側核（dorsomedial hypothalamus：DMH）神経細胞

　2-1）を参照．

3）内側基底視床下部（mediobasal hypothalamus：MBH）

　2-2），**2**-3）を参照．

4）視床下部視交叉上核（suprachiasmatic nucleus：SCN）神経細胞

　SCN は，哺乳類の生体時計として，広範囲な生体応答（身体活動，内分泌制御，体温調節，摂食行動，睡眠・覚醒制御など）の制御に関与している．SCN を破壊された動物は，概日周期を示す行動学的変化や内分泌制御を失う．培養条件下においても SCN 神経は，転写・翻訳過程，代謝，発火頻度または神経ペプチド分

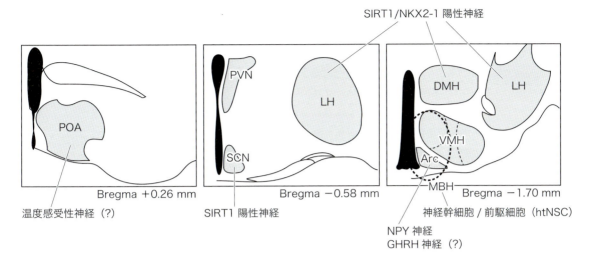

図1 これまでに報告されている老化制御に関与する可能性のある視床下部神経細胞群
詳細は本文参照．

泌において概日振動を示す．このようなSCNの概日振動は，転写活性因子である時計遺伝子群（BMAL1，CLOCK，PER，CRYなど）により制御されている．加齢によりSCNのSIRT1タンパク質発現量が低下し，*Bmal1*転写活性が低下すると，時計遺伝子のmRNA発現量が低下する[7]．SIRT1は時計遺伝子の日周的な発現量変化を制御することが報告されている．老齢マウスで延長するintrinsic periodが，脳特異的*Sirt1*ノックアウトマウスでも同様に延長され，それとは逆に，脳特異的に*Sirt1*を高発現させたトランスジェニックマウスではintrinsic periodが短縮される[7]．これらの結果は，SCNの*Sirt1*発現量もしくはその活性を維持することでSCNの生体時計としての機能を保つと，老化を遅延し，個体寿命を延長する可能性を示唆している．

5）その他の視床下部神経細胞

体温調節と寿命制御については，その相関関係に多くの議論が交わされてきた．視床下部の中では，室傍核（paraventricular nucleus：PVN），腹内側核（ventromedial hypothalamus：VMH），視索前野（preoptic area：POA）やDMHが体温調節に関与している[8]．脳特異的に*Ucp2*を高発現させたトランスジェニックマウスでは，視床下部内の温度を上昇させることにより（おそらく脳組織自体の温度上昇を直接感知して発火活動が上昇する温度感受性神経を介して）深部体温が有意に低下し，代謝効率が増加し，その平均寿命は雄雌ともに有意に延長される（**表**）[9]．一方，長寿を示すbrain-specific SIRT1 overexpressing mouse（BRASTOマウス，**表**）では，活動期の夜間に対照群と比較して，有意に高い体温を保っている（**2**-1）を参照）[10]．また，SIRT1が食事制限下の体温調節に必須である知見も得ている[11]．これらの結果は，単純に低体温を維持することではなく，環境変化に順応して体温を調節する機構を賦活化させることが，哺乳類の老化・寿命を制御するうえで重要となることを示している．

2 哺乳類の老化・寿命を制御する視床下部分子・シグナル伝達機構

生物学的に高度に保存されている老化・寿命制御因子がいくつか明らかにされているなか，視床下部におけるSirtuinやNF-κBシグナル伝達系の老化・寿命制御メカニズムが報告されている．それに加えて，近年，視床下部の神経幹細胞/前駆細胞が哺乳類の老化・寿命を制御している，という知見が報告されている．

1）Sirtuins（図2）

サーチュインは，ヒストンやタンパク質のNAD$^+$（nicotinamide adenine-dinucleotide）依存性脱アシル化酵素（e.g. deacetylase, desuccinylase, demaloynylase, deglutarylase, long-chain deacetylase, lipoamylase, ADP-ribosyltransferase）として，さまざまな生理学的機能の調節に関与している[12]．哺乳類では，SIRT1からSIRT7までの7つのホモログが存在し，そのうち，SIRT1が哺乳類オーソログである．

SIRT1による老化・寿命制御については，組織・臓器特異的な作用機序が報告されている．われわれは，SIRT1を脳特異的に高発現させたトランスジェニックマウス（BRASTOマウス）では，雌雄ともに，老化の遅延，個体寿命の有意な延長がもたらされることを明らかにした（表）[10]．老齢BRASTOマウスでは，骨格筋のミトコンドリア機能が維持されており，身体活動量，酸素消費量，体温が老齢対照群と比較して有意に高く保たれる．さらに，老齢BRASTOマウスでは，通常老化に伴い低下する睡眠の質が保持される[10]．これらの作用は，脳，特に視床下部背内側核と外側野特異的なSIRT1シグナルの活性化を介した神経活動量の増大に起因する[10]．一方で，全身性にSIRT1を高発現させたトランスジェニック（Sirt1-tg）マウスでは，個体寿命が延長しない[13]．老齢Sirt1-tgマウスでは，がん腫（carcinoma）と肉腫（sarcoma）の発症抑制が著明であったが，リンパ腫（lymphoma）には発症抑制作用は認められなかった．したがって，Sirt1-tgマウスでは，通常主要な死因となりうるlymphomaへの作用が認められないことが，個体寿命を延長しない要因となっているのかもしれない．

また，BRASTOマウスとSirt1-tgマウスで認められた個体寿命効果の差異については，哺乳類の生体内における臓器間（もしくは脳領域間）の階層的な生理学的機能制御システムにより説明できるのかもしれない．これまでの報告は，SIRT1の発現量もしくは活性を脳（特に視床下部）で増加させることが，種々の生理学的機能を維持するうえで有益となることを示している．一方，すべての脳領域でSIRT1発現量を増加させることが老化に伴う機能低下を抑制するうえで有益に働くとは限らない可能性が考えられる．実際に，広範な生物種で老化を遅延し寿命を延長することが知られているカロリー制限では，大脳皮質や海馬ではSIRT1タンパク質量は増加するが，小脳や中脳では低下することが報告されている[14]．同様に末梢組織でも，カロリー

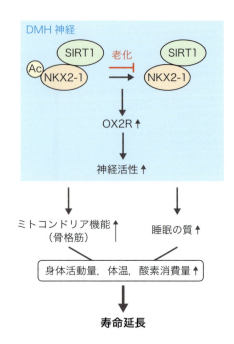

図2　視床下部における老化・寿命の分子制御メカニズム-1
DMH神経細胞におけるサーチュインを介した個体寿命制御機序．詳細は本文参照．

制限では白色脂肪細胞や筋肉のSIRT1タンパク質量は増加するが，肝臓では低下する場合も増加する場合も報告されている．現在われわれは，①どの脳機能低下（もしくはどの脳領域機能低下）が全身性の老化現象を誘導するのか，また，②脳の生理学的機能変化のなかで何が個体寿命と相関するのか，という疑問に答えようと研究を進めている．そのうえでさらに，脳（もしくは視床下部）特異的遺伝子改変モデルマウスを用いた老化・寿命解析を通して，脳が哺乳類の個体老化・寿命を制御する詳細なメカニズムを解明していこうとしている．なお脳におけるSirtuinsの寿命制御機序については，他の総説[15]もあわせて参照していただきたい．

2）NF-κBシグナル伝達系（図3）

転写因子NF-κBは，長らく，炎症を誘導するproinflamatoryシグナル伝達系として知られていたが，近年の報告から，炎症性および抗炎症性の両極の働きをもつことが明らかになっている．古典的経路と非古典的経路を介してNF-κB活性化が起こり，それぞれの経路は異なるトリガーで誘導される．その結果，感

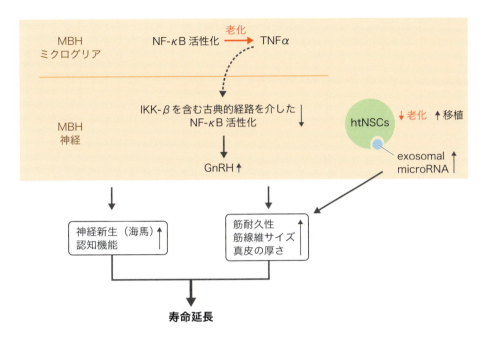

図3 視床下部における老化・寿命の分子制御メカニズム-2
MBHにおけるNF-κBシグナル伝達系を介した，または神経幹細胞/前駆細胞(htNSC)を介した個体寿命制御機序．詳細は本文参照．

染のみならず種々の慢性疾患における炎症反応を制御している．

　2013年，MBHの免疫反応および内分泌シグナルを調節することにより，マウスの寿命が延長することが報告された[16]．脳内でMBHは，加齢に伴うNF-κB（nuclear factor κB）の活性化が最も著明な部位であり，NF-κB活性化により性腺刺激ホルモン放出ホルモン（gonadotropin-releasing hormone：GnRH）の遺伝子転写活性が低下する．定位脳手術によりMBH特異的にNF-κBシグナルを抑制したマウスでは寿命が有意に延長され，一方，増大させたマウスでは寿命が短縮される（**表**）．なお，これらマウスモデルは，いずれもTNFα（tumor necrosis factor α）により誘導される古典的経路に関与する因子（IKKβ，IκB-α）を改変させて作製している．さらに，老齢マウスの第三脳室からGnRHを投与すると，加齢に伴う筋耐久性，筋線維サイズ，真皮の厚さなどにみられる形態学的変化の改善だけではなく，視床下部と海馬における神経新生を増大し，認知機能の改善も認められることが報告された．これらの結果は，MBHにおけるNF-κBシグナルが視床下部機能の加齢変化として重要であり，

老化・寿命の制御にも直接的に関与していることを示している．慢性疾患で誘導されることが知られる非古典的経路が老化・寿命制御に関与するのか，今後明らかにされていくことを期待したい．

3）視床下部神経幹細胞/前駆細胞（htNSC）（図3）

　最近，MBHの第三脳室周囲に存在するhtNSCの数は加齢とともに低下し，このhtNSC数を低下させたマウスは老化に伴うさまざまな身体機能低下（e.g. 筋強度，運動調節能，トレッドミルパフォーマンス，認知機能）が促進され，個体寿命が短縮することが見出された（**表**）[17]．一方，ドミナントネガティブIκB-αを発現したhtNSCを16カ月齢のマウスのMBHに移植すると，個体寿命が有意に延長される（**表**）．また，htNSCはexosomeにより分泌されるmicroRNA産生に関与し，この機能もまた加齢とともに低下する．このexosomal microRNA量を維持することが老化に伴う機能低下を抑え，個体寿命延長効果につながるのではないかと考えられる．

4）その他の長寿遺伝子・シグナル伝達系

　Sirtuinに加え，mTOR（mammalian target of rapamycin）やInsulin/IGF-1シグナルもまた，生物

学的に高度に保存された老化・寿命制御因子である．これらの視床下部特異的な老化・寿命制御機序については，いまだ不明である．しかしながら，insulin receptor substrate 2を脳特異的にノックアウトしたマウスでは，個体寿命が延長することが報告されている（**表**）[18]．mTORシグナルの脳における機能的重要性は，いくつかの知見により示されている．例えば，結節性硬化症（tuberous sclerosis）の原因遺伝子としてmTORシグナルの下流にあるTSC1（tuberous sclerosis complex 1）が知られている[19]．*Tsc1* を脳特異的にノックアウトしたマウスで発症するてんかん発作の頻度は，Rapamycin処置により著しく減少する[19]．一方，ミトコンドリア複合体Ⅰ欠損が原因のリー症候群（Leight Syndrome）モデルマウスでmTORシグナルの下流遺伝子であるS6Kを全身もしくは肝臓特異的に欠損させると，有意な寿命延長と神経症状の遅延が認められる．しかしながら，脳もしくは脂肪細胞特異的に欠損させても，その効果は認められない[20]．これら長寿遺伝子・シグナル伝達系の脳もしくは視床下部特異的な機能解析は，今後の大きな課題である．

おわりに

光遺伝学（optogenetics）技術の導入は，神経細胞の機能解析が躍進することに多大な貢献をもたらしている．今後さらに，特定の神経細胞の生理的役割が同定されていくなかで，老化・寿命制御を担う神経細胞もしくは神経ネットワークが解明されていくであろう．加えて，既知の老化・寿命制御遺伝子やシグナル伝達系の脳（もしくは視床下部）特異的な役割が明らかにされていくことも期待したい．

謝辞
筆者は，AMED「老化メカニズムの解明・制御プロジェクト」（課題番号17gm5010001h0001）の支援を受けている．

文献

1) Dilman VM：Lancet, 1：1211–1219, 1971
2) Michalkiewicz M, et al：Hypertension, 41：1056–1062, 2003
3) Chiba T, et al：Sci Rep, 4：4517, 2014
4) Brown-Borg HM, et al：Nature, 384：33, 1996
5) Flurkey K, et al：Mech Ageing Dev, 123：121–130, 2002
6) Flurkey K, et al：Proc Natl Acad Sci U S A, 98：6736–6741, 2001
7) Chang HC & Guarente L：Cell, 153：1448–1460, 2013
8) Morrison SF, et al：Exp Physiol, 93：773–797, 2008
9) Conti B, et al：Science, 314：825–828, 2006
10) Satoh A, et al：Cell Metab, 18：416–430, 2013
11) Satoh A, et al：J Neurosci, 30：10220–10232, 2010
12) Imai SI & Guarente L：NPJ Aging Mech Dis, 2：16017, 2016
13) Herranz D, et al：Nat Commun, 1：3, 2010
14) Chen D, et al：Genes Dev, 22：1753–1757, 2008
15) 佐藤亜希子，今井眞一郎：日本臨牀，76(Suppl 5)：142–147, 2018
16) Zhang G, et al：Nature, 497：211–216, 2013
17) Zhang Y, et al：Nature, 548：52–57, 2017
18) Taguchi A, et al：Science, 317：369–372, 2007
19) Zeng LH, et al：Ann Neurol, 63：444–453, 2008
20) Ito TK, et al：Front Genet, 8：113, 2017
21) Satoh A, et al：Nat Rev Neurosci, 18：362–374, 2017
22) Miskin R & Masos T：J Gerontol A Biol Sci Med Sci, 52：B118–B124, 1997
23) Kappeler L, et al：PLoS Biol, 6：e254, 2008
24) Tang Y, et al：Trends Neurosci, 38：36–44, 2015

＜著者プロフィール＞
佐藤亜希子：2005年，富山大学大学院薬学研究科博士課程修了．薬学博士．富山大学和漢医薬学総合研究所における漢方薬を用いた老化研究を経て，'06年10月よりワシントン大学今井研究室にポスドクとして所属．哺乳類における老化・寿命のメカニズムの解明をめざし，特に脳におけるSIRT1の機能に着目し研究．'17年1月より国立長寿医療研究センター中枢性老化・睡眠制御研究プロジェクトチームにプロジェクトリーダーとして赴任．研究室のテーマは，哺乳類の睡眠および老化・寿命の共通制御メカニズムの解明．E-mail：asatoh@ncgg.go.jp

第3章　脳発達・再編と病気・障害

4. 発達・病態における神経回路再編成

江藤　圭，竹田育子，鍋倉淳一

感覚や感情は脳で多くの神経細胞がシナプスを介して情報のやりとりをすることで生じる．このシナプスは常に一定ではなくさまざまな内外環境変化に応じて劇的に変化する．発達期には，シナプスが一度過剰に形成された後，不要なシナプスが刈り込まれることで，適切な機能を行うための脳神経回路が形成される．一方，脳梗塞や慢性疼痛などのさまざまな病態においてもシナプス構造の劇的な変化が起きる．本稿では，二光子顕微鏡を用いた生体イメージングにより明らかにされた発達期，病態時の神経回路再編成に関する知見を中心に紹介する．

はじめに

　われわれは物を見，聞き，感じ，また，不安や喜びなどさまざまな感情をもつ．このような感覚や感情は脳が機能することで生じる．脳の中では神経細胞が無数のシナプスというつなぎ目を介して情報のやりとりをすることで脳機能が発現する．このシナプスは常に一定ではなく，新たにつくられ，また消失し，さまざまな内外環境変化に応じて劇的に変化する．例えば，発達期には，シナプスが一度形成された後，不要なシナプスが刈り込まれることで，適切な機能を行うための脳神経回路が形成される．一方，脳梗塞や慢性疼痛などのさまざまな病態においてもシナプス構造の劇的な変化を伴う神経回路の再編成が起きる．このことから，脳の中でどのような機構により神経回路再編成が起きているかを調べることは生理学的にも病態生理学的にも重要である．神経回路再編成が脳の中でどのように起きているかを知るために，生きた動物の脳を直接観察する必要がある．そこで，本稿では，生体イメージングに最適な特性を有する二光子顕微鏡を用いて明らかにされた発達期，病態時の神経回路再編成に関する知見を中心に紹介する．

1 発達期の神経回路再編成

　発達期ではいったん過剰なシナプスが形成された後，

［略語］

DREADD：designer receptors exclusively activated by designer drugs
MEGF10：multiple EGF–like–domains 10
MERTK：Mer tyrosine kinase
PET：positron emission tomography

PV：parvalbumin
S1：primary somatosensory cortex
SOM：somatostatin
TSP：thrombospondin
VIP：vasoactive intestinal peptide

Neuronal circuit remodeling during development and disease
Kei Eto/Ikuko Takeda/Junichi Nabekura：Division of Homeostatic Development, Department of Fundamental Neuroscience, National Institute for Physiological Sciences（生理学研究所基盤神経科学研究領域生体恒常性発達研究部門）

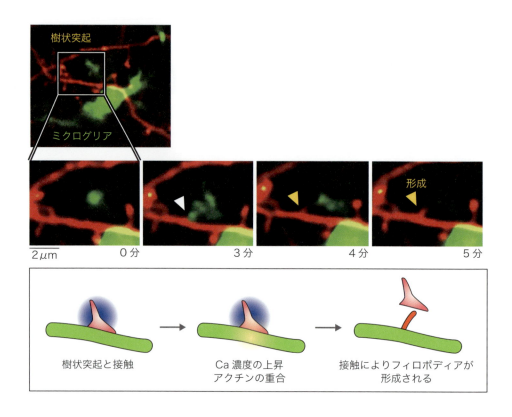

図1　発達期のミクログリアによるシナプス形成
生後8日齢のマウス脳の神経細胞（tdTomato）とミクログリア（EGFP）．発達期の大脳皮質ミクログリアの突起が樹状突起に接触すると，樹状突起内でカルシウム濃度が上昇し，アクチンが重合することでフィロポディアが形成される．このシナプス形成は成熟期の神経回路形成に必須である（写真は文献1より引用）．

シナプス間の競合により強い入力を受けるものが残り，弱い入力を受けていたシナプスは消え，成熟した神経回路が形成される．このシナプス構造の劇的な変化を伴う神経回路再編成の機構としてさまざまな要因が考えられているが，近年グリア細胞の機能が注目されている．グリア細胞の一種であり脳内の免疫細胞であるミクログリアは発達期の脳におけるシナプス形成に寄与することが二光子顕微鏡を用いた研究で明らかにされている．宮本らは幼若マウスのバレル野〔ひげに対応した一次体性感覚野（S1）〕においてミクログリアが樹状突起に接触するとフィロポディア様の構造が形成されることを見出した．接触することで，細胞内カルシウム濃度が増加し，アクチンの重合が起きることでフィロポディアができる．また，ミクログリアの機能をミノサイクリン（抗生物質の1つで，ミクログリアやマクロファージの活性化抑制作用を有する）により抑制するとミクログリアの接触によるシナプス形成が抑制された．さらに，ジフテリアトキシンをミクログリアに発現する遺伝子改変マウスを用いてミクログリアを選択的に除去することでシナプス密度が減少し，成熟脳の神経回路において異常なネットワークが形成されることが示唆された（図1）．これらのことから，幼若期のミクログリアによるシナプス形成は成熟期の神経回路機能形成に重要な役割を担うことが明らかになった（1章-4参照）[1]．また，別のグリア細胞であるアストロサイトは発達期にトロンボスポンディン（TSP），グリピカン，コレステロールなどさまざまな分子を放出することでシナプス形成を行う．これらのことからアストロサイトも発達期シナプス形成に寄与することが明らかになっている[2]．

グリア細胞はシナプスの形成だけでなくシナプス除去にも寄与する．ミクログリアは生後間もないマウスの外側膝状体において補体を介してシナプス後部を貪食することで発達期のシナプス除去に寄与する．弱い入力を受けていたシナプスに補体C3フラグメントが蓄積することで，ミクログリアがもつ補体受容体CR3によってこのシナプスが認識され貪食される．この機構は発達期のみならずアルツハイマー病などの病態におけるシナプス除去の機構として注目されている[3]．また，ミクログリアだけでなくアストロサイトもシナプス除去に寄与する．この細胞はミクログリアとは異なりMEGF10とMERTKという貪食分子を発現し，除去されるべきシナプスを認識し，細胞内に取り込み除去する．異なるグリア細胞が同じようにシナプスを除去する理由は不明だがそれぞれの有する役割に関してはさらなる研究が必要である[3]．

これらの研究から，発達脳においてミクログリア，アストロサイトはシナプスの形成・消失にそれぞれ寄与しており，脳神経回路の発達に必要不可欠な要素であることが明らかになった．

2 脳梗塞時の神経回路再編成

脳神経回路の再編成は発達期だけでなく，さまざまな病気においても起きる．脳で神経回路再編成が起きる病態の1つとして脳梗塞があげられる．脳梗塞は血管が血栓などで詰まることにより起きる．これにより血管周辺の脳組織が破壊され，その領域と対応した身体機能が損なわれる．一方，失われた身体機能や脳機能はリハビリテーションによって回復しうる．脳機能イメージング法を用いた研究により脳梗塞後，回復期に梗塞周辺部だけでなく障害側と反対側の脳活動も亢進することが示唆されている．このことから，脳機能回復時に障害側だけでなく反対側の健常な脳で神経回路再編成が生じ，機能回復に寄与する可能性が考えられる．実際，S1で脳梗塞を起こしたマウスにおいて脳梗塞3日後に障害と反対側の健常脳で感覚刺激（障害側脳に対応した足の刺激）に対する応答が増加し，1週間たっても増加は持続した．この機能変化はシナプス構造変化に伴う神経回路再編成によって起きる[4]．二光子顕微鏡を用いて障害反対側の健常なS1第5層神経細胞のシナプス構造を障害前後で観察すると，障害後1週間という限られた期間のみシナプスの形成・消失の頻度が増加し，2週間後には正常レベルまで戻ることがわかった．さらに，シナプスが劇的に変化する時期に反対側健常脳の機能を薬剤で阻害すると両側の四肢の感覚が阻害された．この結果は，脳梗塞後の回復期において，障害側と反対側の健常S1において神経回路再編成が起きることで障害された脳の失われた機能を代償されることを示唆している（**図2**）[4]．脳梗塞後，反対側脳で起きる神経回路再編成に，アストロサイトが寄与する．アストロサイトは脳の主要な細胞であり，神経活動に栄養を供給し，その活動を制御する．また，細胞外の過剰なカリウムイオンやグルタミン酸を細胞内に取り込むことで，細胞外環境を調節する機能を有する．脳梗塞後1週間，障害と反対側のS1においてアストロサイトの活動が亢進する．また，アストロサイトによるグルタミン酸取り込み能が亢進し，この機能を薬剤で抑制すると脳梗塞後の機能回復が阻害された．このことから，アストロサイトのグルタミン酸取り込み機構の活性化が脳梗塞後の健常脳における代償機構に重要であることが示唆された[5]．

一方，障害領域におけるシナプス構造の変化はミクログリアによって引き起こされる．ミクログリアの突起は正常時にはシナプス部位に5分間接触し，離れる．この接触は神経活動依存性に制御されている．一方，脳梗塞時にはミクログリア突起のシナプス部位への接触時間が著しく増加し，接触後，シナプスが消失する．このシナプス除去は脳梗塞後の機能消失に寄与しているのかもしれない[6]．また，傷害領域アストロサイトに関して反対側健常脳と異なる役割をもつ．脳梗塞の障害領域においてアストロサイトの活動は亢進するものの，その活動を薬剤処置により抑制すると，障害領域を縮小することができる[7]．このことから，障害側においてはアストロサイトの機能亢進が障害を増悪させる役割をもつことが示されている．

3 慢性疼痛の神経回路再編成

もう1つの脳神経回路再編成が起きる病態の例として慢性疼痛があげられる．通常，痛みは危険の存在を体に知らせる役割をもつが，危険な状態でなくても持

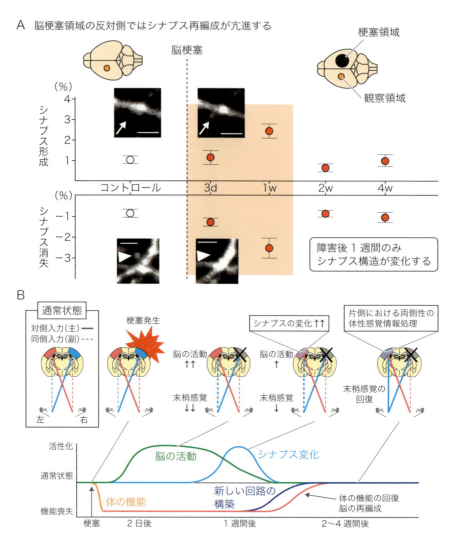

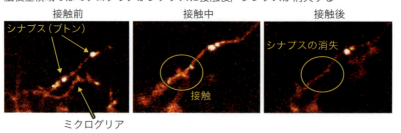

図2 障害によって引き起こされる神経回路再編成
A) 脳梗塞後,梗塞領域と反対側でシナプス再編成が起きる.第5層神経細胞に蛍光タンパク質EYFPを発現するマウスを用いてシナプスを観察すると,障害後新たにシナプスが形成,あるいは消失する(左).この変化は障害後1週間のみ起きる(右).B) 脳梗塞後の反対側皮質における活動,シナプス構造変化と機能回復の時間経過.脳梗塞発症後,一過性に神経活動が亢進し,続いてシナプス構造が変化する.この変化に伴い新たな神経回路が構築され,身体機能が回復する.C) ミクログリアと神経細胞にEGFPを発現するマウスを用いて脳梗塞周辺領域での両者の構造を観察.梗塞後,ミクログリアは長時間シナプスに接触した後,シナプスを除去する(Aは文献5より引用,Bは文献14より引用,Cは文献8を元に作成).

続して痛みが生じる病態は慢性疼痛とよばれる．末梢神経傷害や炎症，糖尿病などの病気などさまざまな要因によって中枢神経系の可塑的変化が起きることで慢性疼痛が生じる．これまでの研究では脊髄や末梢神経における神経機能の変化が慢性疼痛のメカニズムとして着目されてきた．一方，機能的核磁気共鳴法や陽電子放出断層撮影（PET）を用いた脳機能イメージングにより慢性疼痛患者やモデル動物のさまざまな脳領域において脳機能が変化することが明らかにされたことから，慢性疼痛の脳における役割が注目されている．疼痛関連脳領域の1つであるS1は痛みの強度，部位を認識する役割をもつ．脳機能イメージングを用いた研究により，慢性疼痛患者，および疼痛モデル動物においてS1領域活動が亢進することが報告されている．また，近年の二光子顕微鏡を用いた単一細胞の生体脳カルシウムイメージングにより，S1の第2/3層興奮性神経細胞の活動が炎症性慢性疼痛モデルマウスにおいて亢進することが示されている．さらに，この神経細胞の過剰活動の抑制によりアロディニア（通常では痛みを感じない触刺激で生じる痛み）様行動が抑制されることから，慢性疼痛にS1神経細胞の過剰活動が寄与することが示唆されている[8]．末梢神経損傷によって生じる神経因性疼痛においては，S1の第2/3層興奮性神経細胞だけでなく第5層興奮性神経細胞の活動も亢進している．異なる慢性疼痛モデルにおいてS1興奮性神経細胞活動の亢進は共通の現象であることから，この活動変化は慢性疼痛の発症・維持に重要な役割を担っていると考えられる[9]．

また，慢性疼痛マウスのS1では興奮性神経細胞だけでなく，抑制性神経細胞の活動も変化する．炎症性疼痛モデルのS1では抑制性神経細胞活動が亢進する．一方，抑制性神経伝達物質GABAの抑制力を調節する細胞内クロライド濃度が興奮性神経細胞において高くなるため，GABAの抑制力が減弱する．そのため，興奮性神経細胞の過剰な活動を抑えきれず慢性疼痛が発症する[10]．神経因性疼痛モデルにおいては，S1抑制性神経細胞の細胞種によって異なる活動変化を示す．末梢神経損傷により，パルブアルブミン（PV）陽性抑制性神経細胞とソマトスタチン（SOM）陽性抑制性神経細胞の活動は減少するが，血管作動性腸管ペプチド（VIP）陽性抑制性神経細胞活動は亢進する[8]．VIP陽性細胞はPV陽性細胞とSOM陽性細胞の活動を抑え，PV陽性細胞とSOM陽性細胞は興奮性神経細胞活動を抑制することから，VIP陽性細胞の活動亢進によりPV陽性細胞とSOM陽性細胞の活動が減弱し，それにより興奮性神経細胞で脱抑制が起きることで慢性疼痛行動が惹起されることが示された．さらに，細胞種選択的に活性化することができるDREADD法を用いてS1のSOM陽性細胞を選択的に活性化することで慢性疼痛様行動が長期間抑制された[9]．このことから，S1において興奮・抑制のバランスが崩れることが慢性疼痛発症・維持の1つの原因となることと，S1抑制性神経細胞が新たな治療ターゲットとなる可能性が示された．

慢性疼痛モデルマウスのS1でみられる神経細胞の過剰活動はシナプス構造の劇的な変化に伴う神経回路再編成によって起きる．Kimらは二光子顕微鏡を用いて緑色蛍光タンパク質EGFPを発現するS1第5層神経細胞のシナプス構造を坐骨神経損傷前後でくり返し観察した[11]．その結果，損傷後1週間のみシナプス構造の新生・消失が劇的に増え，損傷後1週間以降に正常レベルと同程度まで戻ることが明らかになった．また，傷害前に存在していたシナプスは傷害後消失し，傷害後に新たに形成されたシナプスは長期間維持された．一方，坐骨神経傷害後1週間，痛み行動が悪化した．S1でシナプスが劇的に変化する時期と痛み行動が変化する時期が一致していることから，シナプス再編成と痛み行動に関係があることを示唆された（**図3**）[11]．このシナプス構造の再編成はアストロサイトによって引き起こされる．S1アストロサイト活動を二光子顕微鏡を用いた in vivo カルシウムイメージングにより観察すると，坐骨神経損傷後，1週間のみ活性化していた[11]．この時期はシナプス構造，および疼痛行動の変化が起きる時期と一致していた（**図3**）．また，神経損傷マウスのS1アストロサイト活動を薬剤処置により抑制すると，慢性疼痛の発生とシナプス形成が抑制された．また，神経損傷後，S1アストロサイトにおいてmGluR5の発現量が増加することで，周辺の神経細胞から放出されるグルタミン酸に応答しアストロサイト活動が亢進していた．さらに，アストロサイトはグルタミン酸濃度依存性にシナプス形成分子TSP1を放出しており，この分子の受容体の抑制によりシナプス形成，および慢性疼痛発症が抑制された．これらのことから，坐骨

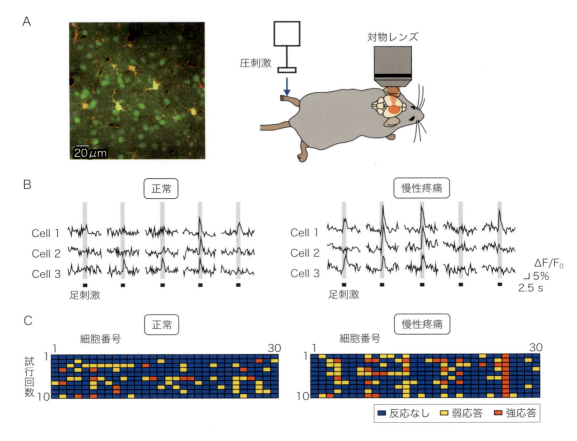

図3　慢性疼痛モデルマウスのS1で神経細胞活動が亢進する
A）カルシウム感受性色素（Oregon Green 488 BAPTA1-AM：OGB1）とアストロサイトマーカー（Sulforhodamine 101：SR101）で染色されたアストロサイト（オレンジ）とOGB1で染色された神経細胞（緑）．足を圧刺激してカルシウム応答を二光子顕微鏡で計測．B）正常群と炎症性慢性疼痛モデルのS1で計測されたカルシウム応答．C）正常群と慢性疼痛群の個々の細胞（30個）の刺激に対する応答．反応なし（$\Delta F/F_0 < 0.1$），弱応答（$0.1 < \Delta F/F_0 < 0.15$），強応答（$\Delta F/F_0 > 0.15$）に分けて，それぞれ青，黄，赤であらわした．縦軸は刺激回数．横軸は個々の細胞の番号を示す（B，Cは文献8より引用）．

　神経損傷によりS1アストロサイトのmGluR5の発現が増えることで活動亢進し，TSP1の放出が増えることでシナプス再編成が起き，その結果，慢性疼痛が発症することが示唆された（**図4**）[12]．

　S1のシナプス再編成はミラーイメージペインとよばれる慢性疼痛の発生・維持にも寄与する．神経傷害によって生じる慢性疼痛患者の一部には傷害側と反対側の四肢で慢性疼痛を生じることがある．この痛みはミラーイメージペインとよばれ，その発症機構はあまりわかっていなかった．石川らはS1でアストロサイトによる神経回路再編成が起きることが慢性疼痛発症機構であることに着目し，ミラーイメージペインに同様の機構が寄与するのではないかと考えた．そこで，坐骨神経損傷後，傷害と同側S1（健常肢に対応したS1）の細胞活動を二光子顕微鏡を用いて計測した．その結果，アストロサイトと抑制性神経細胞の活動が亢進することを見出した．また，これらの細胞活動は反対側S1からの入力によって増加することが薬剤を用いた実験から明らかにされた．一方，興奮性神経活動は減少していた．坐骨神経を損傷しても，損傷と反対側の健常肢では痛みが通常でないことから，傷害と同側S1において抑制性活動が亢進することで興奮性神経細胞活動を抑制されることで健常肢で痛みが発生することを抑えていることが示唆された．また，アストロサイト活動

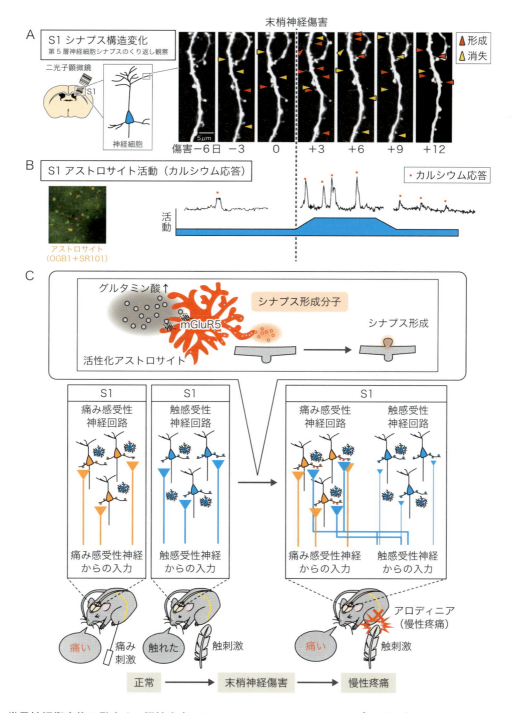

図4 坐骨神経傷害後に発症する慢性疼痛はS1アストロサイトによるシナプス再編成によって引き起こされる
A) 坐骨神経損傷後，二光子顕微鏡でS1の同一シナプスをくり返し観察すると，神経傷害前に比べて傷害後1週間の間，シナプス新生（▶）と消失（▶）が増加し，その後傷害前と同程度まで戻る．B) S1のアストロサイト活動を in vivo イメージングすると，末梢神経傷害前に比べて，傷害後1週間，活動が亢進する．C) 神経損傷後，慢性疼痛発症機構の模式図．正常時には，マウスは痛み刺激に対して痛みを感じ，触刺激に対して触られたことを感じる．末梢神経損傷により，S1でグリア細胞がmGluR5を介して活性化することでシナプス形成分子（TSP1）を放出し，新たなシナプスが形成される．これにより，痛み感受性神経回路と触感受性神経回路の混線が生じ，触刺激に対して痛みを感じる回路が形成され，慢性疼痛が発症するのではないかと考えられる（Aの写真は文献15より引用）．

が亢進していても興奮性神経細胞活動が亢進していないと痛みが生じないことも示唆された。この抑制性神経細胞の過剰活動の役割を検証するために、傷害と同側S1の抑制性機能をGABAA受容体阻害剤の長期投与で抑制した。その結果、傷害だけではみられなかったシナプスの形成・消失が亢進した。神経活動も亢進し、健常肢で痛み行動が増悪した。さらに、薬剤の効果が切れた後でも痛みは持続し、ミラーイメージペインが発症した。反対側からの入力の阻害、あるいはアストロサイト活動抑制剤を用いてアストロサイトの活動を抑制することで、シナプス再編、およびミラーイメージペインの発症が抑えられた。このことから、何らかの原因により、末梢神経損傷と同側S1において抑制機能の破綻が起きることで興奮性神経細胞機能が亢進し、アストロサイトによりシナプス再編成が引き起こされることでミラーイメージペインが起きることが明らかになった。アストロサイトが神経回路再編成を起こし、機能を変えるためにはその活動単体では不十分であり、興奮性神経細胞の活動亢進も必要であることがわかった[13]。

おわりに

大脳皮質の神経回路は発達や障害などさまざまな状況において劇的に再編成する。グリア細胞や抑制性神経細胞はこの神経回路再編成に大きくかかわっており、脳梗塞や慢性疼痛においては新たな治療ターゲットとなる可能性を秘めている。今後はDREADD法などの薬剤や光遺伝学法を用いた細胞選択的な刺激法、あるいは新たに細胞特異的に刺激することができる薬剤や手法を開発し、神経回路再編成を人為的に制御することで治療法の確立の一助となりうることが期待される。

文献

1) Miyamoto A, et al：Nat Commun, 7：12540, 2016
2) Clarke LE & Barres BA：Nat Rev Neurosci, 14：311-321, 2013
3) Neniskyte U & Gross CT：Nat Rev Neurosci, 18：658-670, 2017
4) Takatsuru Y, et al：J Neurosci, 33：4683-4692, 2013
5) Takatsuru Y, et al：J Neurosci, 29：10081-10086, 2009
6) Wake H, et al：J Neurosci, 29：3974-3980, 2009
7) Ding S, et al：Glia, 57：767-776, 2009
8) Eto K, et al：J Neurosci, 31：7631-7636, 2011
9) Cichon J, et al：Nat Neurosci, 20：1122-1132, 2017
10) Eto K, et al：J Neurosci, 32：16552-16559, 2012
11) Kim SK, et al：Mol Pain, 7：87, 2011
12) Kim SK, et al：J Clin Invest, 126：1983-1997, 2016
13) Ishikawa T, et al ： Pain, doi: 10.1097/j.pain.0000000000001248, 2018
14) 鍋倉淳一, 他：Clinical Neuroscience, 28：865-868, 2010
15) Kim SK & Nabekura J：J Neurosci, 31：5477-5482, 2011

＜著者プロフィール＞
江藤 圭：2004年，静岡県立大学薬学部卒業。'09年，九州大学大学院薬学府修了，薬学博士。生理学研究所研究員，日本学術振興会海外特別研究員（ノースカロライナ大学チャペルヒル校），生理学研究所特任助教を経て，'16年から生理学研究所助教。

竹田育子：2005年，愛媛大学医学部医学科卒業。'14年，広島大学大学院医歯薬総合研究科創生医科学研究専攻博士課程修了，'16年から生理学研究所研究員。

鍋倉淳一：1981年，九州大学医学部卒業。'87年，同大学院修了，医学博士。東北大学医学部助手，秋田大学医学部助教授，九州大学医学部助教授を経て，2003年から生理学研究所教授。

第3章 脳発達・再編と病気・障害

5. 脳の障害後に残存する神経回路による機能回復

高桑徳宏, 伊佐　正

> 脳は非常に柔軟であり一部を障害しても, 残存している他の神経回路を利用して機能を回復できる場合がある. 本稿では, 脳の視覚野に損傷を受けた非ヒト霊長類 (サル) を例にとり, 見えないはずの (視覚的な意識に上らない) 視覚刺激へ手を伸ばしたり眼を向けたりできる "盲視" とよばれる現象を紹介する. さらに, この見えない視覚情報をもとに将来の報酬を予測する古典的条件付け学習が可能であること, そしてこの学習を支える視覚入力の神経回路を検証した一連の研究について解説する.

はじめに

　多くの脳機能はそれぞれ異なる脳領域によって制御されている. そのため, 脳の障害も, 症状は障害部位によって多種多様である. 例えば, 感覚の障害, 運動機能の障害, 情動失禁やギャンブル依存的など認知機能の障害, 記憶障害や半側空間無視に代表される注意の障害など, さまざまな「脳機能障害」がある. 従来は損傷による脳機能の障害は治療困難とされてきたが, 一方でいずれの障害においても, リハビリをくり返すことで障害された機能の回復が起きる事例も多く報告されている. これは脳の中で失われた機能を補うために損傷後に残存する神経回路が使用される, または新

> [略語]
> **CS**: conditioned stimulus (条件刺激)
> **DAニューロン**: dopamine neuron
> 　(ドーパミンニューロン)
> **V1**: primary visual cortex (第一次視覚野)

しい神経回路が再編されることで損なわれた神経回路の機能が補われているためと考えられている. 今回は特に第一次視覚野を損傷し視覚機能が障害を受けた場合を例にとり, 損傷後に何が起き, またどのような神経回路が失われた機能を補っているのかについて最新の知見[1]を解説する.

1 第一次視覚野の損傷と "盲視"

1) 第一次視覚野

　多くの動物種は眼を通して光を脳に入力することで, 外界の風景を知覚することができる. 両眼から入力された視覚情報の多くは, 視交叉で左右の視野情報に分離されながら外側膝状体 (LGN) を介して, 第一次視覚野 (V1) とよばれる最も低次の視覚野へ伝達される. そして, 視覚情報はV1から, 色彩視や形態視に関与している側頭葉へと延びる腹側経路と, 空間視に関与している頭頂葉へと延びる背側経路にそれぞれ分

Residual neural circuits for recovery of brain function after injury
Norihiro Takakuwa/Tadashi Isa：Department of Neuroscience, Graduate School of Medicine, Kyoto University (京都大学大学院医学研究科高次脳科学講座神経生物学分野)

かれて伝達されていくと考えられている．さらにV1では視野内の位置情報も領域内の部位に分かれて表現されている．

2）"盲視"

V1は脳が外界からの視覚情報を色や形などに詳しく分析処理する前段階に位置づけられる．ほとんどすべての視覚情報がまずV1に集約される．そのため，V1を損傷すると「見えない（視覚的な認識ができない，視覚意識がない）」状態となる．そして，V1は視野のそれぞれの位置に対応したマップ構造を保存しているため，V1の一部が損傷した場合，視野の対応する一部が認識できない状態となる．例えば，左側半分のV1を損傷した場合，反対側である右側半分の視野が見えなくなる．

しかし，一方でV1を損傷した患者のなかには認識できなくなった視野に提示された視覚情報に指差しや目を向けるなど自発的な目標到達型の定位行動をすることができるという驚くべき状況があることが報告されている[2]．この現象は見えていないのに見えていることを示す"盲視[※1]"と称されている．盲視が注目を集めてきたのは，患者は口頭では「見えていない」と答える視覚刺激に対して，行動を強制されると，目や手を用いて視覚刺激の場所をかなり正確に示すことが可能であることによる．すなわち「視覚的意識と行動が乖離する」という点である．

この「残存している意識に上らない視覚系」が何であるかを調べるため，V1を損傷した非ヒト霊長類（マカクザル）を対象とした実験が行われてきた．これは霊長類の視覚野が他種に比べ大きく進化し，ヒトに近い脳内の視覚処理機構をもつという背景がある．そして，サルのV1が損傷された場合には，ヒトと同じように「視覚的意識がない」状態となり，かつ「残存視覚」が存在し盲視の現象を観察可能であることが1995年にCoweyとStoerigによって，サルに「内観を報告させる」課題を課すことではじめて報告された[3]．この問題はさらに最近になってわれわれの研究室で，信号検出理論を用いてより深く調べられている[4]．これらの結果からV1を損傷したマカクザルは「視覚的意識と行動の乖離」を示す「盲視のモデル動物」として使用されている．

V1損傷後の残存する視覚システムとして，網膜から外側膝状体へと投射される経路とは別に直接の視覚情報の入力を受ける中脳の上丘が重要と考えられてきた．これまでV1が健常である場合には，上丘を薬理的に抑制しても大きな影響なく，提示された視覚刺激に対して眼を向けることができる[5]など，V1を含む進化的に新しい大脳皮質の視覚野が発達した霊長類において上丘が主要な視覚機能を担っているかどうかは大きな問題だった．しかし，V1損傷後においては盲視を支える残存する脳領域として，上丘が重要であることについてすでに複数の報告がなされている[6]〜[8]．この他にも盲視に寄与する視覚入力神経経路に関する研究は精力的に進められているが，まだ全貌の解明には至っていない．

一方，盲視のモデル動物を対象に，V1を介さない視覚情報（視覚的意識に上らない視覚刺激）によって行動で視覚刺激の場所を示す定位行動以外にどのような認知機能が可能であるかを調べる研究が主としてわれわれの研究室などにおいて進められてきた．例えば，空間的短期記憶[9]，動きの識別能力[10]などが報告されている．近年，われわれはこの視覚刺激を手掛かりとして連合学習[※2]（古典的条件付け）を行うことが可能であることを証明した．この実験について，後程詳しく紹介したい．

2 視覚刺激を用いた連合学習と視覚入力神経経路

1）連合学習（古典的条件付け）

動物は匂いや音などの感覚情報と報酬や罰などが連続して与えられるとき，この2つを結び付けて学習する．この学習は1902年にPavlovにより提唱された[11]，いわゆる「パブロフの犬」の実験で有名である．学習前において犬はベルの音には反応せず餌が与えられた

※1　盲視

V1損傷後，患者は目に映っているものを口頭で説明できなくなる（意識に上らなくなる）が，なぜか強制されると手などで提示されているものの場所を当てることができる．この現象を盲視とよぶ．

※2　連合学習

先行する音や匂いなどの感覚情報と後に付随する結果を結び付ける学習を指し，将来の結果を予測することを可能にする．

ときに涎を分泌するが，ベルの音を鳴らしてから餌を与えるという試行をくり返すことで，犬は音と餌の関連性を学習し，最終的にベルの音を聞いただけで涎を分泌するようになった．この感覚刺激とそれに続く結果の関連性に関する学習は連合学習とよばれている．そして将来の報酬を予測させる感覚刺激は条件刺激（CS）とよばれる．

連合学習の獲得には大脳基底核黒質緻密部（SNc）または腹側被蓋野（VTA）に存在するドーパミン（DA）ニューロンの活動が重要であるとされている．DAニューロンは当人にとって価値のある報酬が与えられたときに応答するニューロンである．しかし，連合学習が成立すると報酬そのものではなく報酬を予測させるCSに対して応答するようになり，学習後では報酬自体には応答しなくなる．さらに，CSによって予期された報酬が与えられなかった場合，DAニューロンは抑制性の応答をする[12]．加えて，DAニューロンは予期された報酬の価値が高ければ，CSに対してより大きな応答をすることが報告されている[13] [14]．光遺伝学の技術を用いてDAニューロンを興奮させることで学習を促進させ[15]，抑制することで学習を遅延させることが可能である[16]との報告もある．

2）連合学習に必要な視覚情報入力神経経路

DAニューロンの機能に関しては多くの研究が行われており，連合学習に関する多くのことが明らかにされてきた．しかし，入力されたCSに関する感覚情報がどのような神経経路によってDAニューロンまで伝達され，DAニューロンで将来の報酬価値を反映した神経活動が表現されるのかは不明な点が多い．特にCSから報酬価値を予測し計算する脳内機構は生物が自然界で生き残るために必要不可欠な役割を果たしており，これを調べることは非常に重要である．

今回は視覚に着目してDAニューロンへの視覚情報入力神経経路を検証した．先に述べたように視覚情報はヒトの場合，網膜から外側膝状体を介してV1へ投射される経路が発達しており，ほとんどの視覚情報処理はこの神経経路を介して行われていると考えられている．一方で連合学習は多くの生物が獲得している基本的な能力の1つであり，V1があまり発達していない上丘を視覚処理の脳領域として使用している進化的に古い生物でも連合学習を行うことができる．そのため，

この上丘もDAニューロンへの視覚情報入力経路の有力な候補の1つである．

Redgraveらによる一連の報告により，非ヒト霊長類であるマカクザルを含む複数の動物種で上丘からDAニューロンへの直接投射神経経路があることが示されている[17]．さらに，フラッシュ刺激を用いることで麻酔下の齧歯類を対象とした実験で，上丘経由の視覚情報がDAニューロンを駆動することが可能であることが報告されている[18]．しかしながら，この上丘を経由する視覚情報により連合学習が獲得可能であるか，また大脳皮質の視覚野がより発達した霊長類においても同様に上丘経由の視覚情報でDAニューロンを駆動することが可能なのか，そしてこのDAニューロンの活動は将来の報酬価値が反映するのか，など多くの疑問がまだ残っている．

3 盲視のモデルサルと視覚刺激を用いた連合学習

1）上丘を介する視覚情報による連合学習

われわれは片側V1を損傷した盲視のモデルサルを使用することでV1を介さず，上丘のみを介する視覚情報によって（**図1**）サルがCSとそれによって予測される将来の報酬の関係を学習可能であるか検討した．検討には簡単な連合学習課題を用いた．この課題においてサルは画面中央の注視点を見続けることのみを要求され，その他の行動に制限をかけていない．そして，V1損傷の影響を受けた視野にCSを提示し報酬との関係を学習させた．CSとして場所によって区別される2種類の視覚刺激をランダムに提示した．例えば，画面上方にCSが提示された場合は量の多い（報酬価値の高い）ジュースを（LR trial），下方に提示された場合は遅延時間をおいて量の少ない（報酬価値の低い）ジュースが与えられる（SR trial）．今回はサルがジュースの出てくるチューブを舐める行動を学習の成否を評価する行動指標として用いた．

連合学習課題をしばらく続けていくと，サルはCSを手掛かりに実際にジュースが出る前にチューブを舐めはじめる（リッキング）という予測的な行動をするようになった．さらにLR trialとSR trialではCSが提示されてからジュースが与えられるまでの時間が異なる

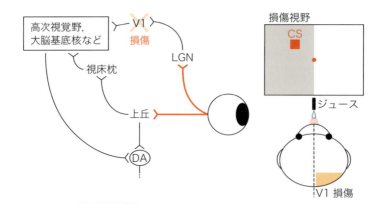

図1　DAニューロンへの視覚情報投射神経経路と実験の模式図
　眼から入力された視覚情報はLGNと上丘にそれぞれ投射される．今回の実験では上丘からの視覚入力に限定される片側V1を損傷されたサルを用いた．片側のV1が損傷されると，対側の視野が損傷視野となりV1を介して視覚情報を伝達することができない．

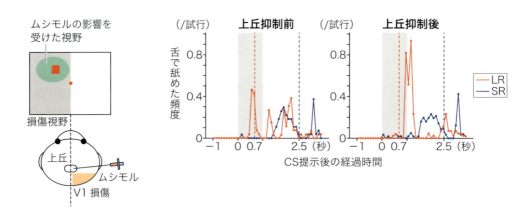

図2　予測的な行動と上丘の抑制
　上丘からの視覚入力を遮断するため，神経活動を抑制することができるムシモルをV1損傷と同側の上丘に注入した．すると，上丘抑制前ではCS提示後かつジュースが与えられる前に行っていた予測的なリッキング行動が，上丘抑制後にはみられなくなり，ジュースが出た後に舐める行動に変化している．

ため，LR trialではより早いタイミングでチューブを舐めはじめるようになった（**図2**）．このことから，V1がなくても上丘を介する視覚情報を使用して連合学習が可能であることが示された．

　加えて，CSと場所の関係を入れ替えることで再学習を行わせ連合学習獲得の再現性を確認した．すると，CSの場所を入れ替えた直後は予測的なリッキング行動がとれなくなるが，同じ条件の試行をくり返すと数日後には新しい条件下で適した予測的にチューブを舐めるように行動が変化した．これは上丘経由の視覚情報のみでも連合学習の再学習が可能であることを示唆している．

　さらに上丘により伝達された視覚情報によって連合学習が行われているかを検討するために，上丘の神経活動を抑制し，予測的なリッキング行動への影響を検証した．抑制の方法としてGABA$_A$受容体のアゴニストであるムシモルをV1損傷と同側の上丘へ注入した．すると，抑制前では報酬が与えられる前に行われていた予測的なリッキング行動が，ほとんどなくなってしまった（**図2**）．この結果は，V1損傷後では上丘を経

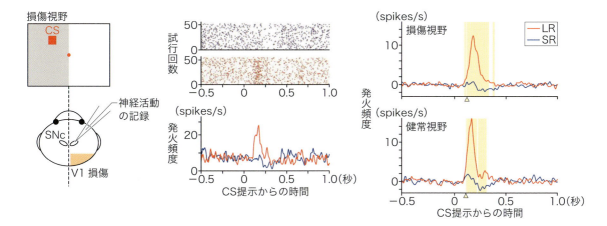

図3　上丘を介する視覚情報によるDAニューロンの応答
損傷視野にCSを提示し上丘を介する（V1を介さない）視覚情報によるDAニューロンの応答を記録した．DAニューロンは将来もらえるジュースの量が多い（報酬価値が高い）LR試行において，より大きな応答を示した．さらにCSに対する応答はCSを健常視野に提示した場合と比較しても応答の潜時や大きさに有意な差は見つからなかった．

由する視覚情報から将来の報酬が出るタイミングを予測し，前もって行動を行うために使用されていたことが明らかとなった．

2）上丘を介する視覚情報によるDAニューロンの応答

続いて，V1損傷後におけるDAニューロンの活動を検討することで，上丘経由で入力される視覚情報によりDAニューロンの応答が駆動されるかを検討した．具体的には，DAニューロンから単一ユニット記録を行い，V1損傷の影響を受けた視野に提示されたCSに対する応答を記録した．通常，単一ユニット記録ではニューロンの活動は記録できてもその種類まで分類することは難しいが，DAニューロンは近隣のニューロンに比べて安静時の発火頻度が低く，スパイクの幅が広いなど電気的な活動に大きな特徴がある[19]．今回の実験ではこれらの条件に合致したニューロンをDAニューロンとみなしている．

まず，V1損傷の影響を受けた視野に提示したCSに対してDAニューロンが応答するかを確認した．すると，CSに対して明らかな応答を観察することができた．さらにこの応答はLR trialとSR trialで大きさが明確に異なり，LR trialではより大きな応答が記録された（**図3**）．この結果はDAニューロンが上丘を介する視覚情報で予測した報酬価値を反映した応答をすることが可能であることを示唆している．さらに，V1損傷の影響を受けていない健常視野にCSを提示することで，V1を介する視覚情報を使用できる状況下におけるDAニューロンのCSに対する応答と比較した．すると，LR trialにおいてDAニューロンの応答はその大きさも，CSが提示されてからの潜時（刺激から応答までの時間）も有意な差は認められなかった（**図3**）．つまり，上丘を介する視覚情報のみを用いても健常時とほとんど変わらずDAニューロンはCSに応答可能であることがわかった．

記録されたDAニューロンの活動が上丘経由の視覚情報をもとに生成されているかを確認するため，われわれは単一ユニット記録を継続中に上丘にムシモルを注入し神経活動の抑制を行った．そして，同一ユニットにおける上丘抑制の前と後でDAニューロンの応答がどのように変化するかを検証した．すると，上丘抑制前では見ることができたLR trialにおける大きな応答が，上丘を抑制するとほとんど見ることができなくなった（**図4**）．これは記録したすべてのDAニューロンで同様の結果を見ることができた．この結果は，V1損傷後において上丘を経由する視覚情報がDAニューロンの応答に必要不可欠であることを示している．

おわりに

今回紹介した一連の研究の結果は，視覚刺激を用いた連合学習と大脳基底核DAニューロンの予測された

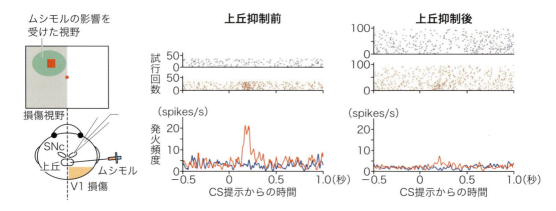

図4 上丘抑制によるDAニューロンのCSに対する応答への影響
上丘から伝達された視覚情報がDAニューロンの応答に起因していることを調べるため，同一ニューロンにおける上丘抑制前と後の活動の違いを比較した．すると，抑制前では顕著であったLR試行における大きな応答が，上丘抑制後にはほとんど見ることができなかった．これはDAニューロンの視覚刺激（CS）に対する応答には，上丘を経由する視覚情報が使用されていることを示している．

報酬価値を反映する応答は，意識に上らない上丘経由の視覚情報のみを用いても生成可能であることを示している．このように脳のどこか一領域を損傷した場合でも，他の領域がその機能を補うことが可能である．そして生存に重要である視覚情報を用いた連合学習は，たとえ第一次視覚野を損傷した場合でも保持されることが明らかとなった．この研究からDAニューロンへの視覚情報入力神経経路の一端が明らかとなったが，まだV1が健常時にこの上丘を介する視覚情報はDAニューロンの応答に全く寄与していないのか，それとも多少は寄与しているのかなど明らかになっていないことが多い．これらは今後の大きな課題であると考えている．

文献

1) Takakuwa N, et al：Elife, 6：pii: e24459, 2017
2) Poppel E, et al：Nature, 243：295-296, 1973
3) Cowey A & Stoerig P：Nature, 373：247-249, 1995
4) Yoshida M & Isa T：Sci Rep, 5：10755, 2015
5) Aizawa H & Wurtz RH：J Neurophysiol, 79：2082-2096, 1998
6) Mohler CW & Wurtz RH：J Neurophysiol, 40：74-94, 1977
7) Gross CG, et al：Prog Brain Res, 144：279-294, 2004
8) Kato R, et al：Eur J Neurosci, 33：1952-1960, 2011
9) Takaura K, et al：J Neurosci, 31：4233-4241, 2011
10) Schmid MC, et al：J Neurosci, 33：18740-18745, 2013
11) 「Conditioned Reflexes: An Investigation of the Physiological Activity of the Cerebral Cortex」（Pavlov IP, ed），Oxford University Press, 1927
12) Schultz W, et al：Science, 275：1593-1599, 1997
13) Tobler PN, et al：Science, 307：1642-1645, 2005
14) Matsumoto M & Hikosaka O：Nature, 459：837-841, 2009
15) Puig MV & Miller EK：Neuron, 74：874-886, 2012
16) Ilango A, et al：J Neurosci, 34：817-822, 2014
17) May PJ, et al：Eur J Neurosci, 29：575-587, 2009
18) Dommett E, et al：Science, 307：1476-1479, 2005
19) Ungless MA, et al：Science, 303：2040-2042, 2004

＜著者プロフィール＞
高桑徳宏：2016年，総合研究大学院大学生命科学研究科5年一貫性博士課程修了，同年より生理学研究所研究員，京都大学大学院医学研究科研究員を経て，'18年より京都大学大学院医学研究科特定助教．脳高次機能の解明をめざす．

伊佐 正：1989年，東京大学大学院医学系研究科博士課程修了，在学中よりスウェーデン王国イェテボリ大学へ留学，同年より東京大学助手，群馬大学講師・助教授，生理学研究所教授を経て，2015年より京都大学大学院医学研究科教授．脳損傷後の回復機構解明をめざす．

第3章　脳発達・再編と病気・障害

6. うつ病に神経回路再編は関係するのか

加藤忠史

うつ病は社会問題となっている疾患であるが，その病態が可視化できないことが大きな課題である．神経精神薬理学的研究から，セロトニンおよびBDNFの役割が見出され，しだいにストレスに伴う神経回路の再編成がその病態に関与していると考えられるようになった．最近の*in vivo*二光子イメージング法の進歩により，ストレスに伴うスパイン動態の変化に関する研究がはじまっており，ストレスによって前頭葉第5層の錐体細胞の樹状突起スパインの形成が低下する一方，ストレス後に形成されたスパインは持続しやすいといった結果が報告されている．今後，うつ病における神経細胞形態の動態を明らかにするには，より妥当なモデルを用いるとともに，うつ病の病態の関与が示唆されている脳部位で検討するための技術革新が必要である．

はじめに

うつ病は，精神神経疾患のなかでも，認知症と並んで最も社会負担となっている疾患である[1]．特に，長期休職の原因として，あらゆる疾患のなかでも大きな要因となっていることは，社会人であれば誰しも知っていることであろう．

しかしながら，現代において，周囲の人がうつ病になった場合，一体その人がどのような病気なのか，心理的要因と脳の要因のどちらが大きいのか，いつまで休めば治るのか，現在の治療はうまく行っているのかなど，わからないことばかりである．精神科医であり，診察室ではそれなりに診断をして治療方針を立てている筆者も，職場でうつ病の人がいた場合には，病気が全く目に見えず，どうしてよいかもわからないという無力感を覚える．このように，頻度が高く，社会問題となっている疾患でありながら，うつ病は目に見えない疾患と言わざるを得ないのが現状である．

しかしながら，近年の研究により，うつ病の少なくとも一部は，脳の神経回路の病態であると考えられるようになってきた．本稿では，うつ病の神経回路病態を可視化できるかどうかについて検討してみたい．

[略語]
ACTH：adrenocorticotropic hormone
BDNF：brain derived neurotrophic factor
CRH：corticotropin releasing hormone
FrA：frontal association cortex
HPA：hypothalamic–pituitary–adrenal
YFP：yellow fluorescent protein

1 セロトニン仮説から神経可塑性説まで

うつ病自体は，紀元前から記載されており，中世の間にはさまざまな非科学的な治療が行われた．現代に

Does remodeling of neural circuit relate to depression ?
Tadafumi Kato：Laboratory for Molecular Dynamics of Mental Disorders, RIKEN Center for Brain Science（理化学研究所脳神経科学研究センター精神疾患動態研究チーム）

つながるうつ病の治療薬は，1950年代に偶然に近い形で発見された．抗精神病薬として開発され，統合失調症で臨床試験が行われたイミプラミンが，抗精神病作用がない一方，抑うつに有効であったこと，そして結核に用いられていたイプロニアジドがモノアミン酸化酵素阻害作用をもち，気分を高揚させることが見出されたこと，の2つの発見により，モノアミンを増加させる薬剤が有効であることがわかった．

その後，現在に至るまで，ケタミンを除けば，有効性が示されているすべての抗うつ薬は，何らかの作用により，モノアミン（セロトニン，ノルアドレナリン，ドーパミン）を増加させる作用をもつものである．

しかしながら，抗うつ薬はたとえ点滴静注で投与したとしても，即効性はなく，1，2週後にやっと効果が出はじめる，というようなゆっくりした効果しかない．その原因を探るため，抗うつ薬投与3週間後に海馬を調べた結果，BDNF（brain derived neurotrophic factor）が増加していることがわかった[2]．それ以前に見出されていた，ストレスにより海馬錐体細胞の樹状突起が退縮するという報告[3]と合わせて，抗うつ薬の効果には，BDNFを介した，樹状突起の伸展，樹状突起スパインの増加，神経新生増加などの変化が関係しているのではないかと考えられた[4]．即効性の抗うつ効果を発揮するとして注目されているケタミンが，樹状突起スパインを急速に増加させることも，この仮説を支持するものと考えられた[5]．

その後，修道女を対象としたコホート死後脳研究（ナンスタディー）により，生前にうつ病であった人の海馬では，スパインタンパク質synaptopodinが減少している，という報告がなされた[6]．これらの報告から，一時は，ストレスによる神経細胞の萎縮がうつ病の本態であると考えられた時期もあった．

ところが，その後，扁桃体や側坐核など，情動に関連する脳部位では，ストレスによりむしろBDNFが上昇し，樹状突起スパインが増加するなど，逆の変化が起きていることがわかってきた[7] [8]．こうした知見から，うつ病の原因が神経細胞の萎縮であるといった考えは単純すぎることがわかり，しだいに，神経回路の再編成（リモデリング）が関係しているのではないか，と考えられるようになった．

うつ病患者では，恐怖表情に対する扁桃体の賦活が過剰であることなどが報告されている一方，前頭前野の賦活はむしろ減少していることが報告されている．うつ病患者では，"全てか無か思考"，"過剰な一般化"などの特徴的な認知パターンを示し，これが認知療法の対象とされているが，こうした認知パターンは，闘争か逃走かという両極端な判断を導く情動の特徴である．ストレスフルな状況とは，認知に基づく合理的な意思決定をしている余裕がなく，情動に基づいて瞬時に両極端な判断をしないと生き残れない状況であるとも考えられる．

とすれば，前述のような，海馬や大脳皮質などの認知にかかわる脳領域では樹状突起スパインの減少が生じており，扁桃体や側坐核などの情動関連脳部位では樹状突起スパインの増加がみられるという知見は，ストレスフルな環境に対する脳の適応的な変化であり，環境に応じた神経回路の再編成であるとみなすことができるかもしれない（**図1**）．

2 *in vivo* イメージングによる検証

しかしながら，こうした考えは，結局のところどこまで行っても仮説にすぎなかった．

実際にこうした仮説を検証するには，樹状突起スパインの形態をうつ状態で観察しなければならない．

ヒトで脳内の樹状突起スパインを *in vivo* で観察できる方法がなく，*in vivo* イメージングの可能な動物では，うつ病の動物モデルが確立していないという困難な現状ではあるが，少なくともストレスの影響については，動物での *in vivo* イメージングで明らかにできる環境が整ってきた．

3 *in vivo* 二光子イメージングの　うつ病研究への応用

生体組織を透過しやすい近赤外光を用いて，深部組織の蛍光タンパク質を二光子効果により励起する二光子顕微鏡が1990年に開発され，これを用いることにより，生きている動物の脳内の神経細胞の樹状突起スパインを観察することが可能となった（**図2**）．しかし，その手技の難しさから，うつ病研究への応用はまだはじまったばかりである．おそらく，*in vivo* 二光子イ

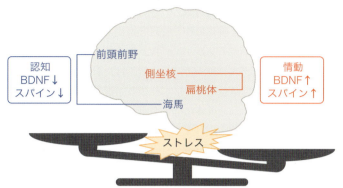

環境に適応するための神経回路の重みづけ

図1　うつ病の病態仮説

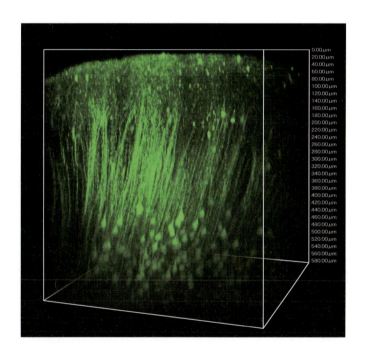

図2　in vivo 二光子イメージング
　Thy1-YFPマウス（Hライン）の前頭部に頭蓋窓を設け，高速多光子共焦点レーザー顕微鏡システムA1R MPにて撮影後，再構成したもの（撮影：精神疾患動態研究チーム藤森典子）．

　イメージングをうつ病研究にはじめて応用したのは，Conor Listonであろう．彼は，ストレス研究の大御所であるRockefeller大学のBruce McEwenの教室でPhDを取得した後，Weill Cornell Medical Collegeで精神科医となり，Stanford大学のKarl Deisseroth研究室でポスドク研究員をした後，Weill Cornell Medical CollegeでPIとなったという経歴をもつ研究者であり，うつ病における神経回路病態を in vivo で可視化するという困難な研究を遂行するための動機と技術を兼ね備えた数少ない研究者の1人といえる．彼らは，21〜120日齢のThy1-YFPマウス（Hライン）を用い，頭蓋骨を削って薄くして，バレル皮質の第5層のニューロンの尖端樹状突起を二光子顕微鏡でくり返し観察した[9]．

ストレスにより，視床下部からCRH（副腎皮質刺激ホルモン放出ホルモン）が分泌されると，下垂体に作用し，下垂体よりACTH（副腎皮質刺激ホルモン）が分泌される．これが副腎皮質に作用し，グルココルチコイド（ヒトではコルチゾール，マウスではコルチコステロン）が分泌され，これが視床下部，下垂体にフィードバックをかける〔視床下部―下垂体―副腎皮質（HPA）軸〕．重症のうつ病では，合成副腎皮質ホルモンであるデキサメサゾンに対して，コルチゾールが抑制されないことが報告されており，HPA系のネガティブフィードバックが障害されていると考えられている．

Listonらは，ストレスのモデルとして，マウスにコルチコステロンを投与し，*in vivo*二光子イメージングによる観察を行った．その結果，コルチコステロンにより，スパイン形成と消失はいずれも濃度依存性に亢進した．同様の影響は，一次運動野，二次運動野でもみられた．

次に，合成副腎皮質ホルモンであるデキサメサゾン投与の効果を観察した．デキサメサゾンは，少量であれば脳内濃度は上昇せず，末梢で作用して内因性のコルチコステロンの産生を低下させることから，逆説的ではあるが，少量の場合にはむしろグルココルチコイド低下のモデルになると説明されている．その結果，デキサメサゾンは，バレル皮質のスパインターンオーバーを減少させた．コルチコステロンの受容体には，グルココルチコイド受容体とミネラルコルチコイド受容体があるが，いずれの阻害薬による処置でも，スパインターンオーバーは減少した．

コルチコステロンによるスパインターンオーバーの亢進は，最近つくられたスパインに限られており，古くから存在していたスパインには影響がみられなかった．しかし，10日間のコルチコステロン慢性投与では，古いスパインも消失したという．

4 ストレスモデル

2017年になって，やっとストレスによるスパインの変化を*in vivo*二光子イメージングで観察した研究が報告された[10]．こちらは，Tonghui Xuという，中国の研究者の研究室からの論文である．Xuは，Stanford大学のJun Ding（Harvard大学のBernardo Sabatini研究室出身）の研究室に留学後，中国に戻ってPIとなった人のようである．

彼らは，Thy1-YFPマウス（Hライン）に頭蓋窓を作製し，慢性社会的敗北ストレスを与えた後，前頭連合野（FrA）の第5層の神経細胞の錐体細胞の樹状突起スパインを観察した．10日間の社会的敗北ストレスにより，FrA第5層の錐体細胞の樹状突起スパインは，除去率に差はみられないが，形成が低下していた．そのため，スパイン数は減少した．また，ストレス後，新たに形成されたスパインは持続していた[10]．この，ストレス後に形成されたスパインが持続するという結果は，ストレスを契機に発症したうつ病が，長期に持続することを反映している可能性もあると考えられた．

もう1つは，Chenらの論文である．これは中国のChaoran Ren，香港のKwok-Fai Soの研究室の論文である．彼らもThy1-YFPマウス（Hライン）を用いて，頭蓋骨を削って薄くし，14日間の拘束ストレス前後で，バレル皮質の第5層のニューロンの尖端樹状突起スパインを，二光子顕微鏡を用いて観察した．拘束ストレスと同時に，トレッドミル運動を行う群と行わない群に分けた．ストレスにより，消失するスパインが増加する一方，ストレスによるスパイン消失の増加は，運動により改善した．14日間の運動の途中にもイメージングを行った結果，運動によるスパイン消失の減少は，新たにつくられたスパインが維持されるためであることがわかった．BDNF受容体であるTrkBのアンタゴニストであるANA-12を投与すると，運動によるスパイン消失の減少はみられなくなったことから，運動のスパイン維持への効果は，BDNF-TrkB系を介していると考えられた[11]．

5 今後の課題

このように，うつ病における神経回路病態を*in vivo*で観察しようという試みははじまったばかりである．

これまでに報告されているデータは，バレル皮質，運動皮質などが主な標的となっており，うつ病の病態を研究するために部位を選んだというよりも*in vivo*観察が技術的に可能な部位が選択されている．また，コルチコステロン投与やストレス負荷の影響が調べられ

ているが，"ストレス"イコール"うつ病"というわけではなく，うつ病の病態に迫るには，より妥当なモデルを用いる必要がある．

うつ病に関係があると考えられる脳部位として，内側前頭葉（マウスでは prelimbic cortex, infralimbic cortex）[12] の他，報酬がないことを予測したときに活動してドーパミン神経の活動を抑制する手綱核にも注目が集まっている [13] [14]．一方われわれは，ミトコンドリア病で双極性障害やうつ病を高率に示すことから，ミトコンドリア病の原因遺伝子の1つである Polg（ミトコンドリア DNA ポリメラーゼ）の変異体の神経特異的トランスジェニックマウスを作製し，このマウスが，うつ病エピソードの診断基準を満たすような，自発的な抑うつエピソード※を呈することを見出すとともに，このマウスでは視床室傍核に変異ミトコンドリア DNA が蓄積していることを報告した [15]．視床室傍核に破傷風毒素を発現させ，視床室傍核からの神経伝達を遮断すると，同様の抑うつエピソードが生じたことから，視床室傍核の機能障害が反復性うつ状態の原因になりうると考え，検討を進めている．一方，別のミトコンドリア病の他の原因遺伝子である ANT1（アデニンヌクレオチドトランスロカーゼ）の神経特異的ノックアウトマウスでは，背側縫線核のセロトニン神経の活動が亢進することを見出した [16]．

しかしながら，現在の技術では，手綱核，視床室傍核，縫線核といった深部の脳構造の神経細胞形態を詳細に観察することは困難であり，こうした脳部位の研究には，さらなる技術革新が必要であろう．

※ 抑うつエピソード

抑うつエピソードとは，抑うつ気分，興味・喜びの喪失という中核症状を中心に，不眠，食欲低下などの身体症状や集中困難，自責感などの精神症状を伴い，社会生活の障害を引き起こす症候群である．抑うつエピソードを呈し，その原因となる身体疾患（甲状腺機能低下症など），物質（アルコールなど），薬剤（インターフェロンなど），精神疾患（双極性障害など）が除外された場合に，うつ病と診断される．

おわりに

このように，うつ病には神経回路の再編成が関与する可能性が考えられているが，動物実験による検証は，まだはじまったばかりである．

現状では，うつ病という目に見えぬ対象に患者は苦しめられているが，うつ病の細胞病態が可視化できるようになれば，うつ病に対する無理解や誤解も減るはずであろう．

動物実験を積み重ね，最終的には技術革新によって，生きているヒトの脳内における神経細胞形態を観察できるようにし，うつ病という困難な病の可視化を実現したいものである．

文献

1) 「うつ病の脳科学 精神科医療の未来を切り拓く」（加藤忠史／著），幻冬舎，2009
2) Nibuya M, et al：J Neurosci, 15：7539-7547, 1995
3) Watanabe Y, et al：Brain Res, 588：341-345, 1992
4) Boku S, et al：Psychiatry Clin Neurosci, 72：3-12, 2018
5) Li N, et al：Science, 329：959-964, 2010
6) Soetanto A, et al：Arch Gen Psychiatry, 67：448-457, 2010
7) Mitra R, et al：Proc Natl Acad Sci U S A, 102：9371-9376, 2005
8) Berton O, et al：Science, 311：864-868, 2006
9) Liston C & Gan WB：Proc Natl Acad Sci U S A, 108：16074-16079, 2011
10) Shu Y & Xu T：Neural Plast, 2017：6207873, 2017
11) Chen K, et al：Transl Psychiatry, 7：e1069, 2017
12) Price JL & Drevets WC：Trends Cogn Sci, 16：61-71, 2012
13) Aizawa H, et al：Front Hum Neurosci, 7：826, 2013
14) Yang Y, et al：Nature, 554：317-322, 2018
15) Kasahara T, et al：Mol Psychiatry, 21：39-48, 2016
16) Kato TM, et al：Mol Psychiatry, 2018

＜著者プロフィール＞
加藤忠史：理化学研究所脳神経科学研究センター精神疾患動態研究チーム・チームリーダー．1988年，東京大学医学部卒業．滋賀医科大学精神科助手，東京大学精神科講師を経て，2001年より現職．'18年より東京大学大学院医学系研究科脳機能動態学講座連携教授を併任．双極性障害の新たな診断法・治療法を開発するため，神経ゲノミクス的手法により基礎と臨床をつなぎ，原因を解明することをめざしている．

| 第4章 | 脳発達と再編の仕組みを研究するための最新技術・モデル |

1. 脳の透明化を用いた神経回路構造の定量解析

今井　猛

神経回路機能や発達過程を理解するには，まずその構造的基盤を明らかにすることが必須である．近年，GFPをはじめとする蛍光タンパク質や遺伝子導入技術が発展したことで，神経細胞の形態や接続様式の可視化が容易になった．さらに，こうした蛍光タンパク質の蛍光を保持しながら組織を透明にする手法が開発され，神経回路構造を三次元的に解析することが可能となってきた．本稿では，蛍光タンパク質と組織透明化法を用いて神経回路構造を定量解析するためのアプローチについて紹介したい．

はじめに

　神経回路の機能はその構造によって支えられている．また，脳の発達や可塑性は，構造レベルの変化へと帰着される．したがって，脳の機能や発達・可塑性を理解するには，神経回路構造の解析が欠かせない．神経回路構造を1細胞レベルで理解するためのアプローチは100年以上も前にGolgiやCajalらによって導入された．近年，さまざまな蛍光タンパク質や遺伝子導入法が開発されたことで，個体を用いて神経細胞の微細構造や接続様式を可視化することが容易になった．また，共焦点顕微鏡や二光子励起顕微鏡を使って三次元的に画像を取得することも可能となった．しかしながら，神経細胞はしばしば三次元的に複雑な構造をとっており，たった1個の神経細胞でさえ，数mmスケールにも及ぶ形態の全体像を明らかにすることは容易ではなかった．

　生体の組織は不透明であり，通常はその表面しか観察することができない．これは生体組織による光の吸収と散乱のためである．脳のように色素の少ない組織においては，光散乱が深部観察を妨げる最大の要因である．光散乱を抑えることで組織を透明にするアプローチは100年以上も前から知られており，古くはサリチル酸メチルをはじめとする有機溶媒やグリセリン等がよく使われていた．2007年に，光シート型顕微鏡の1つ，ultramicroscopyを用いた顕微鏡観察において，有機溶媒系の透明化試薬BABB（ベンジルアルコールと安息香酸ベンジルの1：2混合物）がGFPの観察に使われ，組織透明化が脚光を浴びた[1]．有機溶媒系の透明化試薬は蛍光タンパク質を消光させやすいという問題があったが，2011年に報告されたScale法[2]は，有機溶媒を用いることなくマウス脳の透明化を実現し，蛍光タンパク質の深部イメージングを飛躍的に向上させた．さらに，2013年には，組織をゲルに固定化した後脂質を除去するCLARITY法[3]や，組織へのダメージを抑えた透明化試薬SeeDB法[4]が報告され，それ以

3D reconstruction of neuronal circuits using tissue clearing
Takeshi Imai：Department of Developmental Neurophysiology, Graduate School of Medical Sciences, Kyushu University
（九州大学大学院医学研究院疾患情報研究分野）

降はこれらを改良した透明化法が数10種類も報告されている.

本稿では目的に応じてこれらの透明化法をどのように使い分ければよいか解説するとともに,神経細胞形態や接続様式を解析するためのアプローチについても紹介する.

1 広く見る（全脳イメージング）

透明化を行うことで得られるご利益の1つは,大きな組織の全体像を捉えられるようになることである.有機溶媒を用いる従来の方法では,まず組織をエタノール等で脱水し,ヘキサン等の溶媒を用いて光散乱の原因となる脂質を除去した後,高屈折率有機溶媒に置換する.BABB[1]や,ジベンジルエーテルを用いる3DISCO法[5]を用いると,マウス全脳の蛍光イメージングが可能である.数日程度で透明化でき,簡便であるが,蛍光タンパク質が消光しやすいことから,対象は明るい標本に限られ,また透明化後すぐに画像取得する必要がある.近年報告されたuDISCO法[6]では蛍光タンパク質の安定性が向上しているが,それでも以下に述べる方法には及ばない.標本が収縮する点も難点と言える.

Scale法[2]は水溶液ベースの透明化液であり,蛍光タンパク質がほとんど消光しないという特長を有する.尿素を含み,過水和作用によって透明化が促進されると考えられている.改良版のScaleS法[7]では透明度や形態の安定性が改善されている.また,Scale法に改良を加えた,CUBIC法[8][9]も報告されている.CUBIC法では,高濃度の界面活性剤とアミノアルコールを用いることで,脂質とともにヘムなどの色素の除去を行い,効率よく透明化をはかっている.特にヘムを多く含む臓器では強力な手法である（4章-2参照）.

透明度を高くするためには,比較的過激な処理によって脂質などの散乱体を除去する必要がある.CLARITY法は組織をアクリルアミドゲルに架橋することで,電気泳動による脂質の積極的な除去を可能とした手法であり,きわめて透明度が高い.現在では電気泳動用の装置も市販され,再現性よく透明化を行うことが可能になった.

広く見ることを目的としたこれらの透明化法は,透明度の点で優れる一方,比較的過激な処理を行うがゆえに,蛍光タンパク質の安定性には難のあるものが多い.また,透明化の過程で一時的な膨潤・収縮を伴うため,樹状突起スパインやオルガネラなど,微細形態の定量観察には注意を要する.

2 深部まで染色する（抗体染色）

従来,組織深部の抗体染色は困難であり,深さ100μm程度が限度であった.しかしながら,いくつかの透明化法においては,積極的に細胞膜を取り除いた結果,深部抗体染色が可能になっている.有機溶媒を用いた透明化法のうち,全脳抗体染色に特化した手法としてはiDISCO法[10]やiDISCO+法[11]があげられる.CUBICやAbScale[7],CLARITYでも深部抗体染色が可能である.

特に多色での抗体染色を可能にする方法としては,CLARITYを改良したSWITCH法[12]が報告されている.また,電気泳動を用いて効率よく抗体染色する手法としてstochastic electrotransport法[13]が報告されており,CLARITYやSWITCHと組合わせることで特に有効である.電気泳動装置はすでに市販されている.

深部の抗体染色が困難なのは,抗体分子が約14 nmと大きく,拡散が非常に遅いためである.深部の染色を行ううえでは,分子量の小さいFabフラグメントや,さらに小さい（4 nm程度）nanobodyの利用も検討に値する.また,遺伝子によってコードされたSNAP,Halo,CLIP tagといったchemical tag[14]も,低分子量のさまざまな合成色素を用いて深部まで染色ができるため,蛍光タンパク質に代わる方法となり得る.また,古典的だが,蛍光デキストランの電流注入も透明化との相性はよく,強力な手法である[4].

3 細かく見る（微細形態の高解像イメージング）

これまでに述べた手法は透明度の点で優れる一方,神経細胞の微細形態は損なわれやすい.一方,透明化法のいくつかは,透明度では劣る一方,神経細胞の微細形態を捉えるのに非常に適している.深部で高解像イメージングを行うには,光散乱が少ないこと,形態

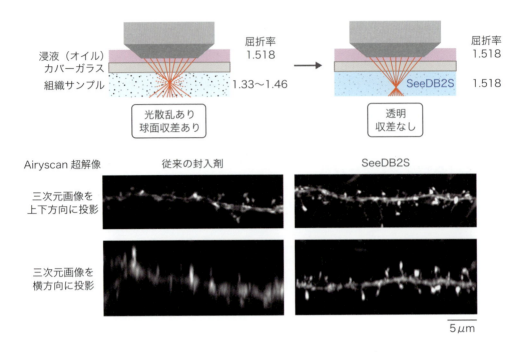

図1　SeeDB2を用いた高解像3Dイメージング
高解像度が要求される実験では，作動距離を犠牲にして高NAレンズを使う必要がある．特にグリセリン浸（NA1.3以上）や油浸（NA1.4以上）レンズが有効である．この場合には，屈折率を浸液とマッチさせたSeeDB2ないしTDEを使う必要がある．屈折率が最適化されていない従来の封入剤では深部において十分な分解能を得ることができない．特にzの分解能がきわめて悪くなる．図はAiryscan超解像顕微鏡（Carl Zeiss社）を用い，*Thy1-YFP-H*マウスの樹状突起を25〜30μmの深さで観察したもの（文献16より引用）．

が高度に保持されていること，蛍光色素が十分に明るいこと，そして光学収差が生じないことの4点が重要である．特に光学収差に関しては，球面収差を減らすことがきわめて重要である．光は波としての性質をもつため，光学顕微鏡における分解能は，光の波長に応じた回折限界によって決まる．分解能の高い，いわゆる高開口数（NA）のレンズは，グリセリン（屈折率1.46）や油（屈折率1.518）など，高屈折率液体をイマージョン（浸液）に用いることでNAを大きくしている．こうした高NAレンズを用いて厚い標本を観察する際には，標本の屈折率も浸液と一致させなければならない．そうしないと，励起光が設計通りに焦点に集光せず（球面収差），画像がボケてしまうからである（**図1**）．

油と屈折率を完全に一致させたマウント剤として，TDE（2,2′-thiodiethanol）[15]が知られている．合成蛍光色素の安定性もよく，特にSTEDやSIM等の超解像イメージングによく用いられてきた．しかしながら，蛍光タンパク質が消光してしまうのが難点である．

蛍光タンパク質の高解像イメージングに最適化した透明化法としてはわれわれが開発したSeeDB2法[16]があげられる．油浸レンズ用にはSeeDB2Sが，グリセリン浸レンズにはSeeDB2Gが最適である．市販のマウント剤と比べると，蛍光タンパク質の明るさ，光褪色耐性，分解能が大幅に向上しており，培養細胞や凍結切片を観察するうえでもマウント剤としても好適である．共焦点顕微鏡のみならず，STED顕微鏡やAiryscan（Carl Zeiss社）など，種々の超解像顕微鏡でも深部イメージングを行うことができる．神経科学分野においては，シナプス構造やオルガネラの定量解析において強力な手法である．プロトコールの詳細についてはSeeDB Resources[17]を参照されたい．

4 透明化標本を観察するための顕微鏡

このように，透明化法には万能な方法というのはな

表　各種透明化法の比較，特徴

	透明化法	文献	特徴
広く見る	BABB	Dodt HU, et al（2007）[1]	有機溶媒を利用．簡便で透明度が高い．蛍光タンパク質が消光しやすいため，透明化後すぐにイメージングするのがよい．
	uDISCO	Pan C, et al（2016）[6]	
	CUBIC	Susaki EA, et al（2014）[8]，Tainaka K, et al（2014）[9]	簡便で透明度が高い．ヘムなどの色素も除去できる．
	CLARITY	Chung K, et al（2013）[3]	若干手間だが透明度が高く，深部抗体染色も可能．
深部抗体染色	iDISCO，iDISCO+	Renier N, et al（2014）[10]，Renier N, et al（2016）[11]	有機溶媒を使用．蛍光タンパク質は染色しないと見えない．
	SWITCH	Murray E, et al（2015）[12]	CLARITYの改良版で多重染色が可能．蛍光タンパク質は染色しないと見えない．
細かく見る	SeeDB2	Ke MT, et al（2016）[16]	グリセリン浸，油浸レンズに最適．SeeDB2は蛍光タンパク質に，TDEは抗体染色に最適．
	TDE	Staudt T, et al（2007）[15]	
	ExM	Chen F, et al（2015）[18]，Ku T, et al（2016）[19]，Tillberg PW, et al（2016）[20]，Chang JB, et al（2017）[21]	サンプルそのものを膨潤させることで擬似的に超解像を実現．微細形態の保持については今後検証が必要．
膜成分を保持	SeeDB	Ke MT, et al（2013）[4]	脂質や微細形態が保持されており，電子顕微鏡観察やDiI染色に最適．
	ScaleS	Hama H, et al（2015）[7]	

く，できるだけ大きな標本をイメージングするための方法と，逆にできるだけ微細な構造をイメージするための方法とをうまく使い分ける必要がある（**表**）．同様に，顕微鏡もそれぞれの特徴をよく理解したうえで，最適な方法と条件でイメージングをすることが重要である．大きなサンプルを扱う場合には，光シート型顕微鏡がイメージングのスループットの点で優れている．一方で，高解像イメージングを行うのであれば，時間はかかるがポイントスキャン型の共焦点顕微鏡の方がよい．二光子顕微鏡は観察深度の点で優れるが，長波長での励起となるため，共焦点顕微鏡よりも分解能が落ちる．超解像顕微鏡にもさまざまなものがあり，xyの分解能はよいがzは悪いもの，深部観察には適さないものがあるので，実験の目的に応じてバランスを考慮する必要がある[16]．

また，対物レンズのNAと作動距離にはトレードオフの関係がある．一般的に，NAを大きくするには（すなわち分解能をよくするには）作動距離を小さくする必要がある．残念ながら，大きな標本を高解像度で観察するというのは原理的に困難である．とはいえ，レンズを大きくすれば可能である．最近は，透明化標本用に，それなりのNAで作動距離も長い対物レンズが顕微鏡メーカー各社から発売されており，例えばNA1.0程度で8 mm程度までの深部観察が可能である．これらの対物レンズには補正環がついているので，透明化液の屈折率に合わせて補正環を調整し，球面収差を減らすことがよい画像を取得するための鍵である．今後，透明化標本のイメージングに適した顕微鏡の開発はさらに進むものと期待される．

5 神経細胞形態のトレーシング

透明化によって今や大容量の三次元画像データが容易に得られるようになった．一方で，こうした画像をどのように解析するかについては今後の大きな課題である．全脳イメージングデータの解析法については次稿（4章-2）に譲るとして，本稿では神経細胞形態の解析方法について解説する．

神経突起のトレースにあたっては，各神経突起の位置情報や直径等に関する情報をSWCフォーマットで記載していくのが一般的である．市販のソフトとしてはMBF bioscience社のNeurolucidaやNeurolucida360（**図2**），Bitplane社のImaris FilamentTracerは定評がある．フリーソフトとしては，Vaa3dや，

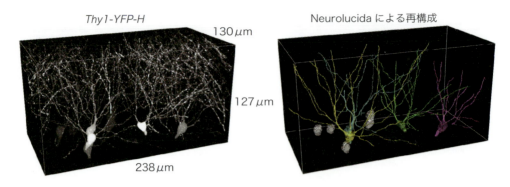

図2 神経突起トレーシングの1例
*Thy1-YFP-H*マウスの海馬をSeeDB2で透明化し，共焦点顕微鏡で画像取得した．Neurolucida（MBF bioscience）を用い，4つの神経細胞の樹状突起を半自動的にトレースした．元画像のクオリティーが高ければトレースはきわめて容易である．ここで用いた画像の生データはSSBD Databaseからダウンロードできる（http://ssbd.qbic.riken.jp/image/webclient/?show=project-59からFig2Fを選択）（文献16より引用）．

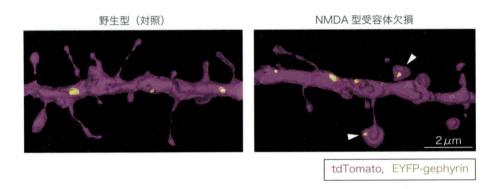

図3 神経突起の微細形態の再構成
大脳皮質5層錐体細胞をtdTomatoとEYFP-gephyrin（抑制性後シナプスマーカー）で標識した．SeeDB2Sで透明化後，Airyscan超解像イメージングを行った．得られた画像をVAST Lite（https://software.rc.fas.harvard.edu/lichtman/vast/）で立体再構成した．NMDA受容体欠損細胞では大きなスパインが増えていること，これらの大きなスパインには抑制性シナプスが高確率で存在することが判明した（文献16より引用）．

neuTubeの他，ImageJ/FijiのプラグインSimple Neurite Tracerなどがあり，半自動的にトレーシングを行うことが可能である．効率よく自動トレーシングを行ううえで重要なのは，1にも2にも画像のクオリティーである．現時点では機械がヒトよりも正確にトレースしてくれることはあり得ない．SWCフォーマットは神経突起のトレーシングに汎用される一方で，微細形態の表現には向いていない．微細形態をより忠実に再構成するソフトとしては，電子顕微鏡画像向けに開発されたReconstruct，VAST Lite（**図3**）や，ImageJ/FijiのプラグインTrakEM2などがある．

透明化画像の解析においては，しばしば大容量の画像を扱うことになる．また，三次元画像を使ってトレースするソフトにおいては，レンダリングのための計算量も膨大となる．したがって，解析用ワークステーションには十分なメモリとグラフィックボードを積む必要がある．

今後，透明化脳を用いて取得された画像やそのトレーシングデータは，二次利用が可能な形でデータベース化していくことが重要になる．国内ではSSBD Database（http://ssbd.qbic.riken.jp/）が大容量バイオイメージデータの公開プラットフォームとして便利

である．また，SWCフォーマットの神経トレースデータはNeuroMorpho.Org（http://neuromorpho.org/）にデポジットするのがスタンダードになりつつある．

おわりに

従来，神経突起を広範囲にわたって三次元的に解析することは非常に困難であったが，透明化によってその効率が格段に向上した．発達期における神経回路リモデリングに関しても，こうした新しいイメージング技術を駆使することで新たな研究の展開が期待される．

文献

1）Dodt HU, et al：Nat Methods, 4：331–336, 2007
2）Hama H, et al：Nat Neurosci, 14：1481–1488, 2011
3）Chung K, et al：Nature, 497：332–337, 2013
4）Ke MT, et al：Nat Neurosci, 16：1154–1161, 2013
5）Ertürk A, et al：Nat Protoc, 7：1983–1995, 2012
6）Pan C, et al：Nat Methods, 13：859–867, 2016
7）Hama H, et al：Nat Neurosci, 18：1518–1529, 2015

8）Susaki EA, et al：Cell, 157：726–739, 2014
9）Tainaka K, et al：Cell, 159：911–924, 2014
10）Renier N, et al：Cell, 159：896–910, 2014
11）Renier N, et al：Cell, 165：1789–1802, 2016
12）Murray E, et al：Cell, 163：1500–1514, 2015
13）Kim SY, et al：Proc Natl Acad Sci U S A, 112：E6274–E6283, 2015
14）Kohl J, et al：Proc Natl Acad Sci U S A, 111：E3805–E3814, 2014
15）Staudt T, et al：Microsc Res Tech, 70：1-9, 2007
16）Ke MT, et al：Cell Rep, 14：2718–2732, 2016
17）SeeDB resources.
https://sites.google.com/site/seedbresources/
18）Chen F, et al：Science, 347：543–548, 2015
19）Ku T, et al：Nat Biotechnol, 34：973–981, 2016
20）Tillberg PW, et al：Nat Biotechnol, 34：987–992, 2016
21）Chang JB, et al：Nat Methods, 14：593–599, 2017

＜著者プロフィール＞
今井　猛：2006年，東京大学大学院理学系研究科博士課程修了．同博士研究員，理化学研究所多細胞システム形成研究センターチームリーダーを経て，'17年より九州大学大学院医学研究院教授．感覚情報処理の神経回路基盤と回路形成の研究を行っている．

第4章 脳発達と再編の仕組みを研究するための最新技術・モデル

2. CUBICによる全脳全細胞解析最前線

真野智之，上田泰己

近年急速な発展を遂げた組織透明化技術によって，全脳をまるごとイメージングし，神経システム全体の遺伝子発現・機能を記述するという，全く新しい神経科学の枠組みが誕生した．われわれは近年，次世代型組織透明化試薬CUBIC–Xと高解像度光シート顕微鏡，大容量画像解析を組合わせることにより，全脳の"すべて"の細胞をハイスループットに解析する技術（全脳全細胞解析）を確立した．これにより，大規模かつ網羅的観測に基づくデータ・ドリブンな神経システムの理解が可能になると期待される．本稿では，これらの最新の計測技術を紹介するとともに，今後の全細胞解析の展望を述べる．

はじめに

　高等生物の脳神経システムのもつ認識・知覚の原理を解き明かすことは，人間の高度な知性の根源を提示すると同時に，種々の精神疾患の治療や脳を模した人工知能の設計などを通じて，社会に多大な影響力をもつ．しかし，神経システムのもつ膨大な複雑さに対し，それをいかに科学的に解き明かしていくべきなのか，現時点において明確な指導原理はないと言える．このような状況においてブレークスルーの要となるのは，神経システム全体を網羅的に俯瞰・計測するための実験技術であるとわれわれは考える．特に，哺乳類など

[略語]
NA：numerical aperture

の高度に進化・複雑化した脳神経システムを対象として，すべての細胞の状態を計測する技術が求められる．そのような，組織中の細胞すべてに対して，種々のラベル法による生物学的定量値の計測（遺伝子発現・神経活動強度・神経細胞間接続など）を行うことを，われわれは全細胞解析とよんでいる．オーミクス（Omics）的アプローチによる研究は，現代の生命科学において目覚ましい成果をあげてきており，神経科学における全細胞解析（Cellomics）を展開していくことで，大規模かつ網羅的観測に基づくデータ・ドリブン（data driven）な神経システムの理解が可能になると期待される．加えて強調すべきは，全細胞解析は，他のオーミクス的アプローチと同様に，個々の研究者が一人で実行できるまでの簡便性・一般性を提供してこそ，本当に価値のある実験技術となるという点であ

Frontiers of single-cell-resolution whole brain profiling by CUBIC
Tomoyuki Mano[1) 2)] /Hiroki R. Ueda[2) ~4)] : Department of Information Physics and Computing, Graduate School of Information Science and Technology, The University of Tokyo[1)] /International Research Center for Neurointelligence (IRCN), The University of Tokyo Institutes for Advanced Study[2)] /Department of Systems Pharmacology, Graduate School of Medicine, The University of Tokyo[3)] /BDR, RIKEN[4)] 〔東京大学大学院情報理工学系研究科システム情報学専攻[1)] / 東京大学国際高等研究所ニューロインテリジェンス国際研究機構 (IRCN)[2)] / 東京大学大学院医学系研究科機能生物学専攻システムズ薬理学教室[3)] / 理化学研究所生命機能科学研究センター (BDR)[4)]〕

る．この視点の根拠は，ゲノム解析とのアナロジーで考えると明らかである．ヒトゲノムプロジェクトによって，莫大なコストと労力が割かれた結果，ヒトゲノムの全配列が明らかになったが，真に革命的な知見がもたらされたのは，コストの急激な下降によるゲノム解析の普及がはじまったときであるだろう．

以上のような目的の達成には，全脳（特に本稿ではモデル動物であるマウスの脳を主な対象とする）を，一細胞解像度でイメージングすることが必要である．その実現に向けたアプローチには，大きく分けて，脳の物理的な連続切断を構成していく方法と，組織透明化による方法がある．脳を物理的に切断していく方法は，Allen Institute による Allen Brain Atlas[1] [※1] をはじめ，世界中で精力的な研究が行われている[2]～[4]．この手法は，高い解像度を実現することが容易である一方，スループットや装置の複雑さ，切断によるアーティファクトなどの点で課題があるとされる．本稿では，それらの詳細に立ち入ることはせず，以後，透明化による全脳イメージングについて述べる．特に，われわれのグループでの最新の成果であるCUBIC[※2]-Xによる全脳全細胞解析について解説する[5]．

1 全脳透明化

1）過去の透明化技術

組織透明化とは，文字通り，固定された生体組織に対して化学的な処理を施すことにより，可視光を透過させる状態へ変化させることである．この際，観察したい対象（タンパク質や核酸）は固定処理により自然状態と同一の配置・構造を保つようにする．これと種々の蛍光ラベルとを組合わせることにより，光学顕微鏡

※1 Allen Brain Atlas

Allen Institute が作成・提供している全脳アトラス．マウス脳に関しては，全脳の詳細な解剖学的地図のほか，FISHによる発現マップなどのリソースが無償で利用・閲覧できる（http://www.brain-map.org/）．

※2 CUBIC

clear, unobstructed brain imaging cocktails and computational analysis の略．組織透明化による全脳イメージングと，全脳プロファイリングのための解析パイプラインをまとめたツールパッケージ．

を用いて組織内部を詳細かつ三次元的に観察することが可能になる．透明化というアイディア自体は，じつは1900年代初頭から存在していたが[6]，現代の神経科学において注目を浴びるようになったのは2007年ごろからである[7]．現時点での知見によると，透明化の原理は次のように要約される[8]：

① 脂質または水の除去による細胞膜界面での屈折・散乱の排除
② 屈折率調整剤による組織中の屈折率の一様化
③ ヘムなどの色素分子の除去・分解

化学的にこれらの処理を行う方法としては，主に3つのアプローチがある．1つ目が，BABB・3DISCO といった有機溶媒を用いる手法である[7] [9]．2つ目として，Scale・SeeDB・CUBIC などの水溶性試薬を用いる手法がある[10]～[12]．第三に，CLARITY などのゲル包埋と電気泳動を用いるタイプがあげられる[13]．それぞれの手法にはそれぞれの利点・欠点があり，急速な開発ラッシュが続いている．なお各種透明化法の使い分けについては4章-1も参照されたい．

2）全脳膨潤・透明化プロトコール CUBIC-X

2014年にわれわれのグループは，水溶性試薬による透明化パイプラインであるCUBICを発表した[11] [14]．第一世代のCUBICは，蛍光タンパク質のシグナルを保持しつつ，簡便なプロトコールで，高い透明度が得られるという点で世界的に評価を得ている．しかし，CUBIC処理後の脳は，光の透過率で約80％（波長600 nm付近）と，透明度としては改善の余地があった．そこでわれわれのグループは，さらに性能のよい透明化試薬を探索するため，およそ1,600種類の水溶性化合物を対象としたケミカルスクリーニングを行った．これまでの透明化試薬は，偶発的に発見されたものか，小規模なスクリーニングに基づいて開発されたものであり，このような大規模なスクリーニングははじめての試みであった．結果として，透明化を促進する化合物が同定され，CUBIC-X プロトコールが完成した（**図1**）[5]．CUBIC-Xにより処理された脳は，波長600 nm付近で96％の光透過率を示し，過去の透明化試薬と比べ大幅な改善を達成した．加えて，CUBIC-Xは脳を約2.2倍に等方的に膨潤させる．膨潤は，組織の密度が低下することにより透明度を向上させるだけでなく，物理的に試料が大きくなることでイメージングの解像度を上

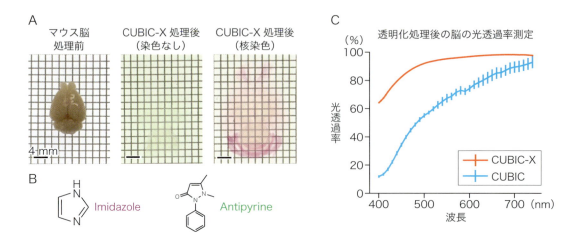

図1 CUBIC-Xプロトコールによる全脳透明化
A）透明化処理前のマウス脳と透明化後の脳の画像．CUBIC-Xは脳の透明化に加えて，脳を約2倍に物理的に膨潤させる．B）CUBIC-X試薬の主要な成分であるImidazoleとAntipyrineの化学構造．これらは1,600種類以上のケミカルスクリーニングから，最も透明化および膨潤に寄与する化合物として同定された．C）透明化処理後の全脳の光透過率を計測した結果．第一世代のCUBIC[11]と，新しく開発されたCUBIC-Xを比較してある．

げる点（expansion microscopy[15]）においても利点があることをわれわれは見出した．加えて特筆すべきは，これらの化学処理の後も，CUBIC-Xプロトコールは蛍光タンパク質のシグナルをほとんど損なわない点であり，これにより遺伝子改変マウスやウイルスによる蛍光ラベル手法をそのまま適用可能である．

2 光シート顕微鏡による全脳イメージング

透明化された全脳を高速かつ高解像度でイメージングする手法として，光シート顕微鏡とよばれる装置が一般的に用いられる（最新の動向をまとめたレビューとして，文献16をあげたい）．光シート顕微鏡とは，互いに垂直に配置された照射用の対物レンズと観察用の対物レンズの2本から構成され，シート状の励起光を観察用対物レンズの焦点面に選択的に照射することにより，三次元的な物体を効率よく蛍光イメージングする手法である．これにより特定の"面"を一度にイメージングすることができ，"点"をスキャンしていく共焦点顕微鏡と比べ，圧倒的に早いスピードと少ない光褪色で全脳を撮像できる．光シート顕微鏡も，じつは組織透明化と同じくらい歴史が古く，1925年にZsigmondyに対してノーベル賞が与えられている．

われわれは，CUBIC-Xにより達成された高い透明度を最大限に活かし，高解像度での全脳観察を実現するため，自作の光シート顕微鏡システムを開発した．既存のマウス全脳観察用の光シート顕微鏡は，NA（開口数）が0.1程度のマクロ顕微鏡タイプのものであり，より高い解像度をめざすには，独自の顕微鏡システムを一から製作する必要があった．結果として，われわれは，NA＝0.6というきわめて高い解像度（脳の2倍膨潤を考慮すると実効的な解像度はNA＝1.2相当）で全脳を観察することに成功した．この顕微鏡は，全脳を再構成するために約130万枚の画像を取得し，データ容量としては12 TBに相当する．図2にこの顕微鏡を用いて取得されたThy1-YFPトランスジェニックマウス脳の画像を示す．全脳にわたるグローバルな神経線維の走行から，一細胞レベルでの樹状突起，さらには単一のスパインまでが観察できることが確認できる．脳＝数センチメートルの三次元的な試料を，1 μm以下の解像度でイメージングするという点において，従来の顕微鏡の概念からは桁外れのデータ量と空間カバレージを，われわれは世界に先駆けて実現した．

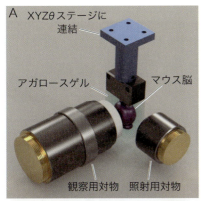
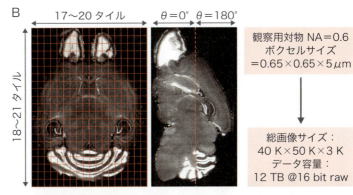
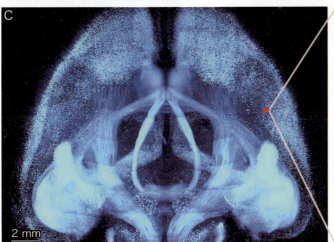
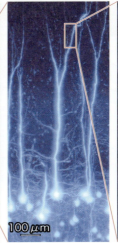
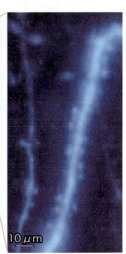

図2 全細胞解析のための光シート顕微鏡とイメージング画像
A）高解像度全脳観察のための光シート顕微鏡セットアップの概観．透明化された試料は透明なアガロースゲル中に包埋されており，XYZθ自動ステージにマウントされている．B）全脳のイメージングのスキーム．C）光シート顕微鏡によりThy1-YFPトランスジェニックマウスの全脳をイメージングすることにより得られた画像．全体のマクロビューと，2段階の拡大画像を示してある．樹状突起上の個々のスパインが確認できる．

3 マウス全脳全細胞地図（CUBIC-Atlas）の作成

1）全脳全細胞検出

　CUBIC-Xの開発と光シート顕微鏡の完成により，マウスの全脳領域を一細胞もしくはそれ以下の解像度で観察する技術が確立された．われわれは，この技術を用いた最初の応用として，一細胞解像度の全脳アトラスの構築に取り組んだ．マウスの全脳アトラスは，マウスを用いた神経科学の基盤としてきわめて貴重なリソースであり，古くはPaxinos & Franklinによるアトラス[17]，近年ではAllen Brain Atlas[1] など，世代を経るにつれて高解像度かつ多元的な情報をもったアトラスがつくられてきた．一方で，これらのアトラスは物理切片によって構成されたため，切片間の非連続的な接続や欠損がみられ，また細胞密度の高い領域では一細胞の解像度が保証されていない，などの改善点があった．

　一細胞の粒度で記述されたマウス全脳アトラスの構築に向けて，まずわれわれは，野生型マウスの全脳をCUBIC-Xにより透明化した後，PI（propidium iodide）を用いて全細胞の核染色を行った．この試料を，先述の光シート顕微鏡を用いて全脳イメージングを行った．結果として，**図3**に示した通り，全脳にわたって細胞核の一個一個を明瞭に区別できる解像度の

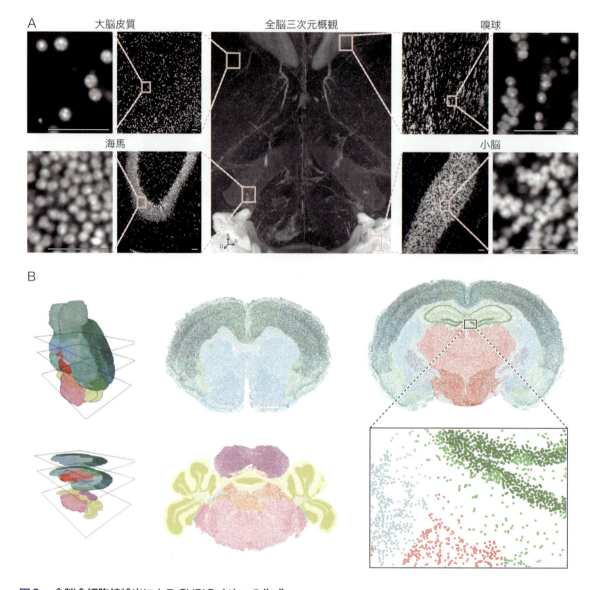

図3 全脳全細胞核検出によるCUBIC-Atlasの作成
A）全脳を透明化処理し、核染色剤により染色した後、光シート顕微鏡でイメージングすることにより得られた画像．中心が全脳の概観であり、各部位での拡大画像を示してある．それぞれの画像で、一個一個の細胞核が明瞭に区別できることが確認できる．スケールバー：50 μm．B）核染色の全脳画像から細胞を自動検出することにより、CUBIC-Atlasがつくられた．左端が全脳の三次元像であり、3枚の冠状断面を表示してある．CUBIC-Atlasは、核染画像から抽出された細胞の点の集合からなる．各点の色はAllen Brain Atlasの領域によって与えられている．

画像が得られた．われわれはこれらの画像から自動で細胞核を検出するアルゴリズムを設計し（精度はほとんどの脳領域で90％以上，小脳顆粒細胞層で80％という数値が確認された），マウス全脳の全細胞を検出・デジタル化することに成功した（**図3**）．結果，われわれはマウス全脳の全細胞数は$7.22 (\pm 0.52) \times 10^7$（n＝3，C57BL/6N，8週齢）であることを報告した．この解析過程においてわれわれは，GPUによる並列計算を導入することで，非常に高速な全脳の画像解析を実現し，一連のマウス全脳全細胞解析の工程（全脳の画像取得と細胞検出）を7日の期間で完了することができた．

2）全脳レジストレーション

　全脳の全細胞検出を行った後，われわれは，ヒトのMRI画像のレジストレーションで非常によく使われているSyNとよばれるアルゴリズム[18]を用いることで，透明化によって取得されたマウス脳と，Allen Brain Atlasの正確な位置合わせを行った．これにより，Allen Brain Atlasに定義されている1,000以上の解剖学的領域を，われわれの一細胞解像度のマウス脳データに投射・統合することが可能となった．このようにして完成した，一細胞の解像度で記述されたマウス全脳全細胞アトラスを，われわれはCUBIC-Atlasと名付けた（**図3**）．CUBIC-Atlasは，全脳を細胞の点の集合として記述する．細胞を基本単位として全脳を記述することは，生物学的に自然かつミニマムな表現方法であり，従来的な画像（ラスター）による表現と質的に異なる．点表現された脳はデータ量で数GBと，きわめてコンパクトである点も特徴である．CUBIC-Atlasの生データは後述のサイトで閲覧・ダウンロードできる（http://cubic-atlas.riken.jp）．

4 CUBIC-Atlasの応用例：全脳発達の一細胞解像度解析

　われわれは，CUBIC-Atlasおよびそれの作成を実現した一連の全脳全細胞解析技術の応用として，マウスの脳の発達を一細胞解像度で追跡した．実験としては，週齢の異なる野生型マウス（1，3，8週齢および3カ月齢，それぞれn＝3）に対して，全細胞を核染色剤により染色したうえで，全細胞解析を行い，脳の領域ごとの細胞の絶対数の変化を測定した（**図4**）．結果，運動にかかわる中脳の領域において，1〜3週齢にかけて急激な細胞数の増加を確認した．一方，視覚野や体性感覚野の特定の部位においては，1〜3週齢にかけて細胞数の有意な減少がみられることを発見した．細胞の絶対数をもとに全脳の発達を解析したのは本成果がはじめての例である．今回の知見は，神経細胞やグリアを含んだすべての細胞数を観察した結果であるが，今後特定の細胞種を狙った同様の解析を行っていくことで，全脳の発達を一細胞の解像度で明らかにすることができると期待される．

5 今後の展開

　われわれは，新規透明化試薬・最新のイメージング技術・大容量の画像解析を組合わせることにより，マウスの全脳全細胞解析技術を確立した．強調すべきは，本手法は単一の研究室ですべての実験行程を遂行することができ，多数の個体を解析するのに十分なスループットを有している点であり，今後神経科学のさまざまな難問を解くための重要な技術として普及することが期待される．例えば，疾患モデルマウスの脳に対して全細胞解析を行うことで，疾患に伴う細胞死やアミロイドの生成などを全脳レベルで定量することができる．また，神経機能にかかわる遺伝子の発現部位を同定していくことで，薬剤ターゲットを探索するなどの応用も考えられる．また，先に少し触れたように，全細胞解析は脳の発達および老化という問題に対し，全く新しい実験的切り口を提供できると期待される．

　今後取り組まれるべき課題として，われわれは全細胞解析データの集積・共有を行うためのデータベースの構築をあげたい．ゲノミクスやプロテオミクスなどのオミクス的解析におけるこれまでの成功には，共通のデータベースの存在が不可欠であったことはいうまでもない．今後，世界中の研究者による全脳全細胞解析（Cellomics）が進展していくなかで，そのような共通のデータベースに対する需要は高まっていくことが予想される．最終的には，結晶構造解析やゲノム解析の分野で行われているように，各研究者による全細胞解析のデータがすべてパブリックなデータベースに集約される環境が生まれることが望ましい．その際，多数の個体・実験条件に由来する全細胞解析データをマッピングし，比較を行っていくための"共通の脳座標系"が必要となる．CUBIC-Atlasは，一細胞の粒度で記述された全脳アトラスとして，そのような目的において重要な役割を担うと期待する．特に，脳を細胞の点の集合として表現するというアイディアは，全脳を生物学的にミニマムな形でデジタル化する有効な手段であり，データベース化に向けた鍵となる概念であると考えられる．

　もう1つの挑戦として，さらに高い解像度での全脳観察をあげたい．光シート顕微鏡においては，観察用対物レンズのNAと，光シートの薄さによって解像度

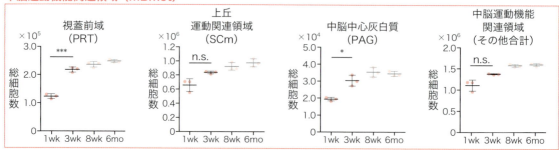
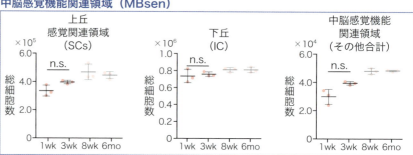
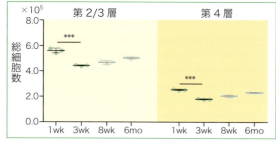
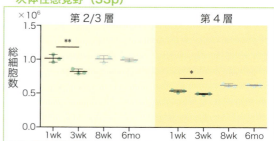

図4 全脳の発達の一細胞解像度解析
週齢の異なるマウス（1，3，8週齢および3カ月齢，それぞれn＝3）の脳をCUBIC-Xにより透明化し，全細胞解析を行い，各脳領域における細胞の絶対数の変化を定量した．中脳の複数の領域において，1〜3週齢にかけての有意な細胞数の増加が観察されたほか，視覚野や一次体性感覚野においては1〜3週齢にかけて総細胞数の減少がみられた（*$p<0.05$, ***$p<0.001$）．

が規定されるが，シートが薄くなるほど，顕微鏡の視野も狭くなっていくというトレードオフがある．近年では，Bessel beam[19]やlattice light sheet[20]など，非回折光を用いることでこの限界を突破するという手法が報告されている．これらの手法をマウス全脳イメージングに導入することで，シナプス解像度での全脳イメージングや，全脳レベルでの回路の解明につながっていくと期待される．

おわりに

神経科学における全脳全細胞解析の貢献は，全脳を網羅的に観察する手法を提供することで，特定の仮説に依存することなく，純粋にデータのみにドライブされる形で，ある神経科学の問いに立ち向かえる点であるとわれわれは考える．裏を返すと，全細胞解析は仮説導出のための非常に強力なツールであるが，言うまでもなく，そこから得られた仮説は，他の実験により

精緻に検証されなければならない．今後，全細胞解析によるシステマチックな解析と，フォーカスを絞ったローカルな解析の間に有機的なつながりが生まれ，両者のドメインを行き来することにより，新たな発見が加速されていくのではないかと期待する．

文献

1) Lein ES, et al：Nature, 445：168-176, 2007
2) Ragan T, et al：Nat Methods, 9：255-258, 2012
3) Economo MN, et al：Elife, 5：e10566, 2016
4) Seiriki K, et al：Neuron, 94：1085-1100.e6, 2017
5) Murakami TC, et al：Nat Neurosci, 21：625-637, 2018
6) 「Über das Durchsichtigmachen von menschlichen und tierischen Präparaten und seine theoretischen Bedingungen, nebst Anhang: Über Knochenfärbung」(Spalteholz W, ed)，Leipzig, S. Hirzel, 1914
7) Dodt HU, et al：Nat Methods, 4：331-336, 2007
8) Tainaka K, et al：Annu Rev Cell Dev Biol, 32：713-741, 2016
9) Ertürk A, et al：Nat Protoc, 7：1983-1995, 2012
10) Hama H, et al：Nat Neurosci, 14：1481-1488, 2011
11) Susaki EA, et al：Cell, 157：726-739, 2014
12) Ke MT, et al：Nat Neurosci, 16：1154-1161, 2013
13) Chung K, et al：Nature, 497：332-337, 2013
14) Susaki EA, et al：Nat Protoc, 10：1709-1727, 2015
15) Chen F, et al：Science, 347：543-548, 2015
16) Power RM & Huisken J：Nat Methods, 14：360-373, 2017
17) 「Paxinos and Franklin's the Mouse Brain in Stereotaxic Coordinates, 4th Edition」(Paxinos G, et al, eds)，Academic Press, 2012
18) Avants BB, et al：Neuroimage, 54：2033-2044, 2011
19) Planchon TA, et al：Nat Methods, 8：417-423, 2011
20) Chen BC, et al：Science, 346：1257998, 2014

＜筆頭著者プロフィール＞

真野智之：東京大学理学部物理学科卒業．東京大学情報理工学系研究科システム情報学専攻博士課程在籍．研究内容は組織透明化による全脳観察・解析のための顕微鏡開発およびデータ解析手法の提案．最新の物理・計算科学的手法を用いることで，"ナマモノ"の現象を無機的な"モノ"の次元に落とし込み，取り扱うことで，脳の作動原理を理解・操作するような研究を行いたい．

| 第4章 | 脳発達と再編の仕組みを研究するための最新技術・モデル |

3. 電子顕微鏡を使った革新的脳組織解析法
―コネクトーム研究

窪田芳之，川口泰雄

神経科学の解析手法が大きく改革され，大規模データの獲得とその解析が主流になりつつある．シナプス接続の研究では，電子顕微鏡を使った脳組織の画像データセットの撮影取得方法が大幅に改善され，大容量電顕画像データセットの取得とその三次元再構築解析がしだいに主流になりつつある．神経投射の研究では，神経細胞群の軸索全体を可視化し，大規模でしかも個別の神経細胞の軸索投射様式をできるだけ自動化した解析方法が開発されている．今後，オープンソースの形態データの活用と，光顕電顕相関解析法の開発が一層進むだろう．

はじめに

電子顕微鏡での観察が神経科学研究に応用されて60年を越える．当初は，光学顕微鏡とは全く異なる次元の超高解像度での神経構造観察解析により[1]，多くの新しい事実が示された．その後は，単独神経細胞の選択的染色法や免疫組織学法などを使って神経細胞を同定し，特定の神経構造の解析が普及した[2][3]．その後，単一孔グリッドに連続超薄切片を載せる技術が普及し，

同定した神経細胞構造を，コンピューターを使い連続超薄切片電顕画像から三次元再構築し，シナプス結合解析する方法が進んだが[4]，あまり普及せず，ごく一部の研究室からの成果に留まった．その理由は，目的部位からの連続超薄切片の作製，透過型電子顕微鏡による連続画像撮影，電顕像からの立体再構築などの一連の作業は，熟練と多大な時間を必要とすることであった．しかし，神経細胞の電顕連続画像からの三次元再構築解析によって，樹状突起・棘突起・シナプス微細

[略語]

ATUM–SEM：automated tape–collecting ultramicrotomy–scanning electron microscopy（自動切片回収装置搭載ウルトラミクロトーム–走査型電子顕微鏡）

CNT：carbon nanotube（カーボンナノチューブ）

FE–SEM：field emission–scanning electron microscopy（電界放出型走査型電子顕微鏡）

FIB–SEM：focused ion beam–scanning electron microscopy（集束イオンビーム走査型電子顕微鏡）

PET：polyethylene terephthalate（ペット）

SBEM：serial block–face scanning electron microscopy（ウルトラミクロトーム搭載走査型電子顕微鏡）

TEMCA：transmission electron microscopy camera array（透過型電子顕微鏡カメラアレイ）

Innovative neural microcircuit analysis using volume electron microscopy and connectome research
Yoshiyuki Kubota[1][2] /Yasuo Kawaguchi[1][2]：Division of Cerebral Circuitry, National Institute for Physiological Sciences[1] /Department of Physiological Sciences, School of Life Sciences, The Graduate University for Advanced Studies (SOKENDAI)[2]（自然科学研究機構生理学研究所大脳神経回路論研究部門[1] /総合研究大学院大学生命科学研究科生理学専攻[2]）

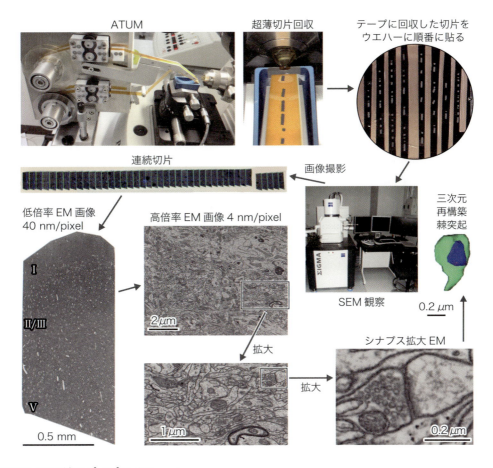

図1　ATUM-SEM法のパイプライン
左上のATUMでの切片の回収には，わかりやすいようKaptonテープ（オレンジ色）を使っている．Carl Zeiss社のSigmaにて撮影したCNTテープに乗せた脳組織の電顕画像（下部）．

構造やシナプス密度を正確に定量化するだけでなく，さらにシナプス結合連鎖を同定して局所シナプス回路解析を可能にするなど，そのメリットは非常に大きいことが認識された．そこで，容易く連続電子顕微鏡写真を自動で撮影するシステムとして，集束イオンビーム走査型電子顕微鏡（focused ion beam scanning electron microscopy：FIB-SEM）[5)6)]，ウルトラミクロトーム搭載走査型電子顕微鏡（serial block-face scanning electron microscopy：SBEM）[7)8)]，自動切片回収装置搭載ウルトラミクロトーム-走査型電子顕微鏡（automated tape-collecting ultramicrotomy-SEM：ATUM-SEM）[9)10)]，透過型電子顕微鏡カメラアレイ（transmission electron microscopy camera array：TEMCA）[11)12)]などが開発された．それぞれのシステムには異なる特性があり，撮像目的に合わせ，使い分けることになる[13)]．

1 ATUM-SEMの卓越特性

そのなかで，ATUM-SEMは同定した神経細胞のシナプス接続を解析するのに適した特徴をもっている[10)14)15)]．まず，超薄切した切片をテープに載せて観察するので，組織切片の必要な場所の再観察が可能である[9)]．この特性は，神経系の解析にはとても有用である（**図1**）．樹状突起のトレースが容易にできる低倍率（40〜50 nm/pixel）でまず切片全体を撮影する．ラットの大脳皮質切片だと，8,000×8,000 pixelsサイズのタイル画像を3枚×5枚程度撮影し，画像処理ソフト

Fiji（ImageJ の配布パッケージの１つ．https://fiji.sc）およびそのプラグインアプリの TrakEM2 でそれらをモザイク写真に合成すれば，１〜６層までカバーする大きさのモザイク電顕連続写真となる．この写真で目的とするシナプスを中心とした領域を同定し，シナプス構造を確認することが可能な高倍率（4 nm/pixel）で，例えば，25,000 × 25,000 pixels（100 μm × 100 μm size）程度の広範囲領域の連続電顕写真を撮影する．この高倍率電顕連続写真データセットを Fiji のプラグイン（Registration/Register Virtual Stack Slices）などでアライメント[※1]する．その後，目的とするシナプスなどの神経細胞要素（軸索線維，樹状突起，棘突起，細胞体，グリアなど）を同定し，三次元再構築すれば，神経間のシナプス結合を一目瞭然に把握し解析することが可能となる．さらに，タイル画像をつなぎ合わせてモザイク合成写真にすれば，さらに大きい領域の高倍率電顕連続写真データセットを解析できる．ただし，大きくすれば，データセットのサイズが巨大化する．例えば，１立方 mm を x，y，z でそれぞれ 5 nm/pixel，5 nm/pixel，25 nm/section の高解像度で電顕画像データセットを獲得した場合，じつに 1.6 PB（Peta Byte）になる．巨大記録容量をもつファイルサーバーと巨大なデータセットを効率よく解析するアプリケーションの開発が必要となる．

2 カーボンナノチューブテープ

ATUM-SEM 法には１つの大きな問題点がある．Kapton tape という絶縁フィルムの表面にカーボン蒸着処理し導電性をもたせたテープが，ATUM の開発元の Harvard 大学の Lichtman 教授のグループにより開発され，多くの ATUM-SEM ユーザーが利用しているが[9][10][14][15]，カーボンコート Kapton テープの表面は電気抵抗が高く（19.2〜6,530 MΩ/square），製造時にできるスクラッチ傷が画像に写り込むなどの問題がある．しかも，一部の ATUM ユーザーがオーダーメイドのカーボン蒸着装置を所有し，自前でカーボンコー

> **※1 アライメント**
> 連続した電顕画像が前後で同じ位置になるように位置合わせをすること．あるいは，前後の切片の画像の軸を合わせること．

ト Kapton tape を作製し使用するだけで，工場での生産は行われていない．したがって，一般のユーザー向けの供給体制が確立していないという問題がある[16]．そこで，われわれは，代替品を探索し，導電性が非常によい（242 Ω/square）カーボンナノチューブ（CNT）をコートした PET テープを見出し，高解像度高画質画像の撮影に成功した[16]．CNT テープは，表面の優れた導電性，適度な弾力性，画像にノイズが写り込まない低インピーダンス素材，高い耐薬品性，高い機械的強度，耐高真空性，耐電子線など ATUM 用のテープとして優れた特性を有する[16]．

3 最適撮影条件の探索

神経組織の超薄切片を SEM で観察して画像を撮影することは，じつはとても新しい技術である．加速電圧，プローブ電流，各種検出器，絞り，組織の金属染色法，切片の厚みなど，画像の画質を左右する要因は多く，ベストな画像撮影には，それぞれの最適値と，それらの最良の組合わせを知ることが重要である．その最適値を知るうえで，SEM 電子銃から組織表面に投射する電子の軌跡のシミュレーションを示す Monte Carlo Simulation[17][18] が有用である．これまでは，Monte Carlo Simulation で得られたシミュレーション結果は，実際の状況を示しているのかわからなかった．われわれは，オープンリールテープを使って画像撮影し，ATUM 用テープとして使えるかどうかの検討をしたが，加速電圧が高くなるに連れて，組織像にオープンリールテープ表面にある磁性体が徐々に写り込むことを見出した（**図2**）．この現象と Monte Carlo Simulation 解析結果を比較検討したところ，可変ファクターをエポキシ樹脂のみにした解析結果が，最もよく観察結果を反映していた[16][18]．この実験から，この Monte Carlo Simulation 結果は，実際の投射電子の軌跡を示すものと考えられる．加速電圧と組織に入射する電子の深さに相関があること，加速電圧ごとに相互作用容積（interaction volume）が決まっており，切片の厚みによって最適な加速電圧が推測できることが明らかとなった（**図2**）．投射電子は深いところに行ったものほどエネルギーのロスが大きいため，強い画像情報信号をもつ電子は，比較的組織の浅いところから反射し

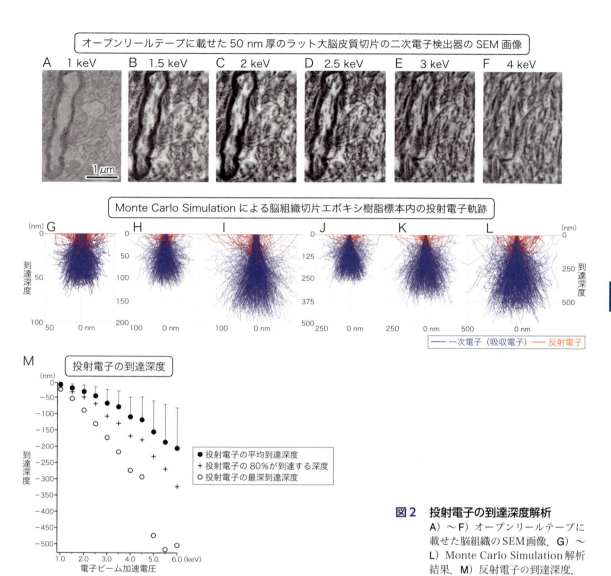

図2 投射電子の到達深度解析
A)〜F) オープンリールテープに載せた脳組織のSEM画像. G)〜L) Monte Carlo Simulation解析結果. M) 反射電子の到達深度.

て表面に出てくると考えられる．投射電子の80％が検出器で検出可能な強い信号を運ぶと仮定すると，50 nmの厚みの超薄切片では，1.5 keVか2 keVの加速電圧が最も効率よく組織切片から信号を獲得すると示唆される（**図2**）[16]．

一方で，最近の電界放出型走査型電子顕微鏡（FE-SEM）の検出器の感度は従来のSEMの検出器と比べるとたいへんよくなり，低加速電圧でも高解像度高画質画像，すなわち，組織表面からごく浅い部分のみの組織画像を撮影できる．筆者の研究部門のFE-SEMは，シナプス小胞やクレフト構造を鮮明に確認できる高解像度電顕画像を取得できる（**図3**）．ちなみに，Monte Carlo Simulation解析結果から，加速度1 keVでは，8割の反射電子は表面から15 μm深さまでの画像情報をとると推測できる．加速度1.5 keVでは表面から33 μm深さまでの画像情報を反映していると思われる．加速度2 keVでは表面から50 μm深さまでを反映していると思われる（**図2**）．この加速度を変化させて撮影した画像からトモグラフィー解析[※2]をして，積層

※2 トモグラフィー解析
走査型電子顕微鏡で試料の深さごとに撮影した断層画像をコンピューターで画像処理し，内部構造を再構成する解析方法．通常は，透過型電子顕微鏡の試料を傾斜して得た電子顕微鏡画像を使って処理する方法を指す．

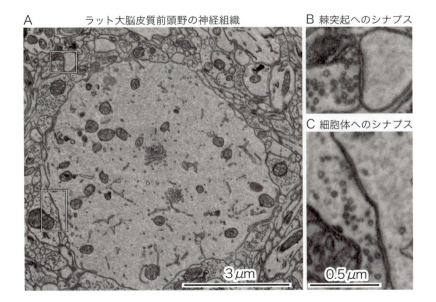

図3　ラット大脳皮質の脳組織のSEM電顕画像
A）ラット大脳皮質の微細構造．中央に神経細胞の細胞体の端の断面が見える．撮影条件：加速電圧1.5 keV，dwell time 3 μsec/pixel, BSE検出器，日立FE-SEM Regulus 8240にて撮影．B）棘突起へのシナプス入力．Aの左上の白枠内の拡大写真．シナプス小胞やクレフトが鮮明に確認できる．C）Aの左下の白枠内の拡大写真．シナプス小胞やクレフトが鮮明に確認できる．

写真を合成することが可能である．

4 画像解析技術

これまで，TEMを使って撮影した連続超薄切片では，CCDカメラなどで，マニュアル撮影した2 k×2 k pixel程度のサイズのタイル画像をつなぎ合わせ，樹状突起のような長い神経要素構造を三次元再構築していた．この方法だと，棘突起や前シナプス神経終末の軸索を含む全部の神経構造を確実に写真撮影することは意外と難しく，手間がかかるという問題があった[13)19)20)]．しかし，画像データセットの大きさは小さいため，Reconstructというフリーの画像アプリケーション（http://synapseweb.clm.utexas.edu）[21)]を使って，三次元再構築画像処理を問題なく行えた．ATUM-SEM法だと，広範囲の画像領域を一気に自動で撮影できるので棘突起などの小さい構造物を撮影し損ねる問題を防ぐことができるが，大容量電顕画像データセット[※3]の大きさは巨大となるため，大きな画像データセットの画像処理を効率よくこなす画像解析アプリケーションが必要となる．現在，最もよく普及しているのは，前述したFiji[22)]のプラグインアプリのTrakEM2である．ATUM-SEMシステムを使って作成した画像データセットをTrakEM2で画像処理したところ，8,192×8,192 pixels（71 MB）のタイル画像を横3枚，縦5枚の計15枚（1 GB）を，TrakEM2でつなぎ合わせてモザイク合成画像をつくることができた．さらに，連続切片間のアラインメントも完了し，樹状突起や軸索などを三次元再構築し，シナプス結合解析などを行うことができた．他には，Harvard大学のLichtman研究部門で作成された三次元再構築画像アプリケーションVAST Lite（https://software.rc.fas.harvard.edu/lichtman/vast/）がある．これは，大容量電顕画像データセットをマニュアルで三次元再構築するために開発されたアプリケーションで，使い勝手がよい[10)15)]．

> **※3　大容量電顕画像データセット**
> 1枚数百MBサイズ以上の電顕画像を連続で数百枚以上から撮影したデータセット．100 μm立方程度以上の組織ブロックに匹敵するサイズ．

5 自動セグメンテーション アプリケーション

　米国Allen研究所のClay Reidらは，方位選択性を*in vivo*カルシウムイメージング解析したマウス大脳皮質一次視覚野の100 μm×100 μm×100 μmの大容量電顕画像データセットをTEMCAで作成した．そのデータセットを，米国Princeton大学のSebastian Seungらの研究グループが，新たに開発したコンピューターアプリケーションを使い，網羅的にすべての神経要素をほぼ9割の正解率で再構築した（https://www.youtube.com/watch?v=LO8xCLBv6j0）．また，Janelia Research CampusのFlyEMチームは，総勢35名の分業体制で，8台のFIB-SEMを駆使して，ショウジョウバエの全脳の8 nm isometric（等尺性）大容量電顕画像データセットを作成し，三次元再構築し，ショウジョウバエの全脳のコネクトームをめざしたプロジェクトを走らせている[23]．網羅的に神経要素を三次元再構築するアプリケーションは，GoogleのViren Jainらの研究チームによって開発され，FlyEMチームの画像データセットに特化してはいるが，ほぼ9割超の正解率の自動セグメンテーション[※4]アプリケーションを開発したと報告している．アプリケーションがミスした構築は，人が手作業で一つひとつを丹念に修正している．今後は，より高いセグメンテーション正解率を有する自動セグメンテーションアプリケーションの開発と，特定の電顕画像データセットに特化したプログラムではなくて，より汎用性のある網羅的自動セグメンテーションアプリケーションの開発が進むであろう．なお，Sebastian Seungらか開発し使用したアプリケーションの一部（https://github.com/seung-lab）と，Google AIが開発したアプリケーション（https://github.com/google/ffn）は，GitHubにすべて公開されている．

※4　セグメンテーション

電顕画像にある神経要素（樹状突起や軸索終末，グリアなど）の膜に線引きして他の構造から分離すること．これを連続切片でつなぎ合わせると，その神経要素の三次元再構築像ができる．

---

6 最近のコネクトーム研究の成果

　Max Planck研究所のMoritz Helmstaedterらによる神経回路の形態に関する成果が興味深い[8]．彼らはラットの内側嗅内皮質の神経回路をSBEMを使って得た2組の大容量電顕画像データセットを解析した．1つ目の大容量電顕画像データセットは，生後25日目のオスのラット脳（P25）で，voxel sizeが11.24 nm×11.24 nm×30 nm，37,723 pixel×38,167 pixelサイズの電顕画像の連続切片およそ9,000枚で構成されている．424 μm×429 μm×274 μmサイズの直方体に相当する．2つ目の大容量電顕画像データセットは，生後90日目のオスのラット脳（P90）で，voxel sizeが11.24 nm×11.24 nm×30 nm，16,281 pixel×12,189 pixelサイズの電顕画像の連続切片5,267枚で構成されている．183 μm×137 μm×158 μmサイズの直方体に相当する．この2つの大容量電顕画像データセットで22個の興奮性神経細胞（P25，15個；P90，7個；以下ExN）を再構築し，軸索の平均の長さは555.4 μm（P25，全細胞総計8.33 mm）および921.1 μm（P90，全細胞総計6.44 mm）であった．シナプスは合計で594個（P25，310個；P90，284個），それらのターゲットのおよそ半数弱はExN，残りは抑制性の非錐体細胞（InN）であった．この2つの大容量電顕画像データセットで神経細胞間のシナプス結合を注意深く解析した結果，前シナプスExNがシナプス支配している後シナプスExNには，その同じ前シナプスExNがシナプス支配しているInNがシナプス支配していること，すなわちフィードフォワード抑制神経回路をつくっていることを明らかにしている．しかも，前シナプスExNの軸索の神経終末は，より起始部に近いところでInNにシナプス支配をまずはじめ，そこからさらに50 μm以上先に進んだところからExNにシナプス支配することや，そのInNの軸索は髄鞘に囲まれている部分が多いことを観察したことから，この抑制回路の伝導時間はとても速いと考えられる．すなわち，フィードフォワード抑制信号の方が，早く後シナプスExNに伝導し，効率よいタイミングで抑制制御している可能性を指摘している．これを形態的に明らかにしたことは，大脳皮質の神経局所回路解析にとって大きな貢献である．

4章　脳発達と再編の仕組みを研究するための最新技術・モデル

また，コネクトーム関連の研究では，電子顕微鏡を使った脳組織の大容量EMデータセット解析に加えて，神経細胞1つの樹状突起や軸索の全貌を可視化し，記録解析をできるだけ自動化した解析方法が発展しつつあり，大規模でしかも個別の神経細胞の軸索投射様式の全貌を明らかにする解析方法が可能になりつつある．Thomas D. Mrsic-Flogelらが，マウスの一次視覚野（V1）の2/3層の30個の錐体細胞の軸索の投射先を解析したところ，多くの錐体細胞（30個中の23個）は，終脳の18カ所の領域の中の複数箇所に軸索投射しており，ほぼ同じ投射パターンを示す細胞はないことを示した．また，barcoded virus libraryをV1の2/3層に感染させ，一つひとつの感染細胞の神経終末が特有のbarcode遺伝子を発現するMAPseq tracing法で，553個の神経細胞の投射様式を解析し，特定の投射選択性のもとに8つの投射様式サブタイプに分類できるなど，錐体細胞の軸索投射様式は予想に反して多様であることを示した[24]．

Janelia Research CampusのMouseLightプロジェクトチームは，マウスの脳の神経細胞を蛍光タンパク質でラベルし，独自に開発したコンピューターアプリケーションで1個の樹状突起や軸索を丹念に再構築するシステムを完成させ，300個の神経細胞のトレースをホームページに公開した（https://www.hhmi.org/news/300-neurons-traced-in-extensive-brain-wiring-map）．今後，数年かけてその数を1,000個に増やす予定としている．また，東京大学の上田泰己らは，全脳膨潤・透明化手法「CUBIC-X expansion microscopy」を開発し，マウス全脳の神経細胞を光シート型蛍光顕微鏡で撮影し，マウス脳の全細胞アトラスを完成させた（4章-2参照）[25]．

おわりに

今後は，前述のように，脳の神経回路の機能構築構造の網羅的解析が期待される．いずれは，脳の神経回路構築の全容が明らかになる日が来るであろう．

謝辞
科学研究費補助金新学術領域研究26112006，17H06311，自然科学研究機構岡崎オリオンプロジェクトの補助金を受けて進めた研究成果をもとに執筆した．

文献

1）HAMA K：J Biophys Biochem Cytol, 6：61-66, 1959
2）Kubota Y, et al：Brain Res, 413：179-184, 1987
3）Somogyi P & Cowey A：J Comp Neurol, 195：547-566, 1981
4）White EL, et al：J Comp Neurol, 342：1-14, 1994
5）Heymann JA, et al：J Struct Biol, 155：63-73, 2006
6）Knott G, et al：J Neurosci, 28：2959-2964, 2008
7）Denk W & Horstmann H：PLoS Biol, 2：e329, 2004
8）Schmidt H, et al：Nature, 549：469-475, 2017
9）Hayworth KJ, et al：Front Neural Circuits, 8：68, 2014
10）Kasthuri N, et al：Cell, 162：648-661, 2015
11）Lee WC, et al：Nature, 532：370-374, 2016
12）Bock DD, et al：Nature, 471：177-182, 2011
13）Kubota Y：Microscopy (Oxf), 64：27-36, 2015
14）Mikuni T, et al：Cell, 165：1803-1817, 2016
15）Morgan JL, et al：Cell, 165：192-206, 2016
16）Kubota Y, et al：Nat Commun, 9：437, 2018
17）Drouin D, et al：Scanning, 29：92-101, 2007
18）Hennig P & Denk W：J Appl Phys, 102：123101, 2007
19）Kubota Y, et al：J Neurosci, 27：1139-1150, 2007
20）Kubota Y, et al：Sci Rep, 1：89, 2011
21）Fiala JC：J Microsc, 218(Pt 1)：52-61, 2005
22）Schindelin J, et al：Nat Methods, 9：676-682, 2012
23）Takemura SY, et al：Elife, 6：pii: e24394, 2017
24）Han Y, et al：Nature, 556：51-56, 2018
25）Murakami TC, et al：Nat Neurosci, 21：625-637, 2018

＜筆頭著者プロフィール＞
窪田芳之：大阪大学大学院医学研究科修士課程，博士課程修了．米国テネシー大学・カナダブリティッシュコロンビア大学，ポスドク．理化学研究所・基礎科学特別研究員，研究員．大脳皮質の局所神経回路の機能構築を研究主題とし研究を進めている．大脳皮質の局所神経回路は複雑すぎておもしろい．向こう5年で多くのおもしろい事実を示すことができるよう，ATUM-SEMで獲得した大脳皮質の大容量電顕画像データセットと日々格闘しています．

第4章 脳発達と再編の仕組みを研究するための最新技術・モデル

4. 遺伝子発現の光制御技術と 神経幹細胞研究への応用

今吉　格，鈴木裕輔

> 脳神経系を構成するニューロンやグリア細胞は神経幹細胞から産生される．神経幹細胞の制御において，転写因子の発現や細胞内／間シグナルのダイナミックな変動が重要な役割を担っていることが明らかになってきた．また，記憶や学習過程における神経回路の可塑的変化や，神経損傷時の回路再構成過程においても，ニューロンやグリア細胞においてさまざまな遺伝子の発現状態が変化し，脳機能の最適化や回復を実現していることが明らかになってきた．このような遺伝子発現のダイナミックな変化の機能的意義を解析し，その人工的操作を可能にするツールとして，光を用いた手法が着目されている．本稿では，遺伝子発現の光操作手法について最新の知見を紹介するとともに，神経幹細胞の制御機構の解析への応用例を紹介する．

はじめに

　光遺伝学（オプトジェネティクス，optogenetics）※は脳神経回路研究において標準的な解析ツールとしての地位を確立したと言っても過言ではない．光遺伝学とは，光によって活性化もしくは不活性化されるタンパク質を遺伝学的手法を用いて特定の細胞に発現させ，その機能を光で操作する技術である．光（opto）と遺伝学（genetics）を組合わせたことから光遺伝学と命名された．当初は，光作動性のイオンチャネルやイオ

ントランスポーターをニューロン（神経細胞）に発現させ，ニューロンの神経活動を光照射により人為的にコントロールする技術を意味していたが，細胞内での分子局在，遺伝子発現，細胞シグナル，細胞骨格など，光操作できる対象は爆発的な勢いで拡大している．現在では，光遺伝学という用語の対象は，ニューロンの神経活動の操作にとどまらず，さまざまな細胞種や個体の細胞機能・生体機能の光操作まで拡張している．

1 光作動性転写因子による 遺伝子発現操作の可能性

　前述したように，光作動性のイオンチャネルやイオントランスポーターをニューロン（神経細胞）に発現させ，ニューロンの神経活動を光照射により人為的にコントロールする技術（オプトジェネティクス）が開

[略語]
CIB1：CRY-interacting bHLH 1
Cry2：cryptochrome 2
FAD：flavin adenine dinucleotide
FMN：flavin mononucleotide
LOVドメイン：light, oxygen, voltage domain

Regulatory mechanism of neural stem cells revealed by optical manipulation of gene expressions
Itaru Imayoshi/Yusuke Suzuki：Laboratory of Brain Development and Regeneration, Graduate School of Biostudies, Kyoto University（京都大学大学院生命科学研究科脳機能発達再生制御学）

発され，神経科学研究において重要な技術として普及が進んでいる[1]．遺伝子改変マウス技術やAAV（アデノ随伴ウイルス）ベクターなどを用いて，これらのオプトジェネティクスツールを特定のニューロンに発現させることで，局所神経回路や脳機能ネットワーク中における特定のニューロン集団を選択的に光操作して介入実験を行い，その特性を詳細に調べることが可能になってきた．また，光ファイバーを脳内に挿入して光照射を実施し，オプトジェネティクスツールを発現させたニューロンの機能を，個体レベル・行動レベルで解析することも可能になっている．さらに，生体透過性の高い近赤外光を用いたファイバーレスなオプトジェネティクスツールも開発されつつあり[2]，今後のさらなる技術開発が期待されている．

光作動性のイオンチャネルやイオントランスポーターを使用した，いわゆるオプトジェネティクスの神経科学への応用は，近年の神経科学研究ツール開発における，最大のイノベーションの1つである．光照射の時空間パターンを変えることで，目的のニューロンの発火・抑制を，高い空間分解能・時間分解能にて人工的に制御することが可能になった[1]．オプトジェネティクスを用いることで，神経回路の作動原理や，特定の動物行動や高次脳機能を制御する神経細胞集団・神経回路が，よりクリアカットに次々と明らかになっている．光作動性のイオンチャネルやイオントランスポーターを用いたオプトジェネティクスの成功と爆発的な普及を考えると，ニューロンの神経活動の光操作だけではなく，さまざまな細胞機能や生体機能の光操作の技術開発が進むと予想された．実際に，さまざまな光作動性の機能性分子を用いて，細胞内局在・細胞シグナル・遺伝子発現・細胞骨格など，多くの細胞機能を光操作できるツールの開発が目覚ましい勢いで進んでいる．

空間学習課題・運動学習課題や，恐怖条件付け課題など，記憶学習を評価する多くの課題において，記憶の成立には新規の遺伝子発現が必須であることが示されている[3]．また，学習に伴って変化する神経回路の構造的な可塑的変化には，遺伝子発現に加えて，細胞シグナルの変化や，さまざまな生体分子の細胞内局在や細胞骨格系の変化が重要な役割を担っていることが報告されている．今後，記憶や学習過程のニューロンの細胞生物学的な制御過程の研究においても，オプトジェネティクスツールの適応例は増加していくと考えられる．

本稿では，遺伝子発現の光操作についてと今後の可能性について，最新の知見を紹介する．遺伝子発現についても，高い空間分解能・時間分解能にて人為的操作を実現するには，光を用いた手法が有望であると考えられる．しかしながら，光作動性のイオンチャネルやイオントランスポーターの開発や普及に比べて，光作動性の転写因子の開発や脳研究への応用は今後の進展と普及が期待される段階にとどまっていると言える．脳神経系の発生・発達過程や，成体脳の神経回路の可塑性・恒常性維持の制御においても，遺伝子発現が関与した事例は数多く知られている．もし，光照射の有無や条件により，遺伝子発現を自在にコントロールすることが可能になれば，さまざまな遺伝子の機能や，その発現動態の意義について，より詳細な解析が可能になると期待される．

2 哺乳類細胞における遺伝子発現の光制御

シロイヌナズナ（*Arabidopsis thaliana*）由来のFKF1が，哺乳類細胞内においても青色光照射によってGI（gigantea）とヘテロ二量体を形成することが矢澤らによって2009年に報告され，青色光感受性の二量体形成スイッチとして機能することが示された[4]．FKF1は青色光の吸収によって立体構造が変化するLOVドメイン（light, oxygen, voltage domain）をもち，その発色団（chromophore）はフラビンモノヌクレオチド（flavin mononucleotide：FMN）である．FMNは真核生物の細胞内に豊富に存在することから，外因性の薬剤や化合物の投与が必要なく，FKF1-GIを共発現させた細胞では，二量体形成は青色光照射のみで制御可能であるという利点がある．矢澤らは，FKF1-GI光依存性二量体形成スイッチをGal4/UASシステムに内包させることで，遺伝子発現の光制御が可能であることを示したが，光照射依存的に活性化できる遺伝子発現量

※ 光遺伝学

オプトジェネティクス，optogenetics．光によって活性化もしくは不活性化されるタンパク質を遺伝学的手法を用いて特定の細胞に発現させ，その機能を光で操作する技術．

が数倍程度である点と，GI-FKF1光依存性二量体形成スイッチはヘテロ二量体の半減期が非常に長く，時間分解能のよい制御が難しいと考えられる．また，GIとFKF1は，両者とも分子量が比較的大きなタンパク質であり，哺乳類細胞への遺伝子導入に影響があると考えられる．しかしながら，他の生物種由来の青色光作動性の多量体形成スイッチを利用することで，哺乳類細胞においても遺伝子発現の光制御が可能となるというコンセプトを提示し，今後必要な技術開発の方向性を提示した意義はたいへん大きいと考えられる．

　同じくシロイヌナズナ由来のCRY2とCIB1が哺乳類細胞においても青色光依存的なヘテロ二量体形成スイッチとして機能することが，Kennedyらによって2010年に報告された[5]．CRY2の発色団は，同じく哺乳類細胞内に存在するフラビンアデニンジヌクレオチド（flavin adenine dinucleotide：FAD）である．このCRY2-CIB1システムで特徴的な点は，青色光照射を止めて暗条件に置くと数秒の時間スケールで二量体が解離するという速い反応特性にある．Gal4-UAS遺伝子発現系を用いて，Cry2-CIB1システムについても遺伝子発現の光制御への応用が可能であることが示された．CRY2-CIB1システムの時間分解能の高さをかんがみると，数時間周期での遺伝子発現の振動など，さまざまな遺伝子発現パターンを哺乳類細胞において人工的に光操作できる可能性が開かれたと考えられる．また，遺伝子発現制御だけでなく，周期的な光刺激によって目的のタンパク質を細胞膜上にくり返しリクルートすることなども可能になった．例えば，シグナル伝達経路では細胞膜上にリクルートされることで活性化するエフェクター因子がいくつか知られており，最近では青木らがCRY2-Rafの融合タンパク質を光刺激によって膜上にアンカリングされたCIB1の近傍にリクルートすることで，下流のERKをパルス状に活性化できることを示している[6]．また，同じくTuckerらの研究室から，CRY2のphotocycleが変化する遺伝子点変異が同定され，さらに短い時間幅での光制御や，逆に，より長い時間幅での光制御に適したCRY2誘導体が報告されている[7]．さらに，二量体形成のパートナー分子であるCIB1についても開発が進められ，不要なドメインを除去することで，暗所での二量体形成のバックグラウンドを下げることにも成功している．

CRY2-CIB1システムを用いた生体分子の光制御の例として，Cre組換え酵素の活性制御や，光依存的な遺伝子組換えについても成功例が報告されている．このように，CRY2-CIB1システムを用いた生体機能分子の光操作の成功例は多く，今後のさらなる開発の進展が期待される．

3 哺乳類細胞における内在性遺伝子の光制御

　遺伝子発現の光制御については，内在性の遺伝子の制御についても拡張をみせている．Feng Zhangらのグループによって，CRY2-CIB1系とTALEの融合タンパク質を用いた青色光作動性の転写活性化システムが2013年に報告された[8]．TALEは植物の病原菌（Xanthomonas）由来のDNA結合タンパク質で，結合する塩基配列（遺伝子座）を任意かつ人工的にデザインできることに利点がある．培養細胞にとどまらず，CRY2PHR-VP64とTALE-CIB1のペアをAAVベクターで遺伝子導入し，ニューロンや成体脳において内因性のゲノム遺伝子座からの転写を光誘導できることを示した（LITEシステム）．さらに，転写活性化ドメインであるVP64をエピジェネティックな修飾因子にみられる機能ドメインに置換することで，任意の遺伝子座のエピジェネティックな状態を光制御できることも示した（epiLITEシステム）．これらは，TALEタンパク質のDNA結合ドメインを使用したものであるが，東京大学の佐藤守俊博士の研究室によって，変異型CRISPR-Cas9を用いた遺伝子発現制御系にCRY2-CIB1システムを導入し，ゲノム遺伝子の光制御が可能であることが示された[9]．標的配列を規定するために，ガイドRNAを同時に細胞に導入・発現させる必要があるが，CRISPR-Cas9関連の技術開発のスピードは著しく，光制御についてもさらなる開発が期待される．

4 生物学研究への適応が進むLightOnシステム

　2012年にはYangらのグループによって，アカパンカビ（Neurospora crassa）由来のVVD（Vivid）タンパク質を光活性化に利用した遺伝子発現制御システ

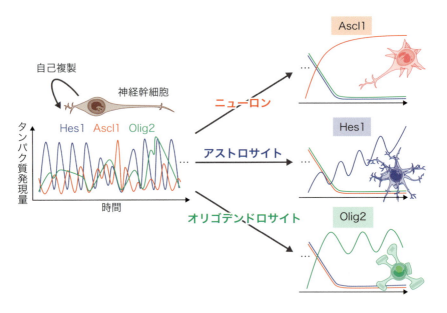

図1　分化運命決定因子による神経幹細胞の分化制御
分化運命決定が行われる際には，神経幹細胞において発現振動をくり返していたHes1, Ascl1, Olig2タンパク質のどれか1種類の発現量が上昇し，他の2種類のタンパク質の発現が消失する．

ムが報告された（LightOnシステム）[10]．VVDもLOVドメインをもちFADを発色団として使用し，青色光吸収によって立体構造が変化することでホモ二量体形成を光誘導できる．VVDは最も分子量が小さい光受容体の1つであり，融合タンパク質作製時の二次的影響を最低限にとどめられると期待される．LightOnシステムは，二量体化能を減弱したGAL4のDNA結合ドメイン，LOVドメインをもつVVD，そして転写活性化因子p65の転写活性化ドメインがタンデムに連結された人工転写因子（GAVPO）を使用しており，光作動性のGal4/UASシステムである．GAVPOと同時に，GAL4の結合配列（5×UAS）にTATAボックスを連結し，その下流に発現させたい遺伝子を配置したコンストラクトを細胞に導入する．すると，GAVPOタンパク質は，VVDを介して青色光照射依存的にホモ二量体化を起こす．その結果，GAL4部分の二量体化によりDNA結合活性が増加し，5×UASに結合する．次に，GAVPOのp65を介して転写複合体がTATAボックス上に形成され，下流の遺伝子の転写が促進されるという作用機序である．LightOnシステムは光依存的な転写活性のON/OFFが速く，Cry2-CIB1を用いたシステムと同様に，さまざまな遺伝子発現パターンの人

工的操作が可能であると期待される．また，他の遺伝子発現光操作システムと比較して，LightOnシステムは誘導できる遺伝子発現量が大きく，生物学研究への適応例が最も多いシステムであり，今後のさらなる改良が期待される．

5　遺伝子発現の光制御システムを用いた神経幹細胞の細胞増殖・ニューロン分化の光操作

神経幹細胞（neural stem cells）は，Hes1, Ascl1, Olig2などの分化運命決定因子であるbHLH（basic Helix-Loop-Helix）型の転写因子によって，細胞増殖や細胞分化が制御されていることが知られている．われわれの研究チームは，マウス脳の神経幹細胞において，単一細胞レベルでのライブイメージングを行い，bHLH転写因子が神経幹細胞にもすでに発現しており，発現振動をくり返すことで神経幹細胞の増殖を促進することを見出した[11]．一方で，細胞分化誘導時には単一のbHLH型転写因子の発現が選択的に発現上昇・蓄積し，細胞分化を促進することが明らかになった．神経幹細胞は，複数のbHLH転写因子をオシレーション

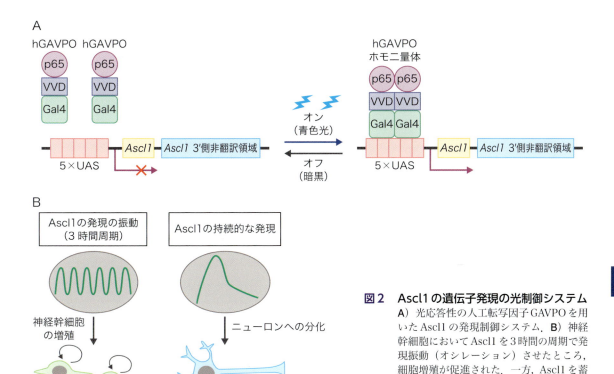

図2　Ascl1の遺伝子発現の光制御システム
A）光応答性の人工転写因子GAVPOを用いたAscl1の発現制御システム．B）神経幹細胞においてAscl1を3時間の周期で発現振動（オシレーション）させたところ，細胞増殖が促進された．一方，Ascl1を蓄積発現させたところ，ニューロンへの分化が誘導された．

（発現振動）させることで，多分化能を備えつつも未分化性を保持して自身のコピーをつくる（自己複製する）と考えられた（**図1**）[11]．

これらのライブイメージングの結果から，同一の転写因子が発現動態を変えることによって神経幹細胞の細胞増殖を活性化したり，特定の種類の細胞に分化誘導することが示唆された．しかしながら，これらのライブイメージングによって見出された現象の機能的意義を実証するためには，複雑な遺伝子発現パターンの変化を，優れた時間分解能でもって人工的に操作する実験系の確立が必須であった．そこで，前述のLightOnシステムを改良し，神経幹細胞において遺伝子発現動態の光操作を可能にする実験系を樹立して，解析を行った．

光応答性の転写因子であるGAVPOのコドンをヒト化したhGAVPOを用いて，光照射依存的にAscl1の発現動態を人工的にコントロールできる実験系を樹立した．光誘導した遺伝子発現の長時間の蓄積を回避するために，mRNAの3′非翻訳領域に不安定化配列を付加することも必須であった．その結果，3時間ごとに青色光を照射することでAscl1のオシレーションを，30分ごとに青色光を照射することでAscl1の蓄積発現を神経幹細胞に誘導できた[11]（**図2A**）．神経幹細胞に青色光照射を行い，Ascl1の3時間周期の発現振動を誘導したところ，細胞増殖（自己複製）が促進された．一方，Ascl1の蓄積発現を誘導したところ，ニューロン分化が誘導された．これらの遺伝子発現の光操作システムを用いた実験結果は，同一の転写因子が遺伝子発現動態を変えることで，神経幹細胞に異なったアウトプットを誘導できることを示した例であり，優れた時間分解能をもつ遺伝子発現の光操作ツールを適応してはじめて可能になった実験であると考えられる．また，これらの実験結果は，従来用いられてきた外来性のタンパク質や化合物を投与することなく，青色光の照射パターンを変えるだけで，神経幹細胞の増殖やニューロン分化を自在にコントロール可能な技術開発に成功した[11]（**図2B**）．この技術は，細胞移植医療の技術開発などの再生医学への応用が期待される．また，光照射による神経幹細胞の増殖・分化コントロール技術は，モデル動物の脳内の神経幹細胞にも適応できる可能性があり，今後の実用化に向けて開発が期待される．

6 遺伝子発現の光制御の多色化について

現在使用されている遺伝子発現の光制御システムは，青色光依存的な多量体形成スイッチを内包したものが多い．しかしながら，今後は赤色光や近赤外光を用いて制御できる遺伝子発現制御システムの開発が期待される．例えば，1つの細胞に複数の遺伝子発現の光制御システムを導入し，複数の波長の光を照射して，複数の遺伝子の発現を多色制御するような実験系の確立が望まれる．また，生体組織透過性のよい長波長光を用いることで，さまざまな深部臓器の遺伝子発現を光制御できるような実験系の樹立も期待される．

青色光と異なる波長の光感受性タンパク質を適応した遺伝性発現システムの構築例としては，シロイヌナズナ由来のタンパク質UVR8とCOP1のペアが，近紫外光（UVB，$280\sim315$ nm）照射によって哺乳類細胞内でヘテロ二量体を形成することが報告され，紫外光駆動性Gal4/UASシステムとして報告されている[12][13]．しかしながら，紫外光はDNA損傷を引き起こすため，生細胞へのそのままの利用は困難であると考えられるが，$570\sim600$ nmの2光子励起によってこの問題は低減できる可能性はある．また，赤色光感受性の遺伝子発現の光制御システムの報告は，青色光による制御システムより早く，2002年に佐藤らによって報告されている[14]．シロイヌナズナ由来の光受容体であるフィトクロム（phytochrome）に赤色光を照射すると，シャペロン分子PIF3と結合し，核内に輸送されることを利用している．しかしながら，フィトクロムの発色団であるPCB（phycocyanobilin）を哺乳類細胞は生合成できないため，細胞や個体に外部から添加あるいは投与する必要があった．最近，PCBの代謝産生に必要な遺伝子を導入することでこの問題を解決する試みが報告されている[15][16]．また，発色団の添加が不要な新規の近赤外光制御システムとして，*Rhodopseudomonas palustris*バクテリア由来のBphP1-Ppsr2を用いた遺伝子発現制御についても報告されており[17][18]，今後の進展が期待される．

おわりに

光作動性のイオンチャネルやイオントランスポーターを応用した神経活動の光操作の成功に続いて，さまざまな細胞機能や生体機能の光操作が可能になってきた．今後も，光操作できる分子や細胞・生体機能の拡張は継続すると予想される．光を用いた人工的操作の利点は，高い時間分解能・空間分解能が担保できる点と，侵襲性の低さである．現状では，生体組織の応用には，光ファイバーの導入など侵襲的な操作が必要であるが，長波長光を用いたシステムやファイバーレスな光操作システムの新規開発が期待される．これらの技術開発が進むことで，脳神経系の発生・発達過程や，成体脳の神経回路の可塑性・恒常性維持の制御過程に関する研究など，脳神経科学研究のより多くの局面で光操作技術が適応されることが期待される．

文献

1) Repina NA, et al：Annu Rev Chem Biomol Eng, 8：13-39, 2017
2) Chen S, et al：Science, 359：679-684, 2018
3) Nonaka M, et al：Neuron, 84：92-106, 2014
4) Yazawa M, et al：Nat Biotechnol, 27：941-945, 2009
5) Kennedy MJ, et al：Nat Methods, 7：973-975, 2010
6) Aoki K, et al：Mol Cell, 52：529-540, 2013
7) Taslimi A, et al：Nat Chem Biol, 12：425-430, 2016
8) Konermann S, et al：Nature, 500：472-476, 2013
9) Nihongaki Y, et al：Chem Biol, 22：169-174, 2015
10) Wang X, et al：Nat Methods, 9：266-269, 2012
11) Imayoshi I, et al：Science, 342：1203-1208, 2013
12) Crefcoeur RP, et al：Nat Commun, 4：1779, 2013
13) Müller K, et al：Nucleic Acids Res, 41：e124, 2013
14) Shimizu-Sato S, et al：Nat Biotechnol, 20：1041-1044, 2002
15) Müller K, et al：Chem Commun (Camb), 49：8970-8972, 2013
16) Uda Y, et al：Proc Natl Acad Sci U S A, 114：11962-11967, 2017
17) Kaberniuk AA, et al：Nat Methods, 13：591-597, 2016
18) Redchuk TA, et al：Nat Chem Biol, 13：633-639, 2017

＜筆頭著者プロフィール＞
今吉 格：京都大学大学院生命科学研究科脳機能発達再生制御学・特定准教授．2008年，京都大学大学院生命科学研究科博士課程修了．JSTさきがけ研究員，京都大学白眉センター（特定准教授）を経て，'16年より現職．遺伝子発現の光操作技術の新規開発と，マウス脳神経系の発生・発達・再生機構の研究を行っている．特に，マウス脳における神経幹細胞の制御機構とニューロン新生に注目している．'16年よりスタートした新しい研究室で，大学院生・ポスドク・スタッフなど，新メンバーを募集中です．

第4章　脳発達と再編の仕組みを研究するための最新技術・モデル

5. シナプス光遺伝学
—シナプス・アンサンブルを可視化・操作する技術の創出

林（高木）朗子

> 精神疾患の解明にたずさわる研究医としてシナプス研究にいそしんできた．精神疾患モデルマウスのシナプスを，どれだけ正しいお作法で美しくイメージングしても，そのモデルマウスの責任病態生理がシナプスであると証明することはできず，それを指摘されても十分な反証すらできないことに悔しい思いをしてきた．そこで，この問題を克服するために，われわれはシナプスを直接光操作するシナプス光遺伝学を開発した．本稿では，シナプス光遺伝学について，そしてこの技術がこれからの精神疾患研究へどのように貢献できるかを考察する．

はじめに—なぜ精神疾患研究でシナプス光遺伝学か？

　精神疾患研究に携わっていると，ヒト患者でできる研究は，倫理的・方法論的問題のため非常に限られていることに途方に暮れることがある．がんならば患部を直接生検し，正常組織との明瞭な違いを術中の迅速診断で鑑別し，切除範囲を臨機応変に決めることができる時代であるが，当然のことながら患者脳に直接パッチパイペットを挿すこともできない．ようやく手に入れた死後脳は，亡くなられた後，室温で十〜数十時間経過してから採取されたものである．もし，自分のラボの大学院生がマウスを安楽死させた後，灌流固定もしないで数十時間放置したものを実験に用いたら，おそらく絶望するだろうことを想像すると，死後脳研究

が間違いなく必要な研究分野であることは強調したとしても，それでも代替法が必要であることは明らかである．

　そこで，齧歯類モデルの大脳皮質を生きたまま縦断的に観察可能な Open skull 法による *in vivo* 2光子励起イメージング[※1]の魅力に引き寄せられた．少々難易度の高い手術方法をマスターすれば（1カ月〜数カ月猛練習して，やっと半数の人がマスターできる），同じ個体の同じシナプスを数カ月も追跡できるのである．シナプスの形だけでなく，同時にシナプス後部肥厚部

[略語]
AS-PaRac1：Activated Synapse targeting Photoactivatable Rac1
PSD：Postsynaptic density

> **※1　2光子励起顕微鏡**
>
> 2光子励起顕微鏡とは，物質励起に2光子吸収過程を利用した顕微鏡であり，通常の1光子励起で必要な波長の約2倍の長波長レーザー光で励起する．光の散乱は波長の4乗に反比例するので，例えば1光子励起レーザー500 nm（ナノメートル）に対して，2光子励起に用いる1,000 nmレーザー光では組織の散乱は原理的に1/16倍へ減少するため，通常の蛍光顕微鏡では組織表面からせいぜい数十μm（マイクロメートル）であった深部到達度が，1 mm程度までの深部の画像を取得でき，また長波長であるがゆえに光毒性も大きく軽減するという利点を備えたイメージング法である．

Synaptic optogenetics: Optical erasure of synaptic ensemble underlying for learning and memory
Akiko Hayashi-Takagi[1) 2)]：Lab of Medical Neuroscience, Institute for Molecular and Cellular Regulation, Gunma University[1)] /JST-PRESTO[2)]（群馬大学生体調節研究所脳病態制御分野[1)] /JST・さきがけ[2)]）

（PSD）だけを光らせたり，細胞膜上のAMPA受容体だけを光らせたりと，光学系を整えれば，同時に三色の蛍光イメージングができる.

シナプスはシナプス後細胞を興奮させる作用がある興奮性シナプスと，逆の効果をもつ抑制性シナプスに大別されるが，本稿では研究がより進んでいる興奮性シナプスについて述べる．哺乳類の大脳新皮質では，興奮性シナプスの約80％は樹状突起スパインとよばれる樹状突起上の構造物上に形成され，シナプス前終末からの情報を受信する[1][2]．スパインは神経細胞同士のつなぎ目という意味で神経回路の最小単位であるし，グルタミン酸アンケージング法による単一スパイン刺激と電気生理記録を組合わせた実験によって，スパインヘッドの大きさは並列領域やAMPA受容体を介した興奮性シナプス後電流（EPSC）の大きさと強い正の相関をもつことが明らかにされたこともあり[3][4]，スパインの形態可塑性はシナプスの機能と密接に関係していることが示唆されている．また感覚刺激や学習・記憶の過程といったLTPを誘導するような刺激に応じてスパインは急速に増大もしくは新生され，対照的に長期抑圧（long-term depression：LTD）を誘導するような刺激はスパインの収縮を促進することも明らかになってきた[5]．またスパインサイズとその結合強度が相関しているだけではなく，より大切なことは，スパインサイズに呼応してシナプス伝達効率が劇的に変化すること（＝可塑性）である．伝達効率の変化だけではなく，新しいスパインが構築され既存のスパインが排除されることにより，神経回路網を動的に変化させ，このような可塑性こそ，学習・記憶・認知の原理であると考えられており，さまざまな精神疾患の病態生理なのではないかと示唆されてきた.

1 統合失調症におけるスパイン異常

神経変性疾患と異なり，精神疾患の死後脳では細胞死は検出されない．例えば，統合失調症を例にとれば，細胞数に変化はないものの，前頭前野背外側部におけるスパイン密度の低下がGolgi染色法で検出されている[6]~[8]．このようなスパイン密度の低下は，前頭前野，聴覚野，海馬などでみられ，視覚野では認められない[8]．症例における長期にわたる投薬の影響も考えられるが，

マカクサルに抗精神病薬を数年にわたり慢性投与してもスパイン密度の低下はみられないことより，少なくとも投薬の影響によるという可能性は否定的である[9][10]．つまり統合失調症は，器質的というよりは，おそらくシナプスのスクラップ＆ビルド障害による神経細胞の機能的な疾患という側面が強いのである.

さらに人類遺伝学的エビデンスも統合失調症の病因に関して重要な示唆を与えている．すなわち統合失調症の発症に関連する因子群は細胞の中で全く関連のない機能を別個にもつのではなく，いくつかの特異的な細胞内コンパートメントに集積し，互いに関連あるシグナル伝達，とりわけシナプス機能に関連することが統計学的に有意水準で報告されている[11]．重要な疾患関連因子の1つであるDISC1[※2]は神経発達期のシナプスに発現し[12]，グルタミン酸シナプスの形態維持に関与している[13]．また，DISC1のノックインやノックアウトマウスでは精神疾患と矛盾しない行動異常が出現することも報告されている[14][15].

そこでわれわれは，DISC1ノックダウンマウスの神経発達期から成体期にかけての*in vivo* 2光子励起イメージングをマウスの前頭野に相当するFr2という脳領域で行った．そして，DISC1のノックダウンマウスでは，神経発達とともにスパインの密度が過剰に低下していくこと，DISC1の下流分子を制御する化合物はDISC1ノックダウンマウスのスパイン密度の低下やプレパルス抑制の障害を部分的に予防できることを報告した[16].

研究者は時に，自分の研究を好きすぎるあまり，自分の研究結果を誇大発表してしまうことがある．筆者もその病理に陥り，シナプスのスクラップ＆ビルドの異常が精神疾患の病態生理であると大風呂敷を広げたもので，その都度，「そのようなシナプス変化と疾患とが本当はどのような関連があるのか？因果関係を示すことができるのか？」という批判的な疑問を次々に受けた．たしかに，われわれの研究も含めて，これまでの知見は，統合失調症の病因・病態とシナプスとの相関を示唆

※2　DISC1

統合失調症やうつ病が多発するスコットランドの大家系の連鎖解析により同定された疾患関連遺伝子．神経発達期の神経細胞で機能し，神経遊走や神経突起伸展，またシナプス形成・維持に関与することが知られている.

する知見であるものの，どの所見も直接的証拠とは言い難いものであった．学問的には数歩も先を進んでいる最先端の神経科学の世界においても，シナプスの可塑性が記憶・学習，さらには脳の高次機能の細胞基盤であると多くの重要な論文が示唆しているものの，そのどれもが相関というレベルの間接的な知見であった．そこで考えたことは，シナプスに対して徹底的にマニアックな操作的実験を組もうということだった．

2 AS-PaRac1 によるシナプス光遺伝学の創出

1）シナプス増強の可視化プローブとしての側面

前述の実験のために，光感受性タンパク質LOVドメインとRac1を融合させた融合タンパク質PaRac1に注目した．このLOVドメインは青色光の吸光特性があるため，LOVドメインが青色光を吸収すると励起3重項状態を経て，タンパク質二次構造変化を引き起こす．Rac1はスパイン形態を強力に制御するため，光依存的にRac1の活性を時空間的に制御し，結果としてスパイン形態を自由自在に光操作するという実験デザインである．Rac1は細胞内に広く分布するタンパク質なので，まずはPaRac1をスパインに局在させなければならなかった．PSDに局在するタンパク質との融合タンパク質にするのが，この業界の常套手段であり，Shank1，PSD-95，nNOSとPaRac1との融合タンパク質を作製した．さらに，これらPSDタンパク質の過剰発現効果を可能な限り除去するためにPSD局在に最低限のドメインだけに削り込んだコンストラクトをいくつも作製し，そのなかで最適と思われたPSDターゲティング配列がPSD95Δ1,2配列であり，これはPSD-95の1番目と2番目のPDZドメインを除いたものである．これでPaRac1をPSDに局在させることはできたわけだが，しかし，スパインをカルシウムイメージングで見ればわかるように，スパインの使われ方というのは非常に多様性に富み，使用頻度も大きく異なるし，またどのような神経回路に含まれているかも千差万別である．そのような状況で，ある細胞にPSD95Δ1,2-PaRac1を過剰発現させれば，すべてのスパインにPaRac1が発現し，すべてのシナプスを同時に光操作するだけである．スパインの多様性を考えれば，一

体何の効果を見ているのかも不明確となり，あまり賢い戦略でないと考えた．いろいろ実験も上手く行かず自暴自棄にもなっており，駄目でもともと程度の期待で，*Arc*という遺伝子を試してみようと考えた．最初期遺伝子（IEGs）の1つである*Arc*は，神経細胞においてはシナプス活動に伴う細胞内カルシウム濃度上昇などによって発現が誘導され，興味深いことに[17]，活動依存的に転写されたmRNAはシナプス入力を受けた樹状突起セグメントに輸送され，活動依存的に翻訳されることが知られている（**図1A**）[18] [19]．この活動依存的なmRNAの樹状突起輸送の責任配列は，DTE（dendritic targeting elements）とよばれ，*Arc* mRNAの3′-UTRにあることも報告されていた[20]．そこで，PaRac1がシナプス入力依存的にスパインに局在することを期待して，PSD95Δ1,2-PaRac1の終始コドンの下流に*Arc* DTE配列を入れたのがAS-PaRac1である（**図1B**）[21]．これだけ書くと簡単に聞こえるかもしれないが，PSDターゲティング配列，各Linker配列，プロモーター配列など膨大な組合わせを試し，タンパク質の立体構造予測など*in silico*で行ったものの，結局は作製したコンストラクトを遺伝子銃で海馬スライス培養に打ち込んで，その発現を見ないとわからないという泥臭い展開になり，最終的には100種類以上の遺伝子を作製したのだから，今思うと馬鹿々々しいような作業であった．しかし，発現量にだけ注意を払えば，AS-PaRac1は新生されたスパインの83±7.9％（s.e.m.）を，同じく24時間以内に増大したスパインの69±3.0％を標識し，サイズ増大を伴わないスパインはわずか2.3±0.12％しか標識しないという特異な性質をもつプローブであることが確認できた．すなわち，AS-PaRac1は，24時間以内に生じたスパイン増強（新生，増大）を97％の特異度で検出する新規のシナプスプローブと結論づけた（**図1C**）．これはつまり，AS-PaRac1の蛍光を頼りに*in vivo*脳において増強したシナプス群を大規模で可視化できることを意味する．実際に，第一次運動野（M1）にAS-PaRac1を遺伝子導入したマウスにロータロッド運動学習を負荷し，同領域において増強したスパインをマッピングした．その結果，Ⅱ/Ⅲ層では2.3±0.13％のスパインがAS-PaRac1で標識されていた．神経細胞ごとにAS-PaRac1の標識の違いを検証したところ，少数

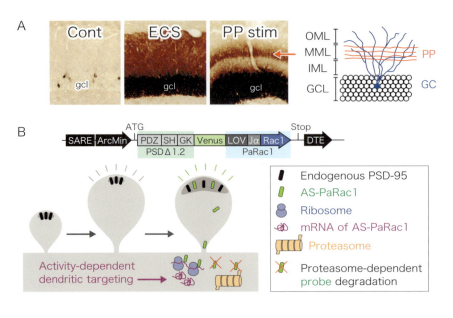

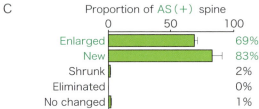

図1　増強シナプスを可視化するための戦略

A）*Arc* mRNAはシナプス入力依存的に入力を受けた樹状突起に輸送される．*Arc in situ* hybridization，Cont：対照ラット，ECS：電気ショックにより全層にシナプス入力を受けたラット，PP stim：Perforant pathway特異的な電気刺激を受けたラット．PPのシナプス入力に一致した層に*Arc* mRNAが集積（→）．文献23より許可を得て改変して転載．B）AS-PaRac1の分子構造．スパインが増大するときには，はじめにスパインサイズの増加が先行し，その後，急速にPSDが増大する．増大スパインは周囲のスパインよりも有意にPSD-95などのPSDタンパク質を取り込み[24]，AS-PaRac1も同時に取り込まれる．またAS-PaRac1はN末端にPEST配列を有し，この配列がユビキチン化されることによりプロテオソームによる分解を受ける．PSDに組込まれたAS-PaRac1は，N末端のPEST配列が隠れるため分解されにくい．一方で，PSDに組込まれないAS-PaRac1は分解されるため，AS-PaRac1の増強スパイン特異性が可能となる．プロテアソーム阻害剤であるラクタシスチンの投与により，AS-PaRac1の特異的分布が消失する[21]ことも前述の仮説を支持する．C）AS-PaRac1は新生・増大スパインを83±7.9％（s.e.m.），69±3.0％の感度で標識し，サイズ増大を伴わないスパインはわずか2.3±0.12％しか標識しない．

（16.4±2.8％）の神経細胞のスパインが比較的大規模に（14.7±2.0％）増強していた．一方で，Ⅴ層では1.2±0.27％のスパインが22.6±2.8％の神経細胞に発現していた．ここより示唆されることは，この学習負荷課題において，M1のⅡ/Ⅲ層のシナプス増強は多くの神経細胞に少量ずつ惹起されているのではなく，比較的少数の神経細胞が大規模に改変されていること，またⅤ層に関しては単一神経細胞あたりの増強するスパインの割合はⅡ/Ⅲ層と比較して低いことである．

2）シナプス光操作プローブとしての側面

このようにAS-PaRac1はシナプス増強の新しい可視化法としてだけではなく，可視化されたスパインに青色光を照射することでそのスパインを特異的に収縮させる特徴をもち（図2A，B），光収縮したスパインでのCa^{2+}イベントは有意に振幅が低下したことより，光操作によりシナプス伝達も低下させることが示された（図2C）．この技術をわれわれはシナプス光遺伝学と命名し，シナプスの光操作とさまざまな行動解析を組合わ

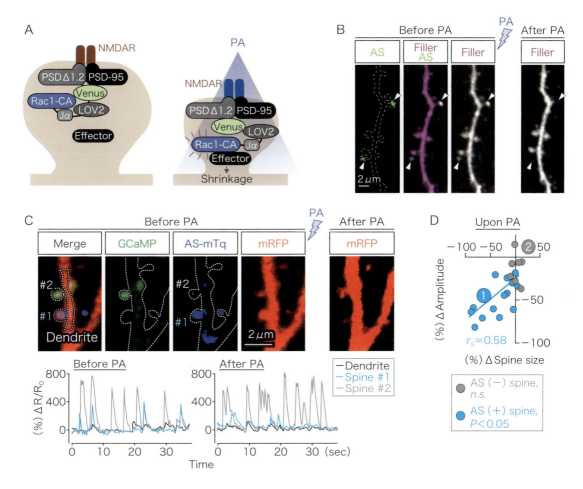

図2 光刺激（Photoactivation：PA）によるAS-PaRac1（＋）スパインの収縮
A）収縮の分子メカニズム模式図．B）海馬スライス標本にAS-PaRac1を遺伝子導入し，光刺激した．AS-PaRac1（＋）スパインだけが収縮する（▷）．C）スパイン収縮とともにGCaMP6sイメージングによるシナプスイベントの振幅は低下する（スパイン#1）．AS-PaRac1を発現していないスパイン#2の振幅は変化しない．D）AS-PaRac1（＋）スパインでは，光刺激後のスパイン収縮率とGCaMP6sの振幅低下は有意な負の相関がある．Cのスパイン#1とスパイン#2は❶と❷に相当する．B，Cは文献21より許可を得て改変して転載．

せた．つまり，1日以内に増強されたスパインという比較的均一の性質だけをもつシナプス・アンサンブルを選択的に収縮し，その結果，行動にいかなる変化が誘発されるかを個体レベルの表現型として定量的に計測できるわけであり，実際に運動学習によって向上したロータロッド試験成績は光操作により有意に低下した（図3）．特筆すべきは，同じM1領域におけるロータロッド学習とは別の運動学習課題であるビーム学習で標識されたシナプス・アンサンブルを光操作してもロータロッド試験成績は変わらなかった．ロータロッド学習とビーム学習をさせたときのシナプス・アンサンブ

ルをin vivo 2光子イメージングによりマッピングしたところ，ビーム学習で増強されたスパインは，事前に学習させたロータロッド学習とは関連のない新しい増強スパインが有意に多く，一方で同じ運動学習を再度学習させた場合には，同じシナプス・アンサンブルが増強されることが見出された．これらのin vivoイメージングと行動実験の結果より，学習・記憶の過程では，おのおのの学習に対応するシナプス・アンサンブルが強化され，その結果，新しいセル・アンサンブルが形成されることが示唆している．このようなシナプス感受性光プローブは，脳透明化技術や全脳レベルのビッ

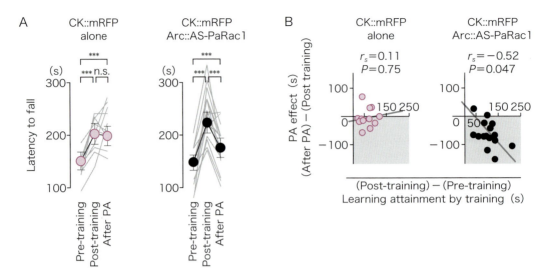

図3　シナプス光遺伝学によるシナプス・アゼンブルの可視化と行動への効果
A）AS-PaRac1を両側M1へ投与された群では（右），光刺激（PA）により既得学習が有意に障害されたが，コントロール群では有意な変化はない．B）学習の習得程度と光刺激による既得学習の障害には負の相関がある．

グデータ画像解析を併用することにより，生理的条件におけるシナプス可塑性だけではなく，さまざまな疾患モデル動物における可塑性異常を大規模にマッピングすることが可能になるだろう．また光刺激により標識シナプスを光操作することで病態生理に寄与する神経回路を行動解析から同定できることも大きな強みの1つとなり，精神疾患の病態生理におけるシナプスの重要性を因果律に迫る確かさで示す可能性が出てきたのである．

おわりに

多くの精神疾患モデルが作製されているなかで，病因と表現型の因果関係まで踏み込んだ研究は非常に少ないのが現状であり，本手法で同定された精神疾患神経回路は真の治療戦略を提示する可能性を秘める．実際にはヒト患者の病態責任回路であるシナプス・アンサンブルを特異的に光操作することを治療戦略として掲げることは現実的ではないかもしれないが，明らかに病態生理に直結する神経回路が同定されれば，その回路を標的にしたDBS（deep brain stimulation）などへ展開できる可能性がある[22]．このように新規のシナプス操作法は，脳のスクラップ＆ビルドの"ビルド"現象を大規模に可視化する新しいイメージング法である．今後はこのような光感受性プローブのさらなる改良や実際の使用を通じて，精神疾患病態への応用として，統合失調症やPTSDのモデル回路の可視化に挑戦するつもりである．

文献

1) Yuste R & Bonhoeffer T：Annu Rev Neurosci, 24：1071-1089, 2001
2) Kasai H, et al：Trends Neurosci, 33：121-129, 2010
3) Matsuzaki M, et al：Nat Neurosci, 4：1086-1092, 2001
4) Matsuzaki M, et al：Nature, 429：761-766, 2004
5) Oh WC, et al：Proc Natl Acad Sci U S A, 110：E305-E312, 2013
6) Garey LJ, et al：J Neurol Neurosurg Psychiatry, 65：446-453, 1998
7) Glantz LA & Lewis DA：Arch Gen Psychiatry, 57：65-73, 2000
8) Kolluri N, et al：Am J Psychiatry, 162：1200-1202, 2005
9) Narayan S, et al：J Neurosci Res, 85：757-765, 2007
10) Critchlow HM, et al：Mol Cell Neurosci, 32：356-365, 2006
11) Hayashi-Takagi A：Neurosci Res, 114：3-8, 2017
12) Tsuboi D, et al：Nat Neurosci, 18：698-707, 2015
13) Hayashi-Takagi A, et al：Nat Neurosci, 13：327-332, 2010
14) Koike H, et al：Proc Natl Acad Sci U S A, 103：3693-3697, 2006

15) Kuroda K, et al：Hum Mol Genet, 20：4666-4683, 2011
16) Hayashi-Takagi A, et al：Proc Natl Acad Sci U S A, 111：6461-6466, 2014
17) Kawashima T, et al：Proc Natl Acad Sci U S A, 106：316-321, 2009
18) Steward O, et al：Neuron, 21：741-751, 1998
19) Dynes JL & Steward O：J Comp Neurol, 520：3105-3119, 2012
20) Kobayashi H, et al：Eur J Neurosci, 22：2977-2984, 2005
21) Hayashi-Takagi A, et al：Nature, 525：333-338, 2015
22) Creed M, et al：Science, 347：659-664, 2015
23) Steward O & Worley PF：Neuron, 30：227-240, 2001
24) Gray NW, et al：PLoS Biol, 4：e370, 2006

＜著者プロフィール＞

林（高木）朗子：1974年に群馬で生まれ，以後，29年間群馬に在住．その間に，'99年に群馬大学医学部卒業，2005年に群馬大学大学院医学系研究科終了．'04〜'07年に理化学研究所・加藤忠史先生のもとでポスドク，'07〜'10年，Johns Hopkins大学・澤明先生のもとでポスドク，'10〜'16年まで東京大学大学院医学系研究科の河西春郎先生の教室で助教，'16年〜，現職（群馬大学生体調節研究所教授）．その研究対象は一貫して精神疾患の病態生理であり，いつか本当に臨床に役に立つ知見を積み上げることができたら，幸せに死ねるのだろうなと最近考えるようになった．

第4章　脳発達と再編の仕組みを研究するための最新技術・モデル

6. 神経系オルガノイドにおける自発的軸形成

瀬戸裕介，永樂元次

多能性幹細胞から誘導される脳・神経系オルガノイドを用いた，発生生物学的研究や病態モデル研究が近年急速に拡まっている．オルガノイドを利用するうえで重要なことは，発生生物学的知見に基づいてその特性を把握することである．神経系オルガノイドは外部環境に応じて，神経管における前後・背腹軸上の位置情報を読みとり，分化の方向性を決定する．この特性をうまく利用することで，さまざまな領域の神経組織を選択的に誘導することができる．本稿では，オルガノイドのこの特性について概説したうえで，オルガノイドが自ら分泌する因子によって起こる自発的な軸形成という現象について紹介する．

はじめに

　オルガノイドとは，ES細胞やiPS細胞などの多能性幹細胞あるいは組織に含まれる体性幹細胞からつくられる，実際の生体組織に類似した構造をもつ多細胞体である．神経組織の他にも，腎臓や肺，膵臓などといった多様な組織のオルガノイドの作製が行われている[1]．オルガノイドの成熟過程は遺伝子発現や細胞の挙動といった点で実際の組織発生過程をよく再現すると考えられており[2]~[4]，発生学研究のみならず，移植医療や薬効試験，病理形成機序の解明などへの応用が期待されている．特に発生期に由来する疾患の研究とは相性がよく，近年では，ヒト大脳オルガノイドを用いて，

ジカウイルスによる小頭症の発生機序の解明や症状を緩和する化合物の探索などが行われている[5]．

　発生研究におけるオルガノイドの利点はさまざまであるが，特に大きなものに①イメージングの容易さ，②外部からの薬理操作などの容易さ，③各種実験に必要とされる大量のサンプル調製の容易さ，などがあげられる．また，ヒトES/iPS細胞を利用することで，研究が困難なヒト組織の発生過程について調べることができる．遺伝子組換え技術や患者由来のiPS細胞の利用によってその応用範囲は大きく拡がり，これまで研究できなかった課題に挑戦するための新たなツールとして注目されている．

　オルガノイドには，実際の発生過程との相違点や培

[略語]
BMP：bone morphogenetic protein
ES細胞：embryonic stem cell
Fgf：fibroblast growth factor
iPS細胞：induced pluripotent stem cell
SFEBq法：serum-free floating culture of embryoid body-like aggregates with quick reaggregation
Shh：sonic hedgehog

Spontaneous axes formation in neuronal organoids
Yusuke Seto/Mototsugu Eiraku：Institute for Frontier Life and Medical Sciences, Kyoto University（京都大学ウイルス・再生医科学研究所）

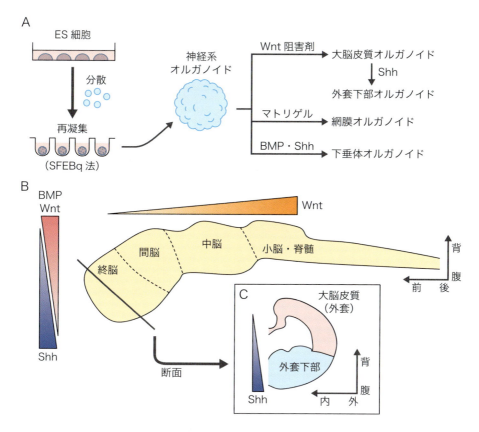

図1 SFEBq法による神経系オルガノイドの作製について
A) SFEBq法の概略図．ES細胞を単離・分散し，特殊な96ウェルプレート内ですばやく再凝集させることにより，神経系オルガノイドを得る．このとき，培地中にさまざまな因子を添加し，実際の組織内での位置情報を再現することで目的の組織へと誘導する．B) 実際の発生期神経組織の概略図．さまざまな因子により前後軸・背腹軸上の位置情報が規定され，さまざまな脳領域が形成される．C) 大脳皮質と外套下部の位置関係．外套下部は大脳皮質から見て腹側の構造にあたる．

養技術面での制約がまだ多くある．培養期間の長期化や実際の組織により近い状態の再現などをめざして，現在も多くの研究者が培養法の改良を試みており，培養環境の変更などのシンプルな方法から，小型バイオリアクターを用いた方法などさまざまな報告がされている[6) 7)]．最近，Lancasterらはオルガノイドをつくる際に生体適合材料で作製した足場を用いる方法を考案し，大脳組織の誘導効率の向上に成功した[8)]．このような新たな培養法の開発には，実験に用いる細胞とそこからできるオルガノイドの特性についての理解が重要である．本稿では神経系オルガノイドを対象に，「外部環境に添加されたシグナル因子に対する応答性」，「自らが分泌するシグナル因子による自発的な軸形成能」という2つの特性について，近年の報告を交えながら紹介する．

1 外部環境制御によるオルガノイドの軸情報形成

1) 外部環境とオルガノイドの軸情報

われわれは主にSFEBq法とよばれる方法でオルガノイドの作製を行っている[9)]．この方法では，単一細胞に分散した幹細胞を数千細胞ずつ，超親水性ポリマーで被覆した96ウェルプレートの各ウェル内ですばやく再凝集させる（**図1A**）．この細胞凝集塊は無血清培地中で自発的に神経外胚葉へと分化する．このとき，培地の組成をさまざまに調製することにより，種々の神経組織を誘導することができる．培地組成は実際の組

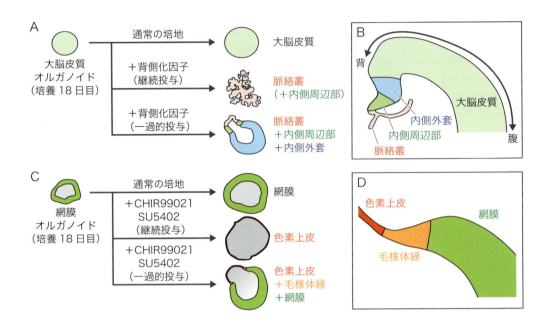

図2 外部環境の操作によるさまざまな組織の誘導
A）大脳皮質オルガノイドからの内側外套（海馬原基）の誘導．培養18日目の大脳皮質オルガノイドを背側化因子で継続的に処理すると，大脳から見て背側に位置する脈絡叢（および内側周辺部）が誘導される．しかし，背側化因子による処理を一過的に行うと脈絡叢と内側周辺部だけでなく，実際の組織において大脳皮質により近い位置に存在する内側外套も誘導される．B）実際の組織における大脳皮質・内側外套・内側周辺部・脈絡叢の位置関係．C）培養18日目の網膜オルガノイドをWnt作動薬CHIR99021およびFgfシグナル阻害剤SU5402で継続的に処理すると，色素上皮へと形質転換する．しかし，この処理を一過的に行うと，色素上皮と網膜の両方をもつオルガノイドが形成される．そして，それらの間に，実際の組織で両者をつなぐ位置に存在する毛様体縁が誘導される．D）オルガノイドにおける色素上皮・毛様体縁・網膜の位置関係．実際の生体組織における位置関係が再現される．

織における前後軸，背腹軸の誘導条件をもとに検討する（**図1B**）．例えば，WntやFgfは後方化因子として働き，中脳・後脳領域の誘導を促す．逆に，Wnt阻害剤は前脳領域の誘導効率を高める．背腹軸も同様に，実際の組織発生過程では脊索・底板から分泌されるShhは腹側化因子，蓋板などから分泌されるBMPやWntは背側化因子として作用する．例えば，大脳皮質オルガノイドに対してShhを添加することで，大脳の腹側組織にあたる外套下部領域を誘導することができる．このような方法により，これまでに大脳・網膜・下垂体などさまざまな領域の誘導を行ってきた[10]．

神経系オルガノイドの前後・背腹軸上での位置情報は経時的に固定化されるため，シグナル因子添加のタイミングと期間によってオルガノイドは多様な応答を示す．この特性ゆえ，シグナル因子で一過的にオルガノイドを処理することで，複雑な位置情報をもつ組織の誘導が可能になる．次に，その具体例を紹介する．

2）外部環境の制御による海馬原基の誘導

記憶の形成にかかわる海馬は大脳辺縁系の一部であり，大脳皮質と脈絡叢の間に存在する内側外套から発生する（**図2B**）．坂口らは，まずヒトES細胞由来の大脳皮質オルガノイドに対し，背側化因子としてWnt作動薬CHIR99021[※1]とBMP4を発生の比較的初期にあたる培養18日目から継続的に添加することで，大脳皮質の背側の構造である脈絡叢・内側周辺部へと誘導できることを示した[11]．次に，これらの因子を培養18〜21日目の間のみ，一過性に添加する実験を行った．すると，処理を受けたオルガノイドは脈絡叢と内側周辺

※1 CHIR99021
Wntシグナルを活性化させる作動薬．Wntシグナルは主に，GSK3（glycogen synthase kinase 3）によるβカテニンの分解を抑制することで，種々の遺伝子発現制御を行う．CHIR99021はこのGSK3を阻害することにより，Wntシグナルの下流経路を活性化する．

部だけでなく，それに隣接する内側外套を含む形に分化することがわかった（**図2A**）．このオルガノイドを添加因子なしの通常培地で培養し続けると，海馬原基で発現するZbtb20の発現が確認できたほか，オルガノイドからの分散培養によって海馬歯状回およびCA3領域の神経細胞に相当する細胞が含まれていることが確認できた．

3）外部環境の制御による毛様体縁の誘導

ヒトES細胞を用いたオルガノイドでは分化誘導時にBMP4を添加することで高い効率で神経網膜を誘導することができる．この方法で誘導された網膜は周辺組織である色素上皮と，色素上皮と網膜の間をつなぐ毛様体縁とよばれる構造を含まない．先行研究からWnt・Fgfのシグナルがそれぞれ色素上皮・網膜の分化に重要であることがわかっていたため，桑原らは網膜オルガノイドへのCHIR99021とFgf受容体の阻害剤SU5402の添加を試みた[12]．すると，培養18〜24日目までの6日間の処理で網膜から色素上皮への形質転換が起きた．この変化は組織の厚みの減少と，網膜で発現する転写因子Chx10の発現低下および色素上皮で発現する転写因子Mitfの発現上昇によって確認された（**図2C**）．次に，このオルガノイドを培養24日目から添加因子なしの通常培地に戻すと，色素上皮に分化した組織が徐々に網膜へと戻っていくことがわかった．このとき，先程とは逆に組織の厚みは増加し，Mitfの発現は失われ，Chx10の発現が増加した．興味深いことに，この処理を受けた網膜オルガノイドには色素上皮が一部残るとともに，その残存した色素上皮と網膜の間に毛様体縁に相当する領域が形成されることがわかった（**図2D**）．毛様体縁は魚類や鳥類では幹細胞を豊富に含むニッチとして機能するが[13) 14)]，ヒトでも同様の機能をもつのかは不明であった．桑原らはニューロスフェアアッセイ※2を行い，この方法で得られた毛様体縁にはスフェア形成能が高い幹細胞が含まれていること，すなわちヒト毛様体縁も幹細胞ニッチとして機能している可能性を示した．

> ### ※2　ニューロスフェアアッセイ
> EGF（上皮細胞成長因子）やbFGFのみを含む無血清培地中で，幹細胞を含むと思われる組織から細胞を分散・浮遊培養し，球状のコロニーを形成する能力を調べるアッセイ方法．幹細胞の自己複製能などを調べるのに適している．

4）外部環境か，内在因子か？

ここまで，大脳皮質オルガノイドや網膜オルガノイドをシグナル因子で一過性に処理することで，内側外套や毛様体縁といった複雑な位置情報をもつ組織を誘導できることを紹介した．これらの組織が誘導・維持されるしくみは明らかではないが，背腹軸の位置情報が固定されるタイミングが関係している可能性がある．例えば，網膜オルガノイドでは，色素上皮から網膜に戻る途中の細胞で位置情報が固定されてしまうと，色素上皮と網膜のちょうど間にある毛様体縁に分化してしまうのかもしれない．しかし，位置情報の固定の分子実体については不明な点が多く，この点はさらなる研究が必要である．

ここまでの実験で興味深いのは，処理を受けたオルガノイドにある種の極性がみられる点である．網膜と色素上皮，それぞれの領域の性質をもった細胞が適当に入り混じった組織ができるのではなく，網膜同士・色素上皮同士がしっかりと分離された構造を形成したうえで，その間を毛様体縁がつなぐ形をとる．このしくみはどうなっているのだろうか？さまざまな可能性が考えられるが，もし処理前のオルガノイドの内部が何らかの軸に沿ってすでにパターニングされているとしたら，それによって色素上皮として残りやすい領域・網膜に戻りやすい領域・その中間で毛様体縁になりやすい領域に分かれていてもおかしくはない．この仮説の真偽は定かではないが，近年，われわれは神経オルガノイドにおいて自発的な軸形成が起きる例を明らかにしたので次に紹介する．

2 内在因子によるオルガノイドの自発的軸形成

1）網膜オルガノイドにおける背腹軸の自発的形成

実際の組織発生において，網膜は神経管前脳領域から生じる眼胞という組織に由来する（**図3A**）[15]．この眼胞が先端側から陥入することにより，眼杯という構造へと変化する．こうして形成された眼杯には背腹軸に沿った構造的な差があり，腹側に眼杯裂という血管を通すための溝が存在している．遺伝子発現のレベルでも背腹軸に沿った差異があり，Tbx5・Vax2などの遺伝子によって，背側・腹側領域は区分されてい

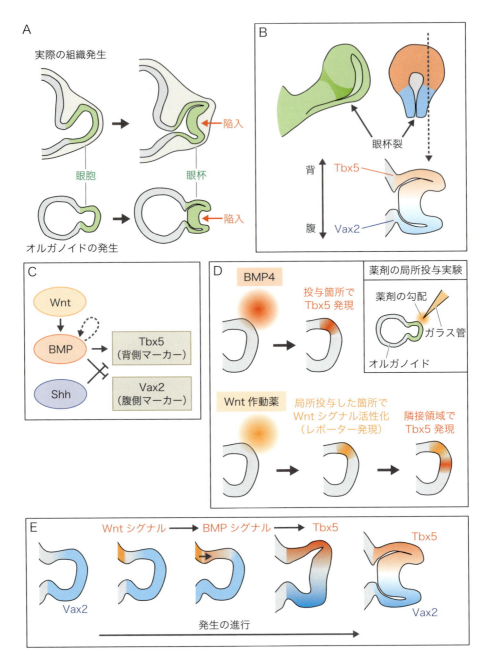

図3 網膜オルガノイドにおける背腹軸の自発的形成
A）実際の組織とオルガノイドにおける眼杯の形成過程．どちらも眼胞とよばれる突出構造の陥入によって形成される．B）眼杯の背腹軸．眼杯は腹側に眼杯裂とよばれる溝状構造を有する．また，背腹軸に沿って，遺伝子発現が異なっている．C）シグナル因子と背腹軸マーカーの関係性．D）薬剤局所投与実験の概要．ガラス管を利用してオルガノイドに局所的に各種薬剤を投与することができる．BMP4の投与はその箇所でのTbx4の発現を誘導するが，Wnt作動薬の場合，投与箇所に隣接した領域でTbx5の発現が誘導される．E）背腹軸の自発的形成過程．はじめ眼胞はVax2の発現が優位な状態であるが，将来の背側領域でWntシグナルが活性化するとそこに隣接した領域でBMPシグナルが活性化し，Tbx5が発現・背側化が生じる．その結果，背側領域・腹側領域の別が生じる．

る（**図3B**）．われわれは，マウスES細胞由来の網膜オルガノイドでも，眼胞の陥入後に眼杯裂のような構造が形成されることを発見した[16]．また，遺伝子発現のレベルでも実際の組織と同様にTbx5やVax2などによる区分が生じていた．

実際の組織では，眼胞は表層外胚葉などの周辺組織に囲まれており，そこからのBMPやShhなどのシグナル因子が背腹軸形成を制御していると考えられている．では，そのような周辺組織をもたない網膜オルガノイドでは，どのようにして背腹軸が形成されるのだろうか．BMP・Shhシグナルとの関連を調べるため，それぞれのアゴニストやアンタゴニストで網膜オルガノイドを処理したところ，BMPは背側領域マーカーであるTbx5の発現を増加させ，腹側領域マーカーであるVax2の発現を低下させることがわかった．逆に，BMPのアンタゴニストはTbx5の発現を低下させ，Vax2の発現を増加させた．Shhについては，アゴニスト・アンタゴニストともにVax2の発現には影響を与えず，アゴニスト投与時のみTbx5の発現低下がみられた．以上のことから，BMPによる背側化の誘導がオルガノイドの背腹軸形成の中心であると考えられた（**図3C**）．

次に，もう1つの背側化因子として考えられているWntについて，その活性をモニターできるレポーター細胞由来のオルガノイドを用いて解析したところ，眼胞の陥入が起きる1日ほど前から眼胞の一方の基部においてWntシグナルが活性化されていることがわかった（**図3E**）．この活性化をアンタゴニストの投与で抑えると，Tbx5とBMP4の発現量の低下が起きることが確認できた．そのため，WntはBMPの上流で背側化因子として機能していると考えられた（**図3C**）．

WntレポーターとTbx5の組織染色を行うと，興味深いことにWntシグナル活性が高い細胞自体はTbx5陽性ではなく，それらの細胞に隣接した領域にTbx5陽性細胞がいることがわかった．そこで，Wnt作動薬のCHIR99021あるいはBMP4を網膜オルガノイドに対して局所的に投与する実験を行った（**図3D**）．CHIR99021を局所投与した際には，投与箇所においてWntレポーターの活性化がみられたが，Tbx5は投与箇所ではなくその隣接部位に発現した．一方，BMP4を局所投与すると，投与箇所と一致する部位でTbx5が発現した．以上のことから，網膜オルガノイドにお

いては，まず眼胞の一方の基部においてWntシグナルの活性化が起こり，それによって隣接領域でBMPシグナルが活性化し，背側領域・腹側領域の別が生じることがわかった（**図3E**）．

このように試験管内でつくられた網膜オルガノイドにも実際の組織と同様の背腹軸が形成される．しかしながら，完全な背腹軸形成の再現は作製したオルガノイド全体の20％程でしか起きない．このことは，*in vivo*では周辺組織の存在が背腹軸形成過程の精緻な制御を可能にしていることを示唆している．しかし，それでもなお網膜オルガノイドに自発的に背腹軸形成をする能力が内在していることは興味深い事実である．いつ，どのようなしくみで網膜オルガノイド内の背腹軸が決まるのだろうか．眼胞形成がはじまる以前の初期オルガノイド内ですでに何らかのパターニングが起きており，背腹軸の決定を決めている可能性が考えられるが，詳細は明らかではない．しかし，われわれは初期のオルガノイド内ですでに自発的に軸形成がはじまっていることを別の実験で明らかにしたので，最後にそのことを紹介する．

2）初期神経外胚葉オルガノイドにおける前後軸の自発的形成

われわれは，成長因子を一切含まない無血清培地中でマウスES細胞からオルガノイドを作製した際に，初期神経発生でみられるような前後軸極性を有したオルガノイドが得られることを発見した（**図4A**）[17]．このオルガノイドでは，一方に前脳領域マーカーであるSix3が発現し，その反対側に中・後脳マーカーであるIrx3が発現する．Six3とIrx3の発現を同時に蛍光観察できるレポーター細胞を用いたイメージングから，培養4日目の段階ではIrx3はオルガノイド全体で発現しており，その一部に局所的にSix3が発現しはじめ，翌日の培養5日目までにSix3とIrx3の相補的な発現パターンが確立されることがわかった．

この前後軸形成にかかわるシグナルとしてFgf5に注目した．このオルガノイドは培養3日目にFgf5陽性のエピブラスト[※3]様の状態を経過する（**図4B**）．Six3と

※3　エピブラスト

着床後胚に発生初期，一過的に現れる未分化な細胞集団．体を形づくるすべての種類の細胞に分化する能力をもっている．

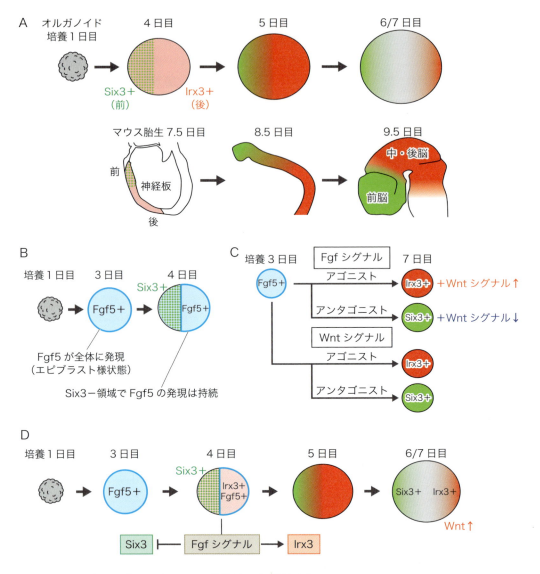

図4 初期神経外胚葉オルガノイドにおける前後軸の自発的形成
A) オルガノイドと実際の生体組織の発生過程の比較. どちらも初期 (培養4日目と胎生7.5日目) には組織全体で将来の中・後脳マーカー Irx3 が発現し, 前方領域の一部で前脳マーカー Six3 が発現する. その後, 前後軸に沿って Six3 発現領域と Irx3 発現領域に明確に区分けされる. B) オルガノイドは培養3日目に, Fgf5陽性のエピブラスト様状態を経過する. その後, Fgf5 の発現が低下した領域で Six3 が発現する. C) Fgf のシグナルを培養3日目に活性化するとその後 Irx3 の発現が上昇し (この際, Wnt シグナル関連因子の発現も上昇する), 抑制すると Six3 の発現が上昇する. 同様に Wnt シグナルを活性化すると Irx3 の発現が上昇し, 抑制すると Six3 の発現が上昇する. D) 自発的前後軸形成のメカニズム. 培養3日目から発現する Fgf5 には前脳マーカーの Six3 の発現を抑制し, 中・後脳マーカーの Irx3 の発現を促す役割がある. この際, 後方領域での Fgf シグナルを介した Wnt シグナルの活性化が, 中・後脳領域の性質獲得に重要である.

Fgf5 の発現をレポーター細胞で同時観察した結果, Fgf5 の発現は培養3日目にはオルガノイド全体でみられるが, その後, 局所的に低下し, その部位で Six3 が発現することがわかった. そこで, 培養3日目に Fgf シグナルのアゴニスト・アンタゴニストを一過的に投与する実験を行った (**図4C**). その結果, アゴニストによる処理では Irx3 陽性の細胞が増加し, アンタゴニストによる処理では Six3 陽性細胞が増加した. このこ

とから，Fgf5の低下がSix3陽性の前方領域の出現に重要であることがわかった．

マイクロアレイによって前方領域と後方領域の遺伝子発現の違いを調べたところ，後方領域ではWnt1などの後方化因子の発現が高いことがわかった．これらの因子の発現は，先程と同様にオルガノイドをFgfシグナルのアゴニストで処理した際には上昇し，アンタゴニストで処理した際には減少した．また，オルガノイドをWntシグナルのアゴニストで処理するとIrx3陽性細胞が増加し，アンタゴニストで処理するとSix3陽性細胞が増加した．以上のことから，培養3日目ではオルガノイド全体で発現していたFgf5が局所的に低下することで前方領域が規定され，残りの領域での残存したFgf5がWntシグナルを介して後方領域を維持することで前後軸がつくられていることがわかった（**図4D**）．

おわりに

本稿ではオルガノイドの特徴である自己組織化，そのなかでも軸情報の形成・制御について紹介した．いずれの研究でもはじめにあげた，外部からの操作のしやすさ，イメージングのしやすさといったオルガノイドのもつ利点が重要な役割を担っていた．オルガノイドの自発的軸形成能が何に由来しているのかを明らかにすることは難しい課題であるが，その解明は発生現象のさらなる理解，ひいては，より自在に望む組織を誘導する技術の開発につながるものと思われる．シングルセル解析[18] など，ヘテロな多細胞集団の状態を調べるのに適した新しい技術とオルガノイドのもつ種々の利点を組合わせることが，この疑問を解く鍵となるかもしれない．

文献

1) Dutta D, et al：Trends Mol Med, 23：393-410, 2017
2) Kadoshima T, et al：Proc Natl Acad Sci U S A, 110：20284-20289, 2013
3) Camp JG, et al：Proc Natl Acad Sci U S A, 112：15672-15677, 2015
4) Luo C, et al：Cell Rep, 17：3369-3384, 2016
5) Watanabe M, et al：Cell Rep, 21：517-532, 2017
6) Lancaster MA, et al：Nature, 501：373-379, 2013
7) Qian X, et al：Cell, 165：1238-1254, 2016
8) Lancaster MA, et al：Nat Biotechnol, 35：659-666, 2017
9) Eiraku M, et al：Cell Stem Cell, 3：519-532, 2008
10) Eiraku M & Sasai Y：Curr Opin Neurobiol, 22：768-777, 2012
11) Sakaguchi H, et al：Nat Commun, 6：8896, 2015
12) Kuwahara A, et al：Nat Commun, 6：6286, 2015
13) Centanin L, et al：Cell Stem Cell, 9：553-562, 2011
14) Kubo F, et al：Development, 130：587-598, 2003
15) Lamb TD, et al：Nat Rev Neurosci, 8：960-976, 2007
16) Hasegawa Y, et al：Development, 143：3895-3906, 2016
17) Takata N, et al：Nat Commun, 8：1339, 2017
18) Macosko EZ, et al：Cell, 161：1202-1214, 2015

＜筆頭著者プロフィール＞

瀬戸裕介：京都大学ウイルス・再生医科学研究所の特定研究員．早稲田大学理工学部物理学科を卒業後，国立精神・神経医療研究センター神経研究所の病態生化学研究部（星野幹雄研究室）で小脳の発生について研究を行い，学位取得．現在はヒトとマウスなどといった動物種ごとの神経発生の違いについて研究を行っている．脳の発生過程を理解することから，脳の機能獲得のしくみについて理解することが大きな目標．

第4章　脳発達と再編の仕組みを研究するための最新技術・モデル

7. 脳神経研究における新たな「スーパーモデル」：マーモセット

吉田　哲，岡野栄之

> 脳の基本的な機能の知見は，多くがマウスを用いて築かれたものであり，その存在は欠かせなかった．しかし，研究が進み，ヒトの意識など脳の高次機能を解明するステージにさしかかってきた現在，マウスの研究だけでは説明できない問題が生じてきていることも事実である．そんな時，にわかに脚光をあびてきているのがマーモセットである．なぜマーモセットは脳の高次機能研究のモデル動物にふさわしいのか，なぜこんなにも急に脚光をあびることになったのかを概説するとともに，現在どのように研究が進められているかについても触れる．

はじめに

　2009年5月28日付のNature誌に，子孫に表現型が遺伝する世界初のトランスジェニック（tg）霊長類を作製したという論文[1]が掲載され，その表紙を，全身でGFPが発現することから「翡翠」と名付けられたコモンマーモセット（以下，マーモセットと表記）の写真が飾った．そしてそこには，"Biomedical Supermodel"という煽り文句が躍っていた．マーモセットは，モデル動物として何を超越したのであろうか？同号の"News

and Views"[2]の見出し "valuable bridge between mouse models of disease and treatment for human disorders（マウス疾患モデルとヒト疾患治療との価値ある架け橋）"を見るまでもなく，マーモセットにはマウスに続く次世代モデルとして期待がかかっているのである．

　マウスといえば，ヒトと同じ哺乳類であり，ゲノム相同性は遺伝子コード領域だけでいえば平均80％がヒトと相同であるうえ，成長速度，増殖性，身体のサイズなど，どれを取ってもヒトモデル実験動物として"特

[略語]
Cas：CRISPR-associated protein
CRISPR：clustered regularly interspaced short palindromic repeats
ES Cell：embryonic stem cell
GFP：green fluorescent protein
iPS Cell：induced pluripotent stem cell
KI：knock-in

KO：knock-out
MPTP：1-methyl-4-phenyl-1,2,3,6-tetrahydropyridine
TALEN：transcription activator-like effector nuclease
tg：transgenic
ZFN：zinc-finger nuclease

Marmoset, the biomedical supermodel, in brain science
Tetsu Yoshida[1]/Hideyuki Okano[1][2]：Laboratory for Marmoset Neural Architecture, Center for Brain Science, RIKEN[1]/Department of Physiology, Keio University School of Medicine[2]（理化学研究所脳神経科学研究センターマーモセット神経構造研究チーム[1]/慶應義塾大学医学部生理学教室[2]）

Aレベル"である．さらに，マウスの存在を特別なものにしているのが，遺伝子改変動物の作製に利用可能な多能性幹細胞（ナイーブ型多能性幹細胞）※1の存在である．これにより，KOマウスやKIマウスなどを自由自在に作製することが可能となり，生命科学研究の大きな推進力となった．

なぜマーモセットは，マウスのように優れたモデル動物に替わる「スーパーモデル」として注目を集めてきているのであろうか．本稿では，マーモセットの一般的な性質から，特に脳神経科学の分野で期待されている点について紹介する．

1 実験動物としてのマーモセット

1）マーモセットの一般的な性質

コモンマーモセットは，ブラジル原産の尻尾の長い小型（成体で体重250～500グラム，尻尾を除いた体長25～35 cm）のサル（**図1**）であり，進化的にヒトと分岐したのが3,000～4,000万年前である．ヒトと近縁な種であるチンパンジーとの分岐が700～800万年前，ヒトとマウスの分岐は9,000万年前だといわれている．性成熟するのが生後1年半前後であり，1～3頭を最大で1年に2度出産する．モデル動物として，マウスと比較すると見劣りするものの，上記，成長速度，増殖性，身体のサイズは非ヒト霊長類モデル動物としては非常に優れているといえる．

2）脳研究に用いるにあたっての利点

上記だけでもマーモセットは優れた実験動物であることは理解いただけたと思うが，マーモセットをスーパーモデルたらしめている最大の理由は，脳の構造と社会性である．脳のサイズは，マウス0.416 g，ラット1.802 g，マーモセット7.78 g，マカク87.35 g，ヒト1,508 gである[3]．このデータだけみると，マーモセットはネズミに近く，脳神経科学の分野でマウス以上のモデルとしてマウス以上の何かを期待できなさそうに思える．しかし，脳の内部構造の違いに着目して

> ※1 ナイーブ型多能性幹細胞
> ES細胞およびiPS細胞で*in vitro*で三胚葉分化するとともに，受精卵の発生が進んでブラストシストとよばれる状態となった細胞塊に移植すると細胞由来組織を含むキメラ動物となる，という条件を満たす細胞．

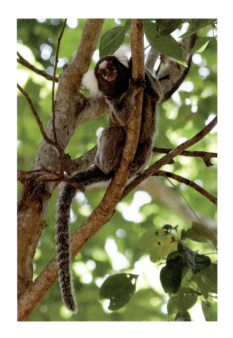

図1　マーモセットの写真
「スーパーモデル」マーモセットのポートレイト（ブラジルにて兼子峰明博士撮影）．野生のマーモセットは樹上で生活している．まさに「ましら（猿）のごとき」すばやさであるが，小型であるため，コツをつかめば1人でも扱うことが可能である．

みると，例えば脳の中で複雑な認知行動の計画，適切な社会行動の調節にかかわっている前頭前野については，マーモセットはマウスよりずっとヒトに近い．前頭前野は，ヒトで特に発達しており脳の30％を占める一方，マウスでは非常に小さいが，マーモセットにおいては脳の10％を占めている．また，脳の高次機能としても，マーモセットにはマウスにはない顔を認知する神経回路の存在[4]や，ミラーニューロンの存在[5]が確認されている．

社会性についても少しだけ触れると，マーモセットは1頭のオスと1頭のメスが夫婦になる「一夫一婦制」であり，兄弟姉妹や子どもを含めた10頭程度の集団で社会生活を営んでいる．夫婦をつくったり，小規模な群れで樹上生活を営むため，アイコンタクトや音声によるコミュニケーションが発達している．

このような，マーモセットのもつ脳の構造，高次機能，そして社会性が，脳神経研究においてヒトモデルとしてマウスを上回るスペックを与えている．さらに，全ゲノム配列が解読されたり[6]，脳アトラスが作成さ

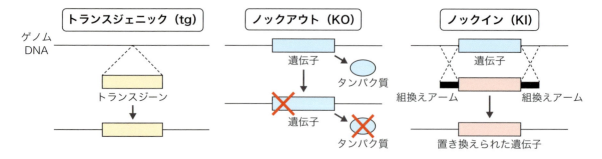

図2　遺伝子改変
遺伝子改変は大きくトランスジェニック，ノックアウト，ノックインの3種類に分類される．詳細は本文を参照されたい．

れる[7]など，研究環境も整備されてきている．

2 マーモセットの遺伝子改変と神経疾患モデル

1）動物の神経疾患モデル

これまで，数々の動物において神経疾患モデルが報告されているが，それらは大きく3種類に分類される．①脊髄損傷モデル[8]や脳血管をクリップでとめることにより虚血部をつくる脳梗塞モデル[9]などの物理的障害モデル，②MPTP投与によるパーキンソン病モデル[10]のような薬剤障害モデル，そして③遺伝子改変モデルである．①，②についてはすでにマーモセットでも報告されていたが，③の遺伝子改変モデルは，これまでマウスの独壇場であり，マーモセットには不可能な領域であった．しかし，2009年のtgマーモセットの報告，さらにゲノム編集※2の隆盛により，マーモセットにも可能となったのである．

前述の通り，マーモセットは社会性のある動物であるため，神経疾患モデルが作製できた場合，他者とのコミュニケーションの変化が現れるなど，ヒトに近い表現型が得られることが期待されていたが，遺伝子改変ができなかったことによりモデルとしてマウスに後塵を拝していた．しかし，マーモセットでも遺伝子改

> **※2　ゲノム編集**
> 細胞に人工DNAを導入することにより，ゲノム上の標的配列に変異を導入したり，またドナーDNAとよばれるDNA断片を一緒に導入することにより，標的配列にDNA断片由来の配列を導入したりする技術．

変できるようになったことにより，一気にマウスの次世代モデルという栄冠を勝ち取ったのである．

遺伝子改変（図2）による神経疾患モデルの多くは，家族性疾患の解析により発見された，疾患の原因となる変異遺伝子をトランスジーンとして強制発現させることにより作製されてきている（図3）．家族性神経変性疾患の原因遺伝子として，古くはハンチントン病がハンチンチン遺伝子のCAG反復配列の伸長が原因となっている（図3）[11]ことが発見されており，近年においても，パーキンソン病[12]やアルツハイマー病[13]などの原因となる変異が，次々と明らかになってきている．さらに，自閉症[14]や統合失調症[15]の原因となる遺伝子欠損も報告されてきていることから，tgだけでなくKOの疾患モデルも報告されている．

2）トランスジェニック（tg）

tg動物とは，トランスジーンとよばれるDNA断片がゲノムに挿入された動物のことである（図2）．多くの場合，トランスジーンには，遺伝子発現を調節するプロモーター領域，遺伝子をコードする領域，ポリA付加シグナルの3要素がつながった「遺伝子発現カセット」が搭載されている．マウスでは，トランスジーンとなるDNA断片を受精卵に導入することによりtgが作製されるが，マーモセットの場合，レンチウイルスとよばれるウイルスベクターを用いて受精卵にトランスジーンを導入する[1]．

じつは，GFP-tgマーモセットは初のtg霊長類ではなく，その前年に，伸長したCAG反復配列をもつハンチンチン遺伝子の一部を発現するトランスジーンが導入されたハンチントン病モデルアカゲザルが報告され

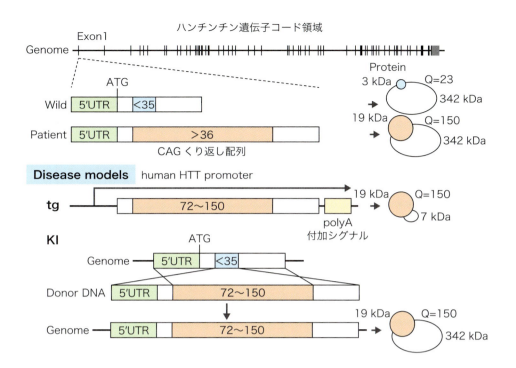

図3　家族性ハンチントン病変異と疾患モデル
　ハンチントン病の原因遺伝子であるハンチンチンは，ゲノム上のサイズが200 kb，エキソンが69，コード領域のサイズが9,435 bp，タンパク質のサイズが345 kDa（CAGくり返し配列の数が23の場合）の巨大タンパク質である．開始コドンの近傍にCAGくり返し配列があり，タンパク質にグルタミン（Q）の伸長を（タンパク質の青丸，赤丸の部分）与える．その数は正常だと35以下であるが患者では36以上である．疾患モデルは，Q＝72〜150をもつ，第1エキソンのコード領域を強制発現させるtgモデルと，Q＝72〜150をコードする第1エキソンをKIするKIモデルが存在する．

ている（**図3**）[16]．それにもかかわらず，GFP-tgマーモセットがNature誌に掲載されたのは，「トランスジーンが子孫に遺伝することが確認された，初の霊長類」であることが評価されたからである．Tgによる形質が遺伝することは，同じ形質をもつ動物を増やすために，きわめて重要である[2]．現在では，前述のハンチントン病モデルアカゲザルにおいても，トランスジーンが子に遺伝したことが報告されているが[17]，このタイムラグは，アカゲザルが性成熟に約4年間かかることが理由である．
　中国の研究チームは，ハンチントン病モデルアカゲザルの他にMeCP2重複症候群モデルであるMeCP2-tgカニクイザルを作製するなど[18]，しばしばマカク属（アカゲザル，カニクイザルなど）をモデル動物として用いる．マカクは，進化的にマーモセットよりもヒトに近く，脳研究の優れたモデル動物であるが，性成熟

に時間がかかるうえ，出産数も少ない（1年に1頭程度）．そこで中国のグループは，「増やすのに時間がかかるなら，最初からたくさんつくればいい」とばかりに，一挙に大量のtg動物を作製して論文を発表している[16)18]．もちろん，そのような方法も選択肢としてありえるが，巨額な研究費の存在が前提となる．さまざまな意見があってしかるべきであるが，私見では，霊長類遺伝子改変動物を作製する場合，マカクよりマーモセットの側に分があると考えている．
　いずれにしても，遺伝子改変霊長類の研究にかかる期待は大きい．例えば，パーキンソン病モデルマウスは数多く作製されているが，ドパミン神経細胞死，レビー小体の形成，寡動や振戦などの運動症状など，すべてを満たすモデルマウスは存在しない．しかし，霊長類モデルが作製できれば，脳神経構造がヒトと近いため，より有効なモデル動物になることが期待される．

われわれはすでに，マウスでは説明できないことを研究するステージにいるのである．

3）ノックアウト（KO）

KO動物とは，特定の遺伝子に変異を導入し，その機能を欠損させた動物のことである（**図2**）．前述の通り，マウスにはナイーブ型多能性細胞が存在するため，多能性細胞の状態でKOを作製し，その遺伝子改変多能性細胞からマウス個体（キメラマウス）を作製するという手順でKOマウスが作製されていた．

しかし，マーモセットを含むほとんどの動物において，ナイーブ型多能性幹細胞は存在しない．多能性幹細胞が存在していても，それは遺伝子改変動物を作製できないプライム型多能性幹細胞のことが多いため，長い間マウス以外でKO動物を作製することはできなかった．ところが，近年，ZFN，TALEN，CRISPR/Casといった任意の切断部位を設定することが可能である人工ヌクレアーゼが開発され，それらを用いてゲノムを改変するゲノム編集技術が発達した．卵細胞の遺伝子をゲノム編集で改変することにより，さまざまな動物でKOの作製が可能となってきており，霊長類でも以下の2例が報告されている．

まず，マカクにおいてMeCP2遺伝子をKOすることにより，自閉症スペクトラムの症状を呈するレット症候群モデルが報告された[19) 20)]．このモデルは受精卵にTALENを導入して作製されたが，実際に変異が入った細胞は全体の30％程度であった[19)]．変異をもつ個体がメスのみであるなど，ヒトにみられてマウスモデルではみられない表現型が再現され，ヒトに近いモデルであることが示されたが，顔の写真を長く見るなどヒトとは逆の表現型も認められた[20)]．この表現型が，マカク特有のものであるのか，またはKO効率が低いためのアーティファクトなのか議論となり，ゲノム編集によるKOでも，KO効率を高める必要性が求められた．

それを受けて，マーモセットでインターロイキン2受容体ガンマ鎖KO，重症複合免疫不全症モデルが作製された[21)]．このモデルでは，人工ヌクレアーゼとして活性の高い次世代ZFN，TALENが用いられたことにより，ほぼ100％の細胞でKOが起こっていることが確認された．このモデルマーモセットでは，T細胞が分化していないことが確認されており，重度複合免疫不全症の治療法の確立に用いることができるのみな

らず，脊椎損傷モデルの移植治療実験に用いるなどの応用も考えられる．

4）ノックイン（KI）

KI動物とは，DNA断片をゲノムの特定領域に挿入したり，ゲノム上の配列を一部置き換えたりした動物のことである（**図2**）．これにより，ある遺伝子を別の遺伝子に置き換えたり，変異を導入することが可能となる．また，GFPなどの遺伝子を特定の遺伝子の下流に挿入することにより，その遺伝子に発現を蛍光標識したりタグをつけたりするなどの応用も考えられる．

DNA断片の両端には，挿入したい位置のゲノム配列をもつDNA断片である「組換えアーム」とよばれる領域が付加されており，その領域で2回の相同組換えが行われることによりDNA断片はゲノム上の特定の場所に挿入される．よって，「外来DNAがゲノム上に挿入される」という現象だけみるとtgと同じであるが，挿入される機構は全く異なり，KIの方が確率的にはずっと起こりにくい．これまで，マウスでナイーブ型多能性幹細胞を用いて数多くのKIが作製されてきたが，ゲノム編集技術の発達により他の動物でも可能となった．しかし，tg，KOと比較して困難であることには変わりなく，マウス以外のKI動物の報告は少なく，非ヒト霊長類ではいまだ報告はない．

ハンチントン病モデルは，前述のマカクだけでなくマウスでも多数作製されており，tgだけでなく伸長したCAG反復配列をハンチンチン遺伝子にKIしたモデルも作製されている（**図3**）．tg，KIともに数種類ずつ作製されているが，総じてtgは表現型が強く，KIの方がヒト患者に近いことが指摘されており，ハンチントンモデルはKIで作製するべきという意見が高まってきている[22)]．一刻も早いKIマーモセット作製技術の確立が期待される．

おわりに

本稿で説明してきた脳神経研究におけるマーモセットの有用性を利用して，2014年「革新的技術による脳機能ネットワークの全容解明プロジェクト（略称：革新脳）」が開始された[23) 24)]．これは，全世界で推進されている，脳の神経回路をすべて解析する「コネクトーム解析」の一環であり，アメリカの"BRAIN Initiative"，

ヨーロッパの"Human Brain Project"ではターゲットは，ショウジョウバエ，マウス，ヒトとなっているが，革新脳でのターゲットはマーモセットである．野生型のマーモセットの解析のみならず，遺伝子改変で作製した神経疾患モデルでコネクトームがどのように変化するかを調べるというコンセプトが他のプロジェクトと異なるところで，海外からの注目度も高く，開始された際，Nature誌のコラムで紹介された[25]．

また，このプロジェクトにおいては，「革新的技術による」とあるように，解析手段も次世代の技術が次々と導入されており，マーモセットのスペックを最大限に引き出している．このような大きなプロジェクトが推進されていることを機会に，脳神経学者のみならず，さまざまな分野のスペシャリスト達にマーモセット研究に参入していただき，一緒に盛り上げていきたいと考えている．

文献

1) Sasaki E, et al : Nature, 459 : 523-527, 2009
2) Schatten G & Mitalipov S : Nature, 459 : 515-516, 2009
3) Herculano-Houzel S : Front Hum Neurosci, 3 : 31, 2009
4) Hung CC, et al : J Neurosci, 35 : 1160-1172, 2015
5) Suzuki W, et al : Front Neurosci, 9 : 459, 2015
6) Sato K, et al : Sci Rep, 5 : 16894, 2015
7) Woodward A, et al : Sci Data, 5 : 180009, 2018
8) Iwanami A, et al : J Neurosci Res, 80 : 182-190, 2005
9) Puentes S, et al : Neuroscience, 284 : 400-411, 2015
10) Jenner P, et al : Neurosci Lett, 50 : 85-90, 1984
11) Bates GP : Nat Rev Genet, 6 : 766-773, 2005
12) Klein C & Westenberger A : Cold Spring Harb Perspect Med, 2 : a008888, 2012
13) Van Cauwenberghe C, et al : Genet Med, 18 : 421-430, 2016
14) Abrahams BS & Geschwind DH : Nat Rev Genet, 9 : 341-355, 2008
15) Millar JK, et al : Hum Mol Genet, 9 : 1415-1423, 2000
16) Yang SH, et al : Nature, 453 : 921-924, 2008
17) Moran S, et al : Theriogenology, 84 : 277-285, 2015
18) Liu Z, et al : Nature, 530 : 98-102, 2016
19) Liu H, et al : Cell Stem Cell, 14 : 323-328, 2014
20) Chen Y, et al : Cell, 169 : 945-955.e10, 2017
21) Sato K, et al : Cell Stem Cell, 19 : 127-138, 2016
22) Crook ZR & Housman D : Neuron, 69 : 423-435, 2011
23) Okano H, et al : Philos Trans R Soc Lond B Biol Sci, 370 : pii : 20140310, 2015
24) Okano H, et al : Neuron, 92 : 582-590, 2016
25) Cyranoski D : Nature, 514 : 151-152, 2014

＜筆頭著者プロフィール＞

吉田　哲：大阪大学大学院医学系研究科博士課程修了．遺伝子治療，ゲノム編集の研究に携わっていたが，「吉田，お前，ノックインマーモセット，つくることできる？」と質問され，2つ返事で現職（理化学研究所脳神経科学研究センターマーモセット神経構造研究チーム研究員）．マーモセット業界新参者であるが，最近は技術補佐員たちの指導のもと，噛まれたりひっかかれたりしながらも，1人でマーモセットに注射できるまでに成長．研究室には異分野の研究者も多く，刺激的で充実した研究生活を送っている．

第4章 脳発達と再編の仕組みを研究するための最新技術・モデル

8. ブレイン・マシン・インターフェースの基礎と最先端

平田雅之

> BMIには出力型，入力型，双方向型，認知型，介入型等があり，脳信号の特徴を理解して，目的に応じて使い分けることが重要である．脳信号の解読手法には，識別推定するclassification法と，連続量として推定するregression法がある．手を開く・握るなどの推定にはclassification，上肢の三次元軌道推定などにはregression法が適している．少ないデータで高い推定精度を得るためには，必要な脳情報を効率的に抽出することが重要である．われわれはこれまでに，皮質脳波の解読制御法を開発して，頭蓋内電極留置患者にてロボットアーム制御を達成した．今後，ワイヤレス体内埋込装置を用いた治験の実施をめざす．

はじめに

　ブレイン・マシン・インターフェース（brain machine interface：BMI）とは脳と機械のあいだで直接信号をやりとりして神経機能を代替・回復・改善する技術である．BMIはこの十数年あまりの間に急速に進歩し，その概念も拡大しつつあるが，本稿ではBMIの基本的事項と体内埋込型を中心とした研究開発の現状について概説する．

[略語]
BMI：brain machine interface
ECoG：electrocorticogram
ICA：independent component analysis
MEG：magnetoencephalogram
MRI：magnetic resonance imaging
NIRS：near infrared spectroscopy
SVM：support vector machine

1 BMIの分類

1）出力型BMIと入力型BMI

　BMIはやりとりされる信号の方向性により，出力型BMIと入力型BMIに大きく二分される（**図1**）．出力型BMIは脳信号を計測してこれをコンピューターで解読（デコーディング）して，脳信号の意味するところ，すなわち脳機能の内容を推定し，外部機器を操作することにより失われた神経機能を代行したり，神経機能の回復促進に利用する．前者は機能代替BMI，後者は機能回復BMIとよばれる．運動や意思疎通機能を支援するBMIがこれに相当する．一方入力型BMIではセンサで取得した外界の情報をコンピューターで適切な信号に変換（コーディング）して脳を刺激することにより，感覚情報を得る．聴性脳幹インプラントや人工視覚がこれにあたる．また，利用にあたって手術が必要になるかどうかで侵襲型BMIと非侵襲型BMIに分類される．

Brain machine interface
Masayuki Hirata：Endowed Research Department of Clinical Neuroengineering, Global Center for Medical Engineering and Informatics, Osaka University（大阪大学国際医工情報センター臨床神経医工学）

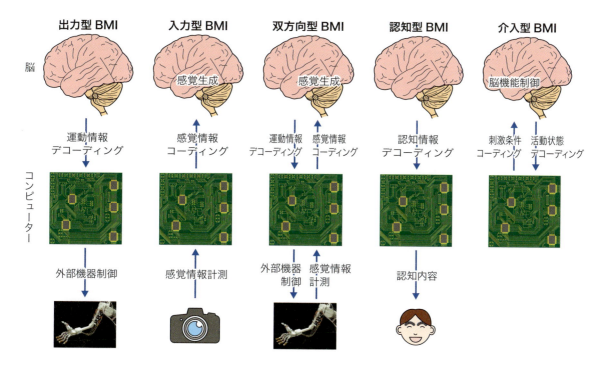

図1 BMIの分類

ⅰ）機能代替BMI

機能障害の程度が大きく，回復が困難で，大幅な機能改善を要する場合には，長期間にわたって，高性能の機能代替が要求される．このような場合には体内埋込装置を用いた侵襲型BMIが適している．機能代替型BMIは，筋萎縮性側索硬化症をはじめとする神経難病，脊髄損傷，切断肢，脳卒中による身体障害に対する機能代替技術として期待されている．

ⅱ）機能回復BMI

機能回復BMIでは，リハビリテーションの促進手段としてBMIを用いる．機能回復促進の手段として一時的に利用するため，脳波や近赤外分光法（near infrared spectroscopy：NIRS）などの非侵襲計測手法が用いられる．

脳卒中慢性期の運動麻痺の患者を対象とした研究では，麻痺側手の運動想起時の脳律動の変化にもとづいたBMIにより手指電動装具を用いてリハビリを行ったところ，半数の患者で麻痺側手指進展筋活動がみられるようになったとの報告がある[1]．視覚フィードバックより体性感覚フィードバックの方がより効果的であるとの報告もある[2]．現在臨床応用に向けた治験が行われており，今後リハビリ効果促進技術としての臨床応用が期待される．

2）双方向型BMI

出力型と入力型の双方をあわせもつものは双方向型BMIもしくはbran-machine-brain interfaceとよばれる[3]．運動した結果得られる関節覚や触覚などの感覚情報を感覚野にフィードバック情報として戻すことにより，より自然で精緻なBMIをめざす．

O'Dohertyらは，サルを用いて出力型BMIによる上肢の二次元制御を行う際に，大脳皮質体性感覚野への電気刺激により体性感覚情報を脳に直接フィードバック入力し，体性感覚フィードバックを用いた上肢の二次元制御シミュレーションに成功している[3]．ヒトでは体性感覚野に刺入した微小針電極への電気刺激により自然な体性感覚が得られることが報告されている[4]．

3）認知型BMI

視覚等の感覚情報から認知された文字や顔等の対象を脳活動からデコーディングして意思疎通等に用いようとするものは認知型BMIとよばれている．

神谷らは，被験者に左斜め，右斜めの2方向の線分を視覚提示し，そのときの視覚野の活動パターンのわ

表　BMIに用いられる主な脳信号の特性

	計測範囲	計測対象	空間分解能	時間分解能	時間遅れ	侵襲性	長期計測安定性	可搬性
機能的MRI	全脳	脳血流	3〜5 mm	4〜5秒	4〜5秒	なし	高	なし
NIRS	大脳皮質全域	脳血流	2 cm	4〜5秒	4〜5秒	なし	高	良
頭皮脳波	大脳皮質全域	脳活動	3〜4 cm	1 ms	なし	なし	高	良
脳磁図	大脳皮質全域	脳活動	5〜10 mm	0.1 ms	なし	なし	高	なし
皮質脳波	$10 \times 10\ cm^2$	脳活動	2〜3 mm	0.1 ms	なし	中	高	良
LFP	$5 \times 5\ mm^2$	脳活動	1 mm	0.1 ms以下	なし	高	中	良
spike	$5 \times 5\ mm^2$	脳活動	0.2 mm	0.1 ms以下	なし	高	低	良

ずかな違いを，機能的MRI（magnetic resonance imaging）により計測し，SVM（support vector machine，**3**で詳述）を用いて精度よく判別できることを報告した．この研究はBMIが注目される1つのきっかけになった[5]．その後神谷らは，これを発展させてMRI画像の解析領域を細かく多数に分けて解読するmodular decodingの概念を導入することにより情報抽出能を向上させ，視覚提示した文字を再構成することに成功している[6]．さらに最近では夢で見た内容をある程度解読できるまでになっている．

後頭葉外側から側頭葉にかけての視覚連合野は機能局在性が高く，視覚的カテゴリー認知のデコーディングは比較的高い性能が得られており[7]，認知型BMIとして応用が期待されている．

4）介入型BMI

また脳活動をデコーディングしてneurofeedbackに用いる手法が最近考案され，介入型BMIとよばれている．ATRの柴田と川人らは，視覚提示した円を大きくすると報酬が大きくなるというルールで，被験者に円を大きくするよう指示して訓練を行った．デコーディング技術を用いて脳活動が特定の視覚認知活動のパターンに近いほど円が大きくなるように設定したが，被験者にはどんなルールで円が大きくなるかは教示しなかった．その結果，訓練した視覚認知活動のパターンに関する視覚認知能が向上することを示した[8]．このデコーディング技術とneurofeedback技術を組合わせた方法はdecoded neurofeedbackとよばれる．従来の脳科学手法では脳活動と学習・行動の因果関係を直接明らかにできなかったが，デコーディング技術を用いて特定の脳活動を特定の方向に誘導することにより，視覚知覚学習を生じさせたことは，脳活動と学習・行動の因果関係を直接明らかにする新しい手法として期待できる．また，薬剤を用いず病的脳活動を改善する精神神経疾患の新しい治療方法としても今後期待されている．

2 BMIに用いられる脳信号

BMIに用いられる脳信号は**表**にあげるように種々あり，計測範囲，計測対象，時間・空間分解能，時間遅れ，計測方法の侵襲性，長期計測安定性，計測装置の可搬性といった，それぞれの脳信号の特徴をよく理解して，目的に応じて使い分け，活用することが重要である．

1）頭皮脳波

頭皮脳波は非侵襲で時間的分解能が高いという利点があり，視覚誘発電位，P300誘発電位，8〜30 Hzの低周波帯域の脳律動変化等の神経生理学的特徴量を利用してBMIの研究が行われてきた[9]．しかし，頭皮脳波では頭蓋骨，頭皮等の介在組織のため，脳信号が1/5〜1/10に減衰し，空間分解能も低下する．また高周波帯域の信号を計測することが困難である．そのため，非侵襲性を活かして主に機能回復BMIに用いられている[1) 10]．

2）機能的MRI，NIRS

機能的MRIやNIRS等を用いて脳血流変化をBMIの信号として用いる研究も行われている．脳血流変化は脳機能発現に4〜5秒遅れるためリアルタイム性に劣るが，非侵襲である点で優れている．機能的MRIは空間解像度が高いので比較的高い性能が得られるが，可搬性がなく，主に研究に用いられている．NIRSは空間解像度の点で劣るが，運動中も計測可能で比較的小型なのでリハビリへの応用が期待されている[11]．

3）MEG

同じく脳磁図（magnetoencephalography：MEG）※は可搬性に問題があるが，非侵襲でありながら，時間遅れがなく空間分解能にも優れている．われわれは，上肢の3種の運動を1回1回の運動から60〜70％の正解率で推定でき[12]，ロボット義手を制御できた[13]．体内埋込型BMIの術前評価検査への応用のほか，今後はニューロリハビリテーション等への応用も期待される．

4）刺入針電極

刺入針電極からは個々の神経細胞のスパイク活動や複数個の神経細胞の集合電位であるlocal field potentialが計測される．上肢の運動野の神経細胞は特定の運動方向で特異的に発火頻度が高まるdirectional tuningという特性があり，これを利用すると比較的少数のスパイク活動を計測するだけで，運動方向を推定できる．これを利用して四肢麻痺の患者でロボットアームをコントロールできることが示された[14] [15]．しかし，刺入針電極は脳実質に対して侵襲性があり，電極の刺入により惹起される炎症反応により年単位で計測効率が低下するため[16]，臨床応用では問題となる．

5）皮質脳波

皮質脳波は脳表面に直接皿状電極をおいて計測される脳波であり，頭皮脳波に比較してノイズが少なく，高周波帯域まで計測できるという特徴がある．皮質脳

※ 脳磁図（magnetoencephalography：MEG）

脳波と同様，脳の電気活動を計測する手法．脳波が脳の電気活動にもとづく頭皮の電位変化を頭皮電極により計測するのに対して，脳磁図は，脳の電気活動により発生する微弱な磁界変化を，超電導素子センサを用いて計測する．コンダクタンス（磁気の通りやすさ）は生体組織によらずほぼ一定のため，脳波より脳内の電流源推定精度が高い．

波を用いた研究により，high γ活動とよばれる60〜200 Hzの高周波帯域の脳波が脳機能局在を正確に反映することが明らかになってきた[17]．また脳実質への侵襲が比較的少なく，年単位の長期間にわたる信号安定性に優れていることがサルの実験で示されている[18]．これは臨床応用するうえでは最も重要な要素の1つであり，手術が必要な点を除けばバランスのとれた計測方法である．

❸ 解読と制御

1）脳信号の解読（デコーディング）

デコーディングは脳信号を解読してその意味するところを推定する技術であり，BMIのコアとなる技術の1つである．解読する対象をいくつかの種類に識別推定するclassification法と，連続量として推定するregression法がある．前者の代表例としてはSVM[5]，後者の代表例としてはsparse linear regression[19]やsparse logistic regressionなどがある[20]．SVMは弁別を行う学習機械の1つで，識別空間上に存在する複数個の群を識別平面で分離する際に互いの距離が最大になるように重み係数を調整することにより高い識別能を得ようとする手法である．手を開く・握るなどの推定にはclassification，上肢の三次元軌道推定などにはregressionが適している．

脳信号の解読には人工知能技術の1つである機械学習の手法がよく用いられる．われわれは上肢の運動の解読について，手の運動に関しては，「握る」，「開く」，「つまむ」といったいくつかの主要な動作を識別することが実用的であるため，SVMを用いている[5]．

臨床現場では難治性疼痛，難治性てんかんを治療する目的で脳表電極を留置することがあり，これを利用して脳表電極型BMIの臨床研究を，施設内倫理委員会の承認を得て進めてきた．まず，運動内容解読に有用な皮質脳波の生理学的特徴量を調べた．その結果，場所としては中心構内一次運動野とよばれる脳のしわの中の運動機能領野の脳信号が有用であること[21]，また脳信号の周波数帯域としてはhigh γ帯域の皮質脳波が運動内容推定に有用であることを明らかにした（図2）．さらにこれらを応用して，γ帯域活動を用いたロボットハンドのリアルタイム制御を達成した[22]．

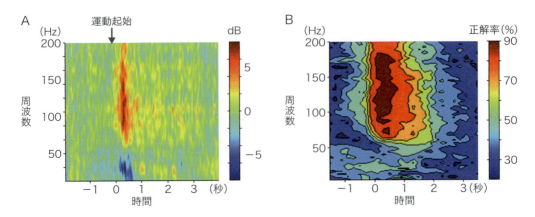

図2 運動機能領野に置かれた脳表電極から得られた手の把握運動時の時間周波数スペクトログラム（A）と，解読精度の時間―周波数特性（B）
運動時に60〜200 Hzのhigh γ帯域とよばれる高周波帯域の活動が増強し（A），これに一致して解読精度が高まることがわかる（B）．A，Bは文献26より転載．

一方，腕の運動に関しては，対象物や目的位置への軌道を三次元空間上で精度よく推定することが実用的であるため，sparse linear regressionを用いている．この手法を用いて，上肢の三次元軌道推定[19]，指のレベルでの判別ができること，重さの違う対象物を把持・移動する際の三次元軌道推定・筋活動推定ができることを報告した[23]．

SVMによる手の姿位推定とsparse linear regressionによる腕軌道推定を合わせることにより，上肢全体の運動推定が可能になる（図3）．SVMやsparse linear regressionは比較的少量のデータから精度よく推定を行う手法であるが，今後はより大量のデータとディープラーニングなど多層の機械学習法を用いて，より精緻な脳信号解読を行うことが期待されよう．

2）脳情報の効率的抽出

脳信号を精度高く解読するために重要な要素として先に大量の質の高いデータを用いて大量のデータ処理に適したディープラーニングなどの手法を用いることも重要であるが，一方で大量のデータのなかから効率よく運動に関する脳情報を抽出してくる技術も，脳信号の解読精度向上に重要である．

そこでわれわれは独立主成分分析（independent component analysis：ICA）を用いて運動に関する脳情報の効率的抽出を試みた．まず，ロボットアームが動作しているロボットシミュレーターの画面を被検者に観察させ，その際の皮質脳波を計測した．計測した皮質脳波をICAを用いて解析し，運動野に特異的に分布する独立成分を抽出した．抽出した独立成分を用いてsparse linear regressionでロボットアームの三次元軌道を推定したところ，ICAを用いずに皮質脳波で直接推定したときに比較して，推定精度を約30％改善できた（図4）．

この方法は効率的に脳情報を抽出して脳信号の解読精度を改善できるだけでなく，被検者はロボットシミュレーター上のロボットアームの動きを観察するだけでよいので，完全な麻痺患者にも適用できる点で臨床応用に適している．

4 体内埋込装置の開発

1）臨床応用をめざした開発

頭蓋内電極を用いて皮質脳波や神経発火活動等の頭蓋内脳信号を計測すると，正確で詳細な脳情報が得られるため，高性能の脳信号解読・制御が可能になる．しかし，感染のリスクを低減するためには脳信号計測機能をワイヤレス体内埋込化する必要がある．逆にいったん体内に埋め込むといちいち装置の装脱着・調整の必要がなく，いつでもどこでも使えるようになり利便性に優れるという面もある．そこで，脳信号を解読して外部機器を制御することにならんで，体内埋込BMIの臨床応用ではワイヤレス体内埋込装置の実用化がもう1つの鍵となる．

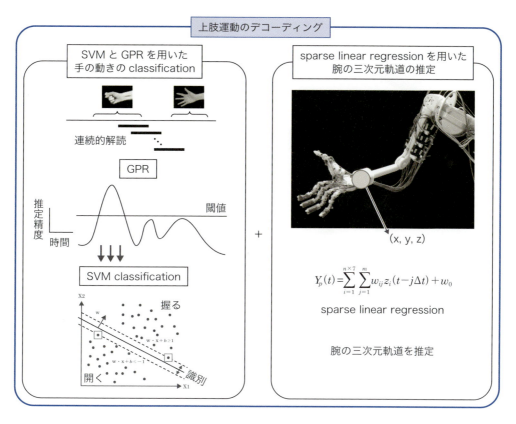

図3 SVMによる手の姿位推定とsparse linear regressionによる腕軌道推定を合わせた上肢全体の運動推定
文献26より転載.

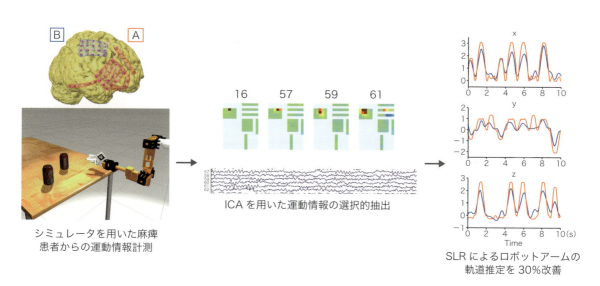

図4 独立主成分分析を用いた効率的脳情報抽出
文献26より転載.

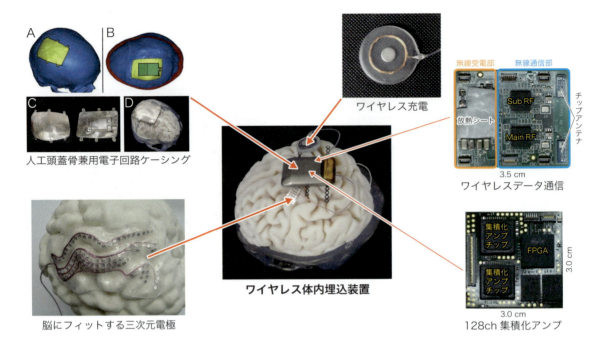

図5 体内埋込型BMIのためのマルチチャネルワイヤレス体内埋込装置
文献26より転載.

現在,国内外でBMI用のワイヤレス体内埋込装置の開発が臨床応用をめざして行われている.心臓ペースメーカーや深部脳刺激装置など,従来の体内埋込医療機器の多くが目標臓器を電気刺激する装置であり構造的にはほぼ同一である.これに対して,BMI用のワイヤレス体内埋込装置は脳信号を計測・伝送するという点において,構造的に全く異なる新規埋込医療機器であり,実用化に際して新規開発要素が多い.

われわれは数年後の臨床での利用をめざして,脳形状にフィットする脳表電極を用いたマルチチャネルワイヤレス体内埋込装置を開発している(**図5**)[24) 25)].この埋込装置では,先述した患者個々人の脳の表面形状にフィットする三次元高密度電極シートのほか,32 ch集積化アナログアンプチップ,ワイヤレスデータ通信モジュール,ワイヤレス受給電モジュールなど多くの部品を独自開発している.現在,臨床試験を行ううえで必要となるGLP(good laboratory practice)基準の非臨床試験を完了して,動物での長期埋込試験を行っており,今後,ワイヤレス体内埋込装置を用いた長期間埋込による臨床試験を,重症ALSの患者を対象として開始する計画である.

2)脳機能解明のための動物実験への応用をめざした開発

臨床応用をめざした開発と並行して,脳機能解明のための動物実験への応用をめざした開発が国内外で行われている.実験に用いられる動物は大きくてもマカクサル,小さいものはマウスと,脳のサイズが小さいため,小型化が最も重要なポイントとなる.また,動物実験ではオプトジェネティクス機能の搭載も重要なポイントとなる.われわれは,革新脳プロジェクトのもとで,マーモセットに埋め込んで,非拘束下自由行動下で脳活動と行動量を長時間同時計測して,オプトジェネティクスができるワイヤレス完全体内埋込システムを開発しており,マーモセットの全脳機能解明への貢献が期待される(http://brainminds.jp/tech_development/development_01).

おわりに

BMIの基本的事項と体内埋込型を中心とした研究開発の現状について概説した.

文献

1) Shindo K, et al：J Rehabil Med, 43：951-957, 2011
2) Ono T, et al：Front Neuroeng, 7：19, 2014
3) O'Doherty JE, et al：Nature, 479：228-231, 2011
4) Flesher SN, et al：Sci Transl Med, 8：361ra141, 2016
5) Kamitani Y & Tong F：Nat Neurosci, 8：679-685, 2005
6) Miyawaki Y, et al：Neuron, 60：915-929, 2008
7) Majima K, et al：Neuroimage, 90：74-83, 2014
8) Shibata K, et al：Science, 334：1413-1415, 2011
9) Wolpaw JR, et al：Clin Neurophysiol, 113：767-791, 2002
10) Birbaumer N, et al：Int Rev Neurobiol, 86：107-117, 2009
11) Sitaram R, et al：Neural Netw, 22：1320-1328, 2009
12) Sugata H, et al：Brain Res, 1468：29-37, 2012
13) Fukuma R, et al：PLoS One, 10：e0131547, 2015
14) Hochberg LR, et al：Nature, 485：372-375, 2012
15) Collinger JL, et al：Lancet, 381：557-564, 2013
16) Fernández E, et al：Front Neuroeng, 7：24, 2014
17) Crone NE, et al：Prog Brain Res, 159：275-295, 2006
18) Chao ZC, et al：Front Neuroeng, 3：3, 2010
19) Nakanishi Y, et al：PLoS One, 8：e72085, 2013
20) Yamashita O, et al：Neuroimage, 42：1414-1429, 2008
21) Yanagisawa T, et al：Neuroimage, 45：1099-1106, 2009
22) Yanagisawa T, et al：Ann Neurol, 71：353-361, 2012
23) Nakanishi Y, et al：Sci Rep, 7：45486, 2017
24) Hirata M, et al：IEICE TRANS COMMUN, E94-B：2448-2453, 2011
25) Morris S, et al：IEEE Trans Biomed Eng, 62：1034-1041, 2015
26) 平田雅之：バイオメカニズム学会誌, 42(2)：89-94, 2018

＜著者プロフィール＞

平田雅之：1987年，東京大学大学院工学研究科修士課程修了．'94年，大阪大学医学部医学科卒業．2001年，大阪大学大学院医学系研究科博士課程修了，医学博士．現在，大阪大学国際医工情報センター臨床神経医工学教授．BCI society board member, 国際臨床脳磁図学会副会長，日本生体医工学会理事，日本生体磁気学会理事．臨床専門分野は脳神経外科，研究専門分野はBMI．体内埋込型BMIの臨床応用をめざして，解読制御，埋込装置，患者ニーズ調査など幅広く取り組む．

索引

数字

2光子励起顕微鏡 … **171**

和文

あ

アーキロドプシン … **105**
アカゲザル … 189
アストロサイト … 31, 126
アタッチメント行動 … 98
アットリスク精神状態 … 115
アポトーシス … 66
アラインメント … **160**
アルツハイマー病 … 70
アロディニア … 129
意識に相関する脳活動 … 101
意思決定 … 88
一次体性感覚野 … 126
一過性膜電位感受性カルシウムチャネル … 94
遺伝子操作 … 64
遺伝子発現 … 166
歌学習 … 74
内向き整流性カリウムチャネル … 48
うつ病 … 139
運動意図 … 103
運動主体感 … 103
エピブラスト … **183**
塩基性領域・ヘリックス・ループ・ヘリックス（bHLH）因子 … **25**
エングラム … 69
炎症 … 32
エンドサイトーシス … 44
オキシトシン … 97
オシレーション … 169
オプトジェネティクス … 165, 198
オリゴデンドロサイト … 31
オルガノイド … 178
オレキシン … 86

か

カーボンナノチューブ … 160
概日時計 … 83
概日リズム … 112
ガイダンス分子 … 55
海馬 … 69
化学遺伝学 … 84
化学シナプス … **10**
化学受容 … 95
学習性無力状態 … 94
可塑性 … 75
カタプレキシー … 86
活性部位 … 11
カニクイザル … 189
刈り込み … 17, 63
顆粒細胞 … 63
カルシウム振動 … 21
カロリー制限 … 122
感覚−運動学習 … 75
感覚学習神経回路 … 75
感覚受容器 … 101
眼胞 … 181
眼優位性 … 46
記憶 … 68
記憶の痕跡 … 69
絆形成 … 95
脚間核 … 89
逆説睡眠 … 82
嗅覚回路 … 62
嗅覚受容ニューロン … 63
弓状核 … 119
救助行動 … 100
急速眼球運動 … 82
球面収差 … 146
共感性 … 95
共培養 … 47
恐怖音条件づけ課題 … 69
恐怖反応 … 86
恐怖文脈条件づけ課題 … 69
棘突起 … 11
キンカチョウ … 74
グリア細胞 … 31, 126
グルココルチコイド受容体 … 98, 142
蛍光タンパク質 … 144
経シナプス性 … 42
ゲノムワイド関連研究 … 116
ゲノム編集 … **188**
健康寿命 … 119
言語発達 … 74
顕微鏡 … 146

健忘 … 70
抗うつ薬 … 140
攻撃行動 … 96
高次聴覚野 … 76
恒常性維持 … 170
抗体染色 … 145
興奮性シナプス … 11, 172
個体寿命 … 119
骨形成因子4 … 15
コネクトーム … 164, 190
コピー数多型 … 110
コモンマーモセット … 97, 186
コルチコステロン … 142
コルチゾール … 142

さ

サーチュイン … 121
再生医学 … 169
サイトカイン … 33
細胞接着型Gタンパク質共役受容体 … **41**
錯覚 … 102
聴覚経路 … 76
聴覚野 … 97
軸索 … 16
軸索の退縮 … 17
軸索の断片化 … 17
視交叉上核 … 120
思春期 … 116
視床下部 … 119
視床下部−下垂体−副腎皮質（HPA）軸 … 142
視床下部神経幹細胞/前駆細胞 … 123
視床下部背内側核 … 120
視床皮質軸索 … 55
視床皮質投射 … 46
シナプス … 65, 110, 158
シナプス・アンサンブル … 175
シナプスオーガナイザー … **39**
シナプス刈り込み … 41
シナプス後肥厚部 … 11
シナプス後部肥厚部 … 171
シナプス動態 … 10
シナプス光遺伝学 … 174
自発発火 … 47
自閉症 … 110
社会性記憶 … 71

※**太字**は本文中に『用語解説』があります

雌雄間	95
重症複合免疫不全症	190
周波数地図	75
樹状突起	16
樹状突起スパイク	**107**
樹状突起スパイン	140
樹状突起の刈り込み	17
寿命	119
上丘	134
ショウジョウバエ感覚ニューロン	20
情動伝染	100
初回エピソード患者	115
触知覚	102
徐波睡眠	82
神経栄養因子	33
神経回路再編成	125
神経回路の可塑性	170
神経活動	64, 66
神経幹細胞	168
神経突起	16, 147
神経発達障害仮説	115
人工的操作	170
心的外傷後ストレス障害	87
髄鞘	35
髄鞘化	35
睡眠	81
睡眠障害	110
すくみ行動	69
ストレス	142
スパイン	11, 148, 172
スライス培養法	47
精神疾患	171
精神病様体験	117
正中縫線核	89
青斑下核α	85
セグメンテーション	**163**
ゼブラフィッシュ	88
セロトニン	112, 140
セロトニン神経細胞	91
前後軸	180
全細胞解析	150
全脳イメージング	145
早発性痴呆	114
側坐核	83
組織透明化	144, 151
ソングシステム	75
ソングバード	74
損傷部位	31

た

第一次視覚野	133
第一体性感覚野	102

体性感覚野	53
帯状回	100
大脳基底核黒質緻密部	135
大脳皮質	54
大脳皮質・基底核ループ回路	88
体部位機能局在	103
タイムラプス	48
大容量電顕画像データセット	**162**
手綱核	88, 143
知覚	101
知覚のセントラルドグマ	107
超音波音声	97
超解像顕微鏡	146
長期記憶	70
長期増強	**70**
長期抑圧	44
適合的知覚	102
デコーディング	195
テストステロン	98
電気シナプス	**10**
電気穿孔法	47
電子顕微鏡	158
転写因子	166
統合失調症	114, 172
導電性	160
透明化	66
透明化試薬	144
ドーパミンニューロン	135
ドーパミン神経細胞	91
独立主成分分析	196
トップダウン入力	**103**
トポグラフィックな投射	**55**
トモグラフィー解析	**161**
トランスジェニック	188
トランスレータブル脳指標	116
トレーシング	147

な

内側外套	180
内側基底視床下部	120
ナイーブ型多能性幹細胞	**187**
慰め行動	100
ナルコレプシー	86
におい	62
二光子顕微鏡	13, 58, 125
二光子顕微鏡イメージング	107
ニューロスフェアアッセイ	**181**
ネトリン	49
脳幹	110
脳梗塞	125
脳磁図	**195**
脳神経系の発生	170

能動的回避学習	88
脳由来神経栄養因子	14, 98
ノックアウト	190
ノックイン	190
ノンレム睡眠	81

は

パーソナルリカバリー	117
背側縫線核	84
背腹軸	180
発現オシレーション	26
発生	166
発達	166
発達過程	170
発達期	125
発達障害	110
バレル	53
バレル野	126
バレット	54
バレロイド	54
反響回路	103
光遺伝学	68, **84**, 105, 165, **166**
光シート顕微鏡	152
光操作	165, 174
ヒゲ	53
皮質脳波	195
微小脳内内視鏡	72
非ヒト霊長類モデル動物	187
皮膚感覚	102
貪食シグナル	33
フィードフォワード	163
フィロポディア	126
フィロポディアモデル	11
フェロモン	96
副腎皮質刺激ホルモン	142
副腎皮質刺激ホルモン放出ホルモン	142
腹側被蓋野	84, 135
プルキンエ細胞	38
ブレイン・マシン・インターフェース	192
プレーリーハタネズミ	97
プロニューラル因子	25
ヘップ則	65
傍糸球体細胞	63
報酬期待値	90
母仔間	95
反屈束	89

ま

マーモセット	186
膜電位イメージング法	103
マルチユニット記録法	104

索引

慢性疼痛······125
ミクログリア······31, 126
ミスマッチ陰性電位······115
ミラーイメージペイン······130
メチル化······98
免疫細胞······31
盲視······**134**
網膜視蓋投射······47
毛様体縁······181
モチベーション······83
モデル動物······186
モノアミン······88, 140

や・ら

養育経験······97
抑うつエピソード······**143**
抑制性シナプス······11
予測誤差······91
臨界期······75
レム睡眠······81
連合学習······**134**
老化······119
ロードシス反射······96

欧文

A・B

ACTH······142
active zone······11
Allen Brain Atlas······**151**
Arc······119
archaerhodopsin······**105**
arcuate nucleus······119
AS-PaRac1······173
Ascl1······169
ASSR······115
ATUM-SEM······159
axosome shedding······17
BDNF (brain-derived neurotrophic factor)······14, 50, 140
bHLH······24, 168
BMI······192
BMP4 (bone morphogenetic protein 4)······15
BRAIN Initiative······190
brain machine interface······192

C・D

CFシナプス······39
CHIR99021······**180**
CIB1······167
CNQX······**104**

Cre/loxPによる条件的ノックアウト······**56**
CRH······142
CRY2······167
CUBIC······**151**
CUBIC-Atlas······155
DAニューロン······135
dendritic spike······**107**
directional tuning······195
DISC1······**172**
DMH (dorsomedial hypothalamus)······120
DREADD······129

E～G

E-LTP······70
en passant型シナプス······**40**
ESP1······96
ES細胞······178
FE-SEM······161
FIB-SEM······159
Fiji······160
fMRI······101
Gal4/UASシステム······166
GC······63
GPU······154

H・I・K

Hebb則······73
Hes1······25
Hes5······25
Hmga1······29
htNSC······123
Human Brain Project······191
ICA······196
in vivo 2光子励起イメージング······171
independent component analysis······196
iPS細胞······178
Kapton tape······160

L～N

L-LTP······70
LightOnシステム······168
local field potential······195
LTD (long-term depression)······44
LTP······**70**
M/T細胞······63
MBH (mediobasal hypothalamus)······120
MEG (magnetoencephalography)······**195**
Miller/Petersモデル······11
Monte Carlo Simulation······160

MRI (magnetic resonance imaging)······115
NCC (neural correlates of consciousness)······101
NCM核······76
neuropeptide Y······119
NF-κB······122
NG2細胞······31
Notchシグナル······26
NPY······119

O・P・R

oChIEFタンパク質······**70**
OSN······63
PFシナプス······39
PGN······63
PSD (postsynaptic density)······11, 172
PSD-95······13
PTSD······87
retinal wave······60

S・T

SBEM······159
SBF-SEM······**15**, 159
SCN······120
SFEBq法······179
SIRT1······121
Sirtuins······121
SNc······135
Soteloモデル······11
SP (star pyramid) 細胞······60
SS (spiny stellate) 細胞······54
Supernova法······56
support vector machine······194
suprachiasmatic nucleus······120
SyN······155
synaptophysin······50
TEMCA······159
Thy1-YFPトランスジェニックマウス······152
top-down input······**103**
TrakEM2······162
tripartite synapse······33
TTX······**104**

V

vCA1······72
VTA······135
VVD······168

執筆者一覧

● 編　集

榎本和生　　東京大学大学院理学系研究科生物科学専攻／東京大学国際高等研究所ニューロインテリジェンス国際研究機構

岡部繁男　　東京大学大学院医学系研究科神経細胞生物学分野

● 執　筆 (五十音順)

天羽龍之介　ハーバード大学

伊佐　正　　京都大学大学院医学研究科高次脳科学講座神経生物学分野

今井　猛　　九州大学大学院医学研究院疾患情報研究分野

今吉　格　　京都大学大学院生命科学研究科脳機能発達再生制御学

岩﨑広英　　東京大学大学院医学系研究科神経細胞生物学分野

岩里琢治　　国立遺伝学研究所形質遺伝研究部門／総合研究大学院大学生命科学研究科遺伝学専攻

上田泰己　　東京大学国際高等研究所ニューロインテリジェンス国際研究機構／東京大学大学院医学系研究科機能生物学専攻システムズ薬理学教室／理化学研究所生命機能科学研究センター

永樂元次　　京都大学ウイルス・再生医科学研究所

江藤　圭　　生理学研究所基盤神経科学研究領域生体恒常性発達研究部門

榎本和生　　東京大学大学院理学系研究科生物科学専攻／東京大学国際高等研究所ニューロインテリジェンス国際研究機構

大石　陽　　筑波大学国際統合睡眠医科学研究機構

大塚俊之　　京都大学ウイルス・再生医科学研究所

岡野栄之　　理化学研究所脳神経科学研究センターマーモセット神経構造研究チーム／慶應義塾大学医学部生理学教室

岡部繁男　　東京大学大学院医学系研究科神経細胞生物学分野

岡本　仁　　理化学研究所脳神経科学研究センター意思決定回路動態研究チーム

奥山　圭　　東京大学大学院理学系研究科生物科学専攻／東京大学国際高等研究所ニューロインテリジェンス国際研究機構

奥山輝大　　東京大学定量生命科学研究所

掛川　渉　　慶應義塾大学医学部生理学教室

影山龍一郎　京都大学ウイルス・再生医科学研究所

笠井清登　　東京大学大学院医学系研究科精神医学分野／東京大学国際高等研究所ニューロインテリジェンス国際研究機構

加藤大輔　　神戸大学大学院医学研究科システム生理学分野

加藤忠史　　理化学研究所脳神経科学研究センター精神疾患動態研究チーム

川口泰雄　　自然科学研究機構生理学研究所大脳神経回路論研究部門／総合研究大学院大学生命科学研究科生理学専攻

菊水健史　　麻布大学獣医学部

北谷育子　　東京大学大学院理学系研究科生物科学専攻

窪田芳之　　自然科学研究機構生理学研究所大脳神経回路論研究部門／総合研究大学院大学生命科学研究科生理学専攻

佐藤亜希子　国立長寿医療研究センター中枢性老化・睡眠制御研究プロジェクトチーム

下條博美　　京都大学ウイルス・再生医科学研究所

杉山（矢崎）陽子　沖縄科学技術大学院大学臨界期の神経メカニズム研究ユニット／東京大学国際高等研究所ニューロインテリジェンス国際研究機構

鈴木裕輔　　京都大学大学院生命科学研究科脳機能発達再生制御学

瀬戸裕介　　京都大学ウイルス・再生医科学研究所

高桑徳宏　　京都大学大学院医学研究科高次脳科学講座神経生物学分野

内匠　透　　理化学研究所脳神経科学研究センター

竹内俊祐　　東京大学大学院理学系研究科生物科学専攻／東京大学国際高等研究所ニューロインテリジェンス国際研究機構

竹田育子　　生理学研究所基盤神経科学研究領域生体恒常性発達研究部門

冨樫和也　　東京大学大学院理学系研究科生物科学専攻／東京大学国際高等研究所ニューロインテリジェンス国際研究機構

中沢信吾　　国立遺伝学研究所形質遺伝研究部門／総合研究大学院大学生命科学研究科遺伝学専攻

鍋倉淳一　　生理学研究所基盤神経科学研究領域生体恒常性発達研究部門

長谷川恵理　東京大学大学院理学系研究科生物科学専攻

林（高木）朗子　群馬大学生体調節研究所脳病態制御分野／JST・さきがけ

林　悠　　筑波大学国際統合睡眠医科学研究機構

平田雅之　　大阪大学国際医工情報センター臨床神経医工学

福田めぐみ　理化学研究所脳神経科学研究センター触知覚生理学研究チーム／早稲田大学理工学術院表現工学科

藤島航大　　東京大学大学院理学系研究科生物科学専攻／東京大学国際高等研究所ニューロインテリジェンス国際研究機構

真野智之　　東京大学大学院情報理工学系研究科システム情報学専攻／東京大学国際高等研究所ニューロインテリジェンス国際研究機構

水野秀信　　国立遺伝学研究所形質遺伝研究部門／総合研究大学院大学生命科学研究科遺伝学専攻／熊本大学国際先端医学研究機構

村山正宜　　理化学研究所脳神経科学研究センター触知覚生理学研究チーム

栁　学理　　東京大学大学院理学系研究科生物科学専攻

柳沢正史　　筑波大学国際統合睡眠医科学研究機構

山本亘彦　　大阪大学大学院生命機能研究科細胞分子神経生物学研究室

柚﨑通介　　慶應義塾大学医学部生理学教室

吉田　哲　　理化学研究所脳神経科学研究センターマーモセット神経構造研究チーム

和氣弘明　　神戸大学大学院医学研究科システム生理学分野

◆ **編者プロフィール**

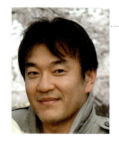

榎本和生（えもと　かずお）

東京大学大学院理学系研究科・教授，東京大学国際高等研究所ニューロインテリジェンス国際研究機構・副機構長．1997年，東京大学大学院薬学系研究科博士課程修了．東京都臨床医学総合研究所・研究員，カリフォルニア大学サンフランシスコ校・客員研究員，国立遺伝学研究所・独立准教授，大阪バイオサイエンス研究所・研究部長を経て，2013年より東京大学大学院理学系研究科教授．'15年より新学術領域研究「スクラップ＆ビルドによる脳機能の動的制御」領域代表．'17年より東京大学国際高等研究所ニューロインテリジェンス国際研究機構（WPI-IRCN）副機構長．脳が心や個性を生み出す仕組みに興味がある．

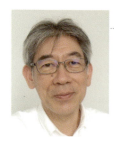

岡部繁男（おかべ　しげお）

東京大学大学院医学系研究科教授．1986年，東京大学医学部医学科卒業．'88年，同学部解剖学教室助手．'93年，米国国立保健研究所（NIH）研究員，'96年，工業技術院生命工学工業技術研究所主任研究官，'99年，東京医科歯科大学教授を経て，2007年より現職．日本医療研究開発機構プログラムディレクター・プログラムスーパーバイザー，日本脳科学関連学会連合代表，日本解剖学会理事長．専門は神経回路の構造と機能，神経細胞とグリア細胞の機能分子のバイオイメージング．

実験医学　Vol.36 No.12（増刊）

脳神経回路と高次脳機能
スクラップ＆ビルドによる心の発達と脳疾患の謎を解く

編集／榎本和生，岡部繁男

実験医学 増刊

Vol. 36　No. 12　2018〔通巻620号〕
2018年8月1日発行　第36巻　第12号
ISBN978-4-7581-0372-5
定価　本体5,400円＋税（送料実費別途）

年間購読料
　24,000円（通常号12冊，送料弊社負担）
　67,200円（通常号12冊，増刊8冊，送料弊社負担）
郵便振替　00130-3-38674

© YODOSHA CO., LTD. 2018
　Printed in Japan

発行人　一戸裕子
発行所　株式会社　羊　土　社
　　　〒101-0052
　　　東京都千代田区神田小川町2-5-1
　　　TEL　03（5282）1211
　　　FAX　03（5282）1212
　　　E-mail　eigyo@yodosha.co.jp
　　　URL　www.yodosha.co.jp/
印刷所　株式会社　平河工業社
広告取扱　株式会社　エー・イー企画
　　　TEL　03（3230）2744㈹
　　　URL　http://www.aeplan.co.jp/

本誌に掲載する著作物の複製権・上映権・譲渡権・公衆送信権（送信可能化権を含む）は（株）羊土社が保有します．
本誌を無断で複製する行為（コピー，スキャン，デジタルデータ化など）は，著作権法上での限られた例外（「私的使用のための複製」など）を除き禁じられています．研究活動，診療を含み業務上使用する目的で上記の行為を行うことは大学，病院，企業などにおける内部的な利用であっても，私的使用には該当せず，違法です．また私的使用のためであっても，代行業者等の第三者に依頼して上記の行為を行うことは違法となります．

JCOPY ＜（社）出版者著作権管理機構　委託出版物＞
本誌の無断複写は著作権法上での例外を除き禁じられています．複写される場合は，そのつど事前に，（社）出版者著作権管理機構（TEL 03-3513-6969，FAX 03-3513-6979，e-mail：info@jcopy.or.jp）の許諾を得てください．

N256カメラヘッド

新製品 史上最高性能の膜電位光計測用イメージセンサー

〜 空間解像度とS/N比が劇的に向上 〜

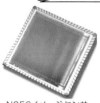

N256イメージセンサー

- グローバルシャッター
- 画素寸法：69ミクロン角
- 総画素数：256×256画素
- 受光面積：17.6ミリ角
- 飽和電子数：可変3Me-/0.6Me-
- 暗ノイズ：500e-/130e-
- 量子効率：55%(550nm)
- ダイナミックレンジ：71dB

新製品 膜電位やCa2+動態の高速計測に

〜 高輝度vivo計測から低輝度培養細胞まで対応 〜

N256カメラヘッド

- 膜電位感受性色素、GCaMP、各種FRET計測に対応

画素数と最大撮像速度の例
- 256×256画素： 1,923fps
- 128×128画素： 5,556fps
- 32×32ブロック読出し
- 4ブロック： 11,111fps
- 1ブロック： 20,000fps

MiCAM05-N256

新製品 光計測にリアルタイム応答実験を

〜 事象発生を光で検知して周辺機器で即時応答 〜

ハイエンドモデル
MiCAM05-N256

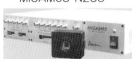

- ・2カメラポート（最大4）
- ・N256カメラの全機能
- ・外部アナログ信号記録(4ch)
- ・パルス出力(2ch)

- ・任意の領域の輝度情報を常時出力(8ch)
- ・光源出力を自動制御*してカメラ飽和度を一定化
- ・HDD/SSD書込み記録による超長時間撮像
- ・新開発の計測/解析ソフトウェアBV_Workbench付属
- ・C#およびMATLAB対応SDK**

*LEX2シリーズの併用による　**ご希望の方はご相談ください

MiCAM03-N256

新製品 必要最小限の機能で最高のS/N比

スタンダードモデル
MiCAM03-N256

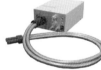

- ・2カメラポート
- ・256×256/128×128画素
- ・最高撮像速度1,000fps
  （部分読出しはオプション）
- 外部信号同期記録、パルス出力等

広視野 蛍光顕微鏡

広視野で最高の明るさのマクロ蛍光顕微鏡

〜 低倍率蛍光計測の必需品 〜

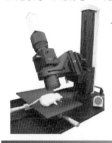

- 倍率10倍未満で驚愕の明るさ
- 蛍光ビームスプリッタ機能
- 水平計測も可能な光軸傾斜機能
- 電動フォーカスドライブ
- Cマウントで他社製カメラにも対応
- 正立型/倒立型 選択可能
- BX51WIのマクロ化も可能

高輝度LED光源

新製品 蛍光イメージング用の安定光源

〜 緑色LEDの出力が200%アップ 〜

LEX2シリーズ

- ・青色 LEX2-LZ4-B (465nm)
  出力：410mW / 490mW*
  FluoVolt, Cal520, GCaMPなどに

- ・緑色 LEX2-LZ4-G (530nm)
  出力：360mW / 410mW*
  Di4-ANEPPS, Rh237, Rhod2などに

*100% / 150%出力時、ライトガイド出力端輝度

カメラ同期装置

新製品 汎用カメラと周辺装置を同期制御

〜 汎用性が高い多機能電気刺激装置 〜

他社製カメラでも外部信号同期記録・光源点灯制御
フレキシブルな出力パルス形状

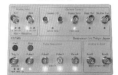

ESTM-9

- 画像取得タイミング出力（3ch）
- 同期刺激パルス出力（4ch）
- 外部トリガー入力（1ch）
- 同期光源点灯制御、光量調整出力
- 外部アナログ信号記録（2ch）

高解像度撮像システム

細胞内ATPやCa2+, ICGなどの光計測に

〜 汎用CMOSカメラ採用　低価格なのに高性能 〜

高解像度イメージングシステム
BV-XB

広範な自由度と拡張性
カメラ選択、ビニング高速化
マルチカメラ化、光源制御など

カメラの例
- ① 2048×2048画素 (90fps)
  飽和電子数9Ke-暗電流18e-
- ② 1920×1200画素 (78fps)
  飽和電子数32Ke-暗電流6e-

ブレインビジョン株式会社

〒101-0052　東京都千代田区神田小川町2-2 Uiビル7階　TEL：03-5280-7108

www.brainvision.co.jp
info@brainvision.co.jp

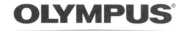

次世代型 共焦点レーザー走査型顕微鏡
FV3000シリーズ

新型分光システムTruSpectralと冷却GaAsP PMTによる圧倒的な明るさ

高感度・高精度のTruSpectral分光システム

2nmの高分解能と優れた透過率を実現する透過型回折格子を検出系に採用。従来と比べ蛍光の検出効率が大幅に向上。

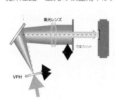
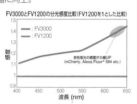

高感度冷却GaAsP PMT

高い量子効率とペルチェ冷却によるノイズ低減、高S/N実現するGaAsP PMTを標準2Chで搭載。

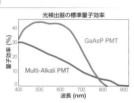

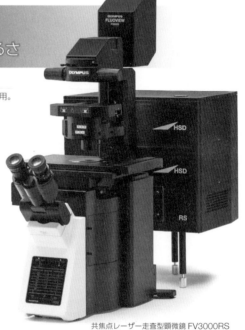

共焦点レーザー走査型顕微鏡 FV3000RS

超高速イメージング*1や広視野数18の高速イメージング*2を実現するレゾナントスキャナー

マクロ1.25倍からミクロ150倍、分解能約120nmの超解像まで広い倍率レンジでのシームレスなイメージング

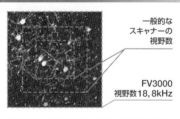

一般的なスキャナーの視野数

FV3000 視野数18、8kHz

*1 最速438fps、512×32ピクセル *2 30fps、512×512ピクセル

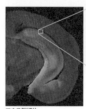

マウス脳切片
(1.25倍、ワンショットイメージ)

1.25倍拡大イメージ

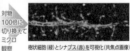

対物100倍に切り換えてミクロ観察

樹状細胞(緑)とシナプス(赤)を可視化(共焦点画像)
倍率そのままで超解像OSRイメージング

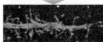

超解像FV-OSRで細胞構造やシナプスをさらに高精細に可視化

オリンパス株式会社　〒163-0914　東京都新宿区西新宿2-3-1　新宿モノリス
[お問い合わせ] お客様相談センター 0120-58-0414 受付時間 平日8:45〜17:30

www.olympus-lifescience.com